全国高等医药院校"十三五"规划教材

供护理学等专业使用

护士安全与职业防护

主　审　朱爱勇

主　编　宋莉娟　杜　苗

副主编　沈峰平　崔　静　朱闻溪

编　者　（以姓氏笔画为序）

朱闻溪　上海健康医学院

乔建歌　复旦大学附属上海市第五人民医院

杜　苗　上海健康医学院

沈　君　上海健康医学院

沈峰平　上海好望角医院

宋莉娟　上海健康医学院

张　璐　同济大学附属东方医院

周　爽　上海市精神卫生中心

胡捷波　上海健康医学院

崔　静　中国人民解放军海军军医大学

编写秘书　周　爽　上海市精神卫生中心

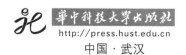

华中科技大学出版社

http://press.hust.edu.cn

中国·武汉

内 容 简 介

本书是全国高等医药院校"十三五"规划教材。

全书共六章,内容包括绪论、物理性职业危害与防护、化学性职业危害与防护、生物性职业危害与防护、心理社会性职业危害与防护、职业防护的相关技术,最后还附有护士安全与职业防护相关法律、法规制度和评分表供读者参考。

本书主要供护理学等专业使用,也可供其他专业人员参考。

图书在版编目(CIP)数据

护士安全与职业防护/宋莉娟,杜苗主编. —武汉:华中科技大学出版社,2019.1(2024.8 重印)
ISBN 978-7-5680-4839-2

Ⅰ.①护… Ⅱ.①宋… ②杜… Ⅲ.①护士-职业病-预防(卫生) Ⅳ.①R192.6 ②R135

中国版本图书馆 CIP 数据核字(2018)第 302187 号

护士安全与职业防护
Hushi Anquan yu Zhiye Fanghu

宋莉娟 杜 苗 主编

策划编辑:居 颖
责任编辑:张 琳
封面设计:原色设计
责任校对:李 琴
责任监印:周治超
出版发行:华中科技大学出版社(中国·武汉)　　电话:(027)81321913
　　　　　武汉市东湖新技术开发区华工科技园　　邮编:430223
录　　排:华中科技大学惠友文印中心
印　　刷:武汉市洪林印务有限公司
开　　本:787mm×1092mm　1/16
印　　张:11.75
字　　数:306 千字
版　　次:2024 年 8 月第 1 版第 12 次印刷
定　　价:49.80 元

全国高等医药院校"十三五"规划教材编委会

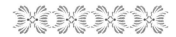

网络增值服务

使用说明

欢迎使用华中科技大学出版社医学分社资源网

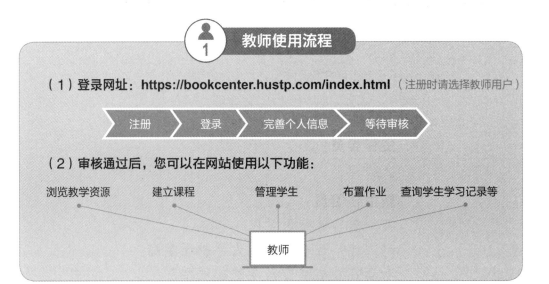

教师使用流程

（1）登录网址：**https://bookcenter.hustp.com/index.html**（注册时请选择教师用户）

注册 〉 登录 〉 完善个人信息 〉 等待审核

（2）审核通过后，您可以在网站使用以下功能：

浏览教学资源　建立课程　管理学生　布置作业　查询学生学习记录等

教师

学员使用流程

（建议学员在PC端完成注册、登录、完善个人信息的操作）

（1）PC 端学员操作步骤

① 登录网址：https://bookcenter.hustp.com/index.html（注册时请选择普通用户）

注册 完善个人信息 登录

② 查看课程资源：（如有学习码，请在个人中心-学习码验证中先验证，再进行操作）

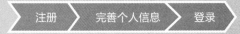

选择课程

首页课程 〉 课程详情页 〉 查看课程资源

（2）手机端扫码操作步骤

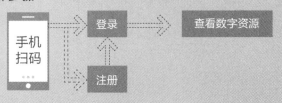

手机扫码 → 登录 → 查看数字资源

注册

前言

QIANYAN

党的二十大报告中指出，"推进健康中国建设，把保障人民健康放在优先发展的战略位置，完善人民健康促进政策"，这为我国大健康事业指明了发展方向，也对医疗卫生行业提出了更高的要求。护士作为医疗卫生事业中不可或缺的一部分，在保障人民健康、推进健康中国建设中扮演着重要的角色。然而，随着社会政治经济的发展和人民健康意识的提升，在当前医疗卫生体系不断健全和医疗改革不断深化的背景下，护士在工作过程中会经常暴露在多种理化及生物性有害环境中，加之其工作的特殊性，容易导致医务人员劳动强度和工作压力较大，使其身体常常处于应激状态，不利于自身的健康发展，因此，加强护士安全与职业防护，采取切实有效的防护措施，可以最大限度地保护广大护理人员的身心健康，使他们在履行神圣职责时，避免职业暴露带来的危险，从而稳定护士队伍，更好地保障人民群众健康。

我国早在 2006 年发布的《医院感染管理办法》中就对医务人员的职业卫生防护提出了明确的要求，医务人员职业防护工作已由国家法制化管理，医药卫生类学校护理学专业的课程中逐渐增设职业防护课程，然而，护理职业防护方面的教材还是相对较少。鉴于此，我们组织了临床一线的护理工作者、管理者与护理专业教师，结合临床真实案例，编写此教材。

教材以 2019 年国务院印发的《国家职业教育改革实施方案》中对职业教育改革的设想为指导，以高等职业教育的快速发展为契机，围绕应用型人才的培养目标，遵循"三基"（基本理论、基本知识、基本技能）、"五性"（思想性、科学性、先进性、启发性、适应性）、"三特定"（特定目标、特定对象、特定限制）的编写原则。本教材共 6 章，从临床实际出发，结合时代背景，融入课程思政，对护理人员职业防护的基础理论知识、基本防护技能进行了较为系统的阐述，内容涵盖了职业防护相关概念，护士职业危害因素，职业防护的历史与进展，物理性职业危害的分类、易发环节及防护措施，化学性职业危害的分类、易发环节及防护措施，生物性职业危害的分类、易发环节及防护措施，心理社会性职业危害的分类、易发环节及防护措施，职业防护相关技术及法律制度。本教材内容贴近临床，结合护士执业资格考试，采用案例导入、问题引导、展开叙述、分析提示、重点回顾、能力检测的方式，提高学生学习兴趣，帮助学生抓住学习重点的同时，引导学生树立正确的职业观念和安全意识，注重培养学生的综合素质与实践能力，提升其职业认同和社会责任感。教材秉承传统、注重创新、保持职业教育医学类专业教材特色，贴近临床需要、贴近职业标准、贴近学生需求。

教材在编写、审定和出版过程中得到各参编单位和专家的指导与帮助，在此深表感谢！由于编者水平所限，难免有疏漏和不当之处，敬请广大读者批评指正。

编　者

目录

MULU

扫码看课件

第一章 绪 论

学习目标

素养目标:

1. 理解"人民至上、生命至上"的价值理念,具有医者仁心、大爱无疆的职业精神。

2. 理解护士职业的安全防护意识和严谨求实的工作作风。

3. 理解和认同护士职业的责任与使命,具有人文关怀精神。

知识目标:

1. 了解护士职业危害与防护的现状。

2. 了解国内外护士职业防护的发展历史。

3. 熟悉护士安全与职业防护的相关概念。

4. 掌握护士职业危害的类型。

思政微课堂一

技能目标:

1. 能初步识别护理职业中的危险因素。

2. 能正确运用反思学习法提升学习效果。

人类不能离开环境而生存。人类在适应环境的过程中,不断进行着物质与能量交换,并保持着动态平衡,这种平衡是确保人体健康的最基本的条件。然而,各类职业人群在工作过程中会不同程度地暴露于职业损伤环境中,在为社会创造财富的同时,自身也可能受到各种职业有害因素的影响。这些因素可能影响劳动者的生命质量,甚至危害健康,导致职业性损伤。医疗机构作为一个特殊的工作场所,医务人员的职业安全防护问题是近年来医务人员特别是护理人员关注的热点和重点话题。医院大多偏重于如何发挥最大潜力为患者提供优质服务,而忽略了员工的安全,甚至出现了盲区;然而,只有员工自身健康,才能确保患者健康。随着社会的进步,人们的健康意识普遍提高,护士作为普通公民、临床一线的主力军,也应关注、关爱自身健康,提高职业防护意识,掌握职业防护的知识和技能,严格执行相关的制度和操作规程,采取适当的防护措施,尽量减少职业危害。

第一节 护士安全与职业防护相关概念

一、医务场所环境

（一）环境的概念

环境（environment）泛指某一主体事物周围的空间和存在于其中的介质。对于人类来说，环境是指围绕着人类客观存在的各种物质条件的总和，是人类赖以生存的外部条件，包括自然环境和社会环境。

自然环境（natural environment）是指一切自然形成的物质和能量构成的总体，广义的自然环境由空气、土壤、水、阳光、各种动植物等因素组成，围绕在人类周围，是人类生产和生活的物质基础。

社会环境（social environment）是指人类在自然环境的基础上，通过长期、有意识的劳动所创造的物质生产体系。社会环境包括人类在生产、生活和社会活动过程中形成的生产关系、阶级关系和社会关系。人是自然的人，也是社会的人，人类不可能脱离社会而存在，必然受到社会经济、政治、文化、教育等因素的影响。社会环境不仅可以直接影响人群或个体的健康状况，也可以通过对自然环境和心理环境的作用，间接影响人的健康。因此，社会环境对人类健康影响的重要性不容忽视。

（二）医务场所环境

医务场所环境是指医疗服务机构用于诊疗护理、教学科研、保健预防和进行技术指导工作的一切外部条件。其中既有自然环境、物质环境，也包括医疗机构的社会环境和人文环境，这些条件共同构成了医务人员的职业暴露环境，均与护士职业防护息息相关。例如医务场所人员构成复杂，传染源多且密集，某些潮湿的环境和大量存在的血液制品、药物和各种液体适合病原体存活和繁殖；医院拥挤的就医空间、护患之间的频繁接触构成接触传播；空调系统使整个场所气流密闭，容易造成病原体的空气传播；护士长期超负荷的紧张工作、护患关系的处理等都加重了护士的心理负担，这一切都构成了护士工作的特殊环境。

二、职业暴露

职业暴露是指由于职业关系而暴露在危险因素中，从而有可能损害健康或危及生命的一种情况。护士由于在工作中接触患者和进行侵入性操作较多，容易发生由于职业暴露造成的职业损伤，如锐器伤、血液或液体污染、放射性核素暴露和毒性药物沾染等。

三、医源性感染

医源性感染是指在医学服务中，因病原体传播引起的感染，属于医院内感染的一部分。医源性感染具体是指在医院实施手术、治疗、诊断、预防等技术性操作（如静脉置管、导尿、注射、输血、气管内给药、换药、烧伤治疗等过程中），滥用抗生素及应用免疫抑制剂等引起的感染。引起此类感染常见的微生物有耐甲氧西林金黄色葡萄球菌、变形杆菌、铜绿假单胞菌（绿脓杆菌）、鲍曼不动杆菌等。

四、医院感染

医院感染是指住院患者在医院内获得的感染,包括在住院期间发生的感染和在医院内获得、出院后发生的感染,但不包括入院前已发生或入院时已处于潜伏期的感染。医护人员在医院内获得的感染也属于医院感染。

五、耐药菌株

经过长期的抗生素选择之后出现的对相应抗生素产生耐受能力的菌株称为耐药菌株(drug-resistant strain)。产生耐药的主要环节是药物结合部位的改变和灭活药物的酶的产生。构成耐药的遗传条件是耐药质粒(R 因子)在敏感细菌之间的传递,使之耐药。此外,细菌的染色体突变,抗生素的不合理使用提供了耐药突变株的选择环境等因素,也是耐药菌株产生的原因。

六、普及性预防

普及性预防(universal precautions,UP)是针对经血液传播疾病所制定的对医护人员的防护措施,是假定所有人的血液、体液等体内物质都具有潜在的传染性,在处理血液、体液时必须要采取相应防护措施。世界卫生组织(WHO)推荐的普遍性防护原则认为,在为患者提供医疗服务时,不论是患者还是医护人员的血液和深层体液,也不论其是阳性还是阴性,都应当作为具有潜在的传染性而加以防护。

七、职业性损伤与职业病

(一)职业性损伤

1. 概念 职业性损伤是指由职业损害因素引起的各种损伤,轻则影响健康,重则严重损害身体,甚至导致严重的伤残或死亡。

2. 职业性损伤致病模式 疾病常由环境和相关遗传因素交互作用共同引起。职业性有害因素是引发职业性损伤的病原性因素,但这些因素不一定使接触者必然产生职业性损伤,只有当职业性有害因素、作用条件与接触者个体特征结合在一起,符合一般疾病的致病模式,才能导致职业性损伤。

(1)职业性有害因素的性质 有害因素的理化性质和作用部位与职业性损伤的发生密切相关。电离辐射透入组织的深度和危害性,主要取决于其波长;毒物的理化性质及其对组织的亲和性与毒性作用有直接关系,汽油有明显的脂溶性,对神经组织具有亲和作用,因此首先损害神经系统;一般物理因素在接触时有作用,脱离该环境后体内不存在残留,而化学物质在脱离接触后,作用还会持续一段时间或继续存在。

(2)作用条件 ①接触机会:如在工作过程中,经常接触某些有毒有害因素。②接触方式:经呼吸道、皮肤、血液或其他途径可进入人体。③接触时间:每天或一生中累计接触的总时间。④接触强度:接触浓度或水平。改善作业条件,控制接触水平,降低进入机体的实际接受量是预防职业性损伤的根本措施。

(3)个体因素 在相同的工作环境中,不同个体发生职业性损伤的机会和程度也有一定的差别,主要与以下几个因素相关。①遗传因素:患有某些遗传性疾病或存在遗传缺陷的人,容易受某些有害因素的侵袭,导致相关疾病,如气道高反应性人群易受粉尘因素影响,导致哮喘。②性别和年龄差异:如妇女从事影像、放射等工作会对妊娠和哺乳产生一定的影响,少年和老年个体对某些有害因素的抵抗力较低等。③营养不良:不合理的膳食结构可导致机体抵抗力降低等。④文化水平和生活方式:缺乏卫生及自我保健意识、吸烟、酗酒、缺乏体育锻炼、过度精神紧张等,均可能增加职业性有害因素的致病机会和程度。这些因素统称为个体危险因素,存在这些因素者对职业性有害因素比较敏感,称为易感者或高危人群。⑤其他:如患有皮肤病可能降低皮肤的防护能力;患有肝病会影响机体的解毒能力等。

（二）职业病

职业病是指企、事业单位和个体经济的劳动者在职业活动中,因接触粉尘、放射性物质和其他有毒、有害物质等而引起的疾病。

（三）职业病与职业性损伤的区别

职业病与职业性损伤不同。职业病是指与工作有关,并直接与职业性有害因素存在因果关系的疾病。而职业性损伤除了包括与工作有关的各种疾病,至少还包括以下三层含义:①职业因素是该病发生和发展的诸多因素之一,但不是唯一的直接病因。②职业因素影响健康,从而使潜在的疾病显露或加重已有疾病的病情。③通过改善工作条件,可使所患疾病得到控制和缓解。

八、职业防护

职业防护是指针对职业损伤因素可能对机体造成的各种伤害,采取多种适宜的措施,从而避免伤害发生,或将损伤程度降到最低的防护措施。劳动者在不同的工作环境中,可能会接触到各种各样的职业损伤因素,为了避免或减少这些因素对健康的损害,提高劳动者的职业生命质量,最根本的方法是加强职业防护。

护士职业防护是指采取科学的管理措施和技术措施,消除或改善护理工作中危及护士人身安全或健康的不安全环境、不安全设施和设备、不安全场所和不安全行为,防止伤亡事故和职业危害,或将其所受伤害降至最低程度,保障护理人员在护理工作过程中的安全与健康的总称。

九、职业生命质量

（一）概念

职业生命质量是指劳动者对工作的感受和职业对劳动者的身心效应,如职业满意度、身心健康和安全等。职业生命质量和工作效果是一种复杂的因果关系,通过提高职业生命质量不仅可以直接提高工作效率,还可以通过增进劳动者的交流,增强合作能力,提高其积极性和主动性,间接提高劳动效率。

（二）提高职业生命质量的措施

（1）要避免和减少由于职业卫生和职业安全问题对劳动者造成的机体损害,通过规范组织、完善立法、加强监督管理等工作改变不利于健康的环境和行为,是减少职业性损伤、提高劳动者职业生命质量的根本途径。

（2）关注劳动者的精神卫生和心理卫生。我国经济发展处于快速增长时期,新的产业、技术不断涌现,对劳动者的知识、技能、竞争力、适应性等都提出更高的要求。由此而产生的职业紧张增加了职业人群心理疾病的发病率。因此,应当采取有效措施,如增加员工的交流协作、营造轻松的工作氛围等,来减轻员工的心理压力,改善其精神状况,提高其职业生命质量。

（3）提高劳动者自身技术素质及防护意识。劳动者的职业培训,不仅在上岗前,还需要在整个职业生命过程中,针对不同的工作环境和作业环境,可能接触的有害因素以及它们对健康的影响和控制,参与作业环境和作业方式的改造,控制危险因素,使员工自觉地实施自我保健,提高职业生命质量并创造良好的支持性环境。

第二节　护士职业危害因素

护理工作的特殊性导致护士不得不每天暴露于各种各样的职业危害因素中。这些危害因素会不同程度地损害护士的身心健康,其主要包括物理性因素、化学性因素、生物性因素和心理社会性因素。

一、物理性因素

护士日常工作中,可能接触的物理性危害因素包括多种。

（一）锐器

国内相关研究显示,护士锐器伤发生率为 79.36% ～ 92.3%,最为常见的是针刺伤,如注射器、输液器针头刺伤等。针刺伤是护士最容易受到的职业危害因素之一。据美国疾控中心报道,每年至少发生 100 万次意外针刺伤,可引起 20 余种血源性疾病,其中最常见、危害性最大的是乙型肝炎、丙型肝炎和艾滋病病毒。同时,针刺伤也可对受伤者心理产生较大影响,多数都会有重度或中度悲观情绪,甚至因此停止工作。

（二）射线

随着医学影像学的不断发展,介入治疗已广泛应用于临床,各种影像学检查（如骨 ECT、PET-CT）、术中拍片、手术室术中 CT、介入治疗的开展,需要护理人员的密切配合。护士长期在这样的环境中工作,射线少量而多次地积累,若护士不能做好有效的自我防护,可能会出现放射性皮炎、皮肤溃疡或坏死,甚至可能会导致机体免疫功能障碍、皮肤癌或血液系统的功能障碍,甚至导致恶性肿瘤。

（三）噪声

护士工作环境中的噪声主要来源于机器、物品及仪器的移动等。医院内一般病室均能保持安静,避免噪声。噪声过强,可能会妨碍人的正常活动和危害健康。部分辅助科室,由于工作需要,机器启动及工作时声音较大,护士长期处于这样的工作环境中,势必会受到损伤,引发听力、神经系统等的损害。反之,环境中如果没有任何声音,人也可能会烦躁,甚至会有恐怖感,严重的甚至会导致疯狂。

（四）环境因素

环境因素包括温度性损伤、寒冷潮湿、粉尘吸入等。常见的温度性损伤如供应室、手术室等部门在长期使用热力灭菌方法和高压蒸汽灭菌方法的过程中,散发的热量使室内温度明显升高,供应室的护士长期处于高温高湿的环境中,对健康会造成一定影响。洗涤工作是供应室工作程序中的一个重要环节,即使在寒冷的冬季,供应室护士也不可避免地接触冷水。因此寒冷、潮湿是危害供应室护士身体健康的因素之一。病区护士则有热水瓶、热水袋等所致烫伤，易燃易爆物品(如氧气、乙醇等)所致的各种烧伤，各种电器(如烤灯、高频电刀)所致的灼伤等。除此之外，粉尘吸入问题也是影响护士健康的主要因素。如供应室的护士在制作各种辅料、棉球和手工时或在给橡胶手套上滑石粉时，到处飞扬的纤维、粉尘极易吸入呼吸道，长期的刺激可损害呼吸系统功能。

二、化学性因素

在生活和工作环境中，存在着种类繁多、性质各异的化学物质，这些化学物质有天然的，有人工合成的。化学物质的不足或过量可能造成机体伤害。例如，微量氟有益于牙齿的正常发育，摄入过多则会引起慢性氟中毒。据报道，全世界人工合成的化学物质约有500万种，进入人类生活环境的有96000多种，每年约有1000种新的化学物质进入市场。一方面这些物质作为人类的财富，在生产、生活中广泛应用，为人类的生存提供方便；另一方面，长期、大量接触这些物质也会对人类健康造成不良影响，甚至造成更为严重的危害。医院是一个特殊的工作环境，各种对人体有潜在危害的化学性因素随处可见。据美国国家职业安全与卫生研究所资料显示，医院至少使用159种对皮肤或眼睛有刺激的物品，135种具有潜在危害的化学物品。护士在日常工作中常接触到的各种化学消毒剂、固定剂，可能通过呼吸道和皮肤接触对人体造成伤害。

（一）化学消毒剂

甲醛、戊二醛及含氯消毒剂，经常被用来浸泡、熏蒸、消毒器械等。这些化学消毒剂不仅具有强烈的刺激性和腐蚀性，挥发在空气中被人体吸入后还会导致支气管黏膜水肿，长期作用还可引起支气管炎，甚至损伤呼吸系统。另外，化学消毒剂对人的眼睛也有刺激作用，可引起流泪、视物不清等，皮肤接触到化学消毒剂还可以引起接触性皮炎。据报道，甲醛可刺激皮肤、眼睛、呼吸道，引起结膜炎、气管炎、哮喘等病症。另有研究证实，戊二醛对健康有负面影响，对于皮肤、眼睛和呼吸系统来说，它是一种中高度刺激物质，它的使用是引起职业性哮喘的原因之一。

（二）化疗药物

医学的进步使许多癌症患者的寿命得以延长，其中化疗药物的应用发挥了很大作用。美国卫生系统药师协会将化疗药物和一些细胞毒性药物重新定义为高危药物，并认为高危药物是指能产生职业暴露和危害的药品，即具有遗传毒性、致癌性、致畸性等损害作用，在低剂量下就可以产生严重的器官或其他方面毒性的药品。据国外研究证实，管理及使用抗肿瘤药物的人员可能通过皮肤直接接触、吞食(在病房吃饭)或吸入低剂量药物，导致畸形、肿瘤及脏器损伤等。同时，抗肿瘤药物还可以对骨髓产生抑制作用，并影响生殖系统的功能，以及引发过敏反应。有文献报道，化疗药物可诱发肿瘤，尤其是烷化剂的诱发作用和致癌作用已被公认，故护士进行化疗操作时，存在一定的职业危害。肿瘤科护士在配药或注射的操作过程中，可能会接触到少量的化疗药物，虽然药量小，但因为每天无数次地配药和注射，以及长期接触药物引起药物蓄积，对护理工作人员的身体有着远期影响。中国医学科学院肿瘤医院的一项研究发现，长期职业接触抗癌药物，可损伤接触者淋巴细胞中的DNA。有文献报道，抗肿瘤药物是一种诱变剂，而诱变剂是一种能使细胞的遗传物质发生永久性、遗传性变化的物质，可以引起DNA结构的变化。因此，护士在接触这些可通过皮肤、呼吸道等各种途径侵入身体的药物时,对其造成的损伤无法估量。

三、生物性因素

护士工作环境处于人类共同的自然环境、社会环境之中,又具有医疗场所的特殊性。生物是自然环境的组成部分,是人类赖以生存的物质条件。但某些生物,如病原微生物、某些动物、昆虫可成为人类的致病因素或疾病的传播媒介。医务场所作为社会的一个窗口,集中反映了疾病类型和致病因素的变化。护士在新的致病因素面前,尤其是在重大突发公共卫生问题面前,将面临新的职业健康威胁。

环境中存在的对职业人群健康有害的病毒、细菌、真菌、衣原体、支原体、寄生虫、动植物及其产生的生物活性物质,统称为生物性有害因素。这些有害因素不仅可以引起法定职业性传染病,也是构成哮喘、外源性过敏性肺泡炎和职业性皮肤病的致病因素之一。护士在工作中与患者及患者的分泌物、排泄物、衣物和用具等接触密切,执行注射等有创性操作时发生针刺伤的概率较高。生物危害因素不仅危害护士的健康,也会引起医院感染,主要包括人类免疫缺陷病毒、乙型肝炎病毒、丙型肝炎病毒、梅素螺旋体病毒、柯萨奇病毒、流感病毒、变异冠状病毒和支原体等 20 多种微生物。生物危害因素由高浓度到低浓度排序依次为血液、伤口分泌物、精液、阴道分泌物、羊水等,因此,经常接触患者血液、体液及各种分泌物的临床护士被感染的可能性最大,如产科护士由于接触产妇的恶露、羊水和血液而被感染;急诊科护士往往在患者没有明确诊断的情况下就投入抢救;交通事故、自杀、他杀或暴力等恶性事件的抢救工作往往在时间上不允许护士先进行自我防护;流感、支原体感染的暴发常侵及护士,尤其发热门诊、内科急诊护士呼吸道感染的发生率较其他人群高 8~9 倍。据 WHO 提供的数据,自2012 年 2 月埃博拉病毒暴发以来,截至同年 8 月,短短半年时间,感染埃博拉病毒的医护人员就有 240 余名,至少 120 名死亡。

针刺伤是临床护士感染经血液传播疾病的重要途径。有文献报道,由于被丙肝病毒(HCV)、人类免疫缺陷病毒(艾滋病病毒)(HIV)污染的针头、刀片、缝针刺伤后,而导致医院感染的概率约为 30%。我国是乙型肝炎(乙肝)高发国家,总感染率高达 60% 左右;丙型肝炎(丙肝)自 20 世纪 90 年代以来感染率也呈上升趋势,近年来的感染率约为 3%,一项北京的调查研究显示,感染丙型肝炎的医务人员中,护士感染率最高。另外,美国的一项研究报道统计了 270 名患艾滋病的医务人员,其中护士 232 名,占 85.9%,而艾滋病的感染率在我国也已进入快速增长期,护士成为生物性危害因素致病的高危人群。因此,为保障护士能够更加安全执业,降低职业暴露可能性,加强护士职业安全防护刻不容缓。

目前,护士工作环境中主要的生物性危害因素为细菌和病毒。

1. 细菌 细菌是原核型单细胞微生物,包括革兰阳性菌和革兰阴性菌。护士工作中常见的致病菌包括葡萄球菌、链球菌、肺炎球菌、大肠杆菌等,广泛存在于患者的呼吸道、血液、尿液、粪便、积液、脓液、患者使用过的器具或衣物,可通过呼吸道、血液、皮肤等途径感染医护人员。

2. 病毒 病毒是一类体积微小、结构简单的微生物。

病毒感染的基本过程:病毒首先侵入宿主并在局部复制增殖,然后通过淋巴(血液)系统或沿神经在体内传播,引起细胞的病理损伤。常见的病毒感染途径包括:①空气传播,如流感病毒;②接触传播,如单纯疱疹病毒、人乳头瘤病毒;③粪-口传播,如甲型肝炎病毒;④血液传播,如乙型和丙型肝炎病毒、人类免疫缺陷病毒;⑤媒介传播,如乙型脑炎病毒。

护士工作环境中常见的病毒包括肝炎病毒、艾滋病病毒、冠状病毒等,主要存在于患者的呼吸道和血液中,并通过呼吸道和血液感染护理人员。在因职业损伤感染的疾病中,最常见、最危险的乙型肝炎、丙型肝炎和艾滋病均由病毒引起。

四、心理社会性因素

职业性危害因素除了传统的物理性、化学性和生物性之外,还包括心理社会不良因素。社会因素包括一系列与社会生产力、生产关系有密切联系的因素,即以生产力发展水平为基础的经济状况、人口、科技等和以生产关系为基础的社会制度、文化教育、婚姻家庭等。社会因素对人类健康的影响,主要通过人的心理感受引起。心理因素是社会因素在人大脑中的反映。社会因素通过人的心理活动形成心理因素的具体内容。因此,心理因素与社会因素具有紧密的联系,称为心理社会性因素。随着医学模式和健康观念的转变,护士要走向独立化、社会化、标准化和心理化,护士超负荷工作状况成为现状。如长时间的站立,会引起下肢静脉血液循环障碍,静脉压力增高,导致下肢静脉曲张;生活不规律、不能按时进食,护理人员尤其是手术室护士易患胃病;护理工作繁重而琐碎,分工细致而标准高,时常面对突发事件、急救甚至是死亡,护士长期处于精神高度紧张状态,压力大,易产生焦虑、失眠、头痛、烦躁、慌乱、抑郁及神经衰弱等症状。同时,我国临床护士大多数为女性,女性有特殊的生理期(如经期、孕期、哺乳期等),家庭的重担、工作的压力等都是临床护士职业危害因素中的心理社会性因素。由于各种因素,使某些患者及家属对护士工作存在偏见,容易导致护士与患者之间的矛盾激化。长期的超负荷工作和紧张的工作氛围使护士不仅容易发生机体疲劳疾病,还容易产生心理疲惫,引发一系列心理问题。据调查发现,护士的心理健康水平比一般人群差,其中30~40岁是心理障碍发生最多的时期。

第三节　国内外护士职业防护的历史与进展

一、职业防护的历史与进展

自从人类开始生产活动之后,就出现了因接触生产劳动和劳动过程中的有害因素而导致的职业相关疾病。职业防护概念的提出始于19世纪,随着预防医学的兴起而产生。19世纪下半叶,随着研究的深入和发展,预防医学从医学中独立出来并形成了许多分支学科,职业医学与职业防护就在其中。

回顾历史,职业病往往随生产方式、社会发展而不断变化。生产方式、劳动环境、有害因素的演变,决定了职业防护研究内容的发展。第二次工业革命时期,出现了大规模的采矿和冶炼,发明了合成染料,进入了电气时代。这个时期的职业防护集中于改善作业工人的生产环境,研究与此相关的急、慢性化学中毒和职业性肿瘤等。第三次工业革命开始后,原子能、高分子化合物和电子计算机等代表性革命产物,逐渐将X射线、高频、微波、红外线以及新的原料和化学物质应用于生产与生活,相应职业防护也有了很大发展。出现了新的职业病内容,如慢性肌肉骨关节病、职业性外伤、职业性皮肤病等。进入科技高速发展且注重健康发展的21世纪,世界各国越来越重视有害因素对健康的影响,各个国家基本都已制定并完善了适应本国国情的相关法律法规。职业医学和职业防护研究成为临床医学和预防医学的交叉学科,服务于所有从事相关职业的个体和群体。

职业防护的历史以美国为例。美国护理人员一直积极参与各类人员的职业防护工作,其历史可追溯到 1888 年。当时,宾夕法尼亚矿工医院一位名为 Betty Moulder 的护士为当地硅沉着病(硅肺)工人的职业防护做出了巨大的贡献。随着 20 世纪初期工厂雇用大量的护士来抵制结核病等传染病的蔓延,每年企业雇主要为职员的疾病支付约 1 万亿的医疗费用。在节约开支、最大化利润的驱使下,各行业董事会呼吁设立职业健康护士(occupational health nurses,OHNs)一职,以降低职业性致残率、损伤率和缺勤率,其包括临床专家、教育者、个案管理者、咨询顾问、合作管理者等,职业防护工作越来越受到政府部门的重视。当今,美国、加拿大、新西兰等均有专职的职业健康护士并具有系统的资格认证体系。1982 年加拿大为职业健康护士建立了加拿大职业健康护士合作委员会(COHN Inc)以开发和管理职业健康护理认证教育,并于 1984 年与美国职业健康护士合作委员会(ABOHN Inc)共同开始对加入该项目的护士进行认证,取得认证资格的护士可以在这两个国家内具备职业健康护士资格。

职业防护立法以英国为例。英国职业安全卫生立法起源于 18 世纪工业革命后,是工业生产技术发展的需要,是工人运动高涨、推动和斗争的结果。作为最先进行工业革命的国家,英国较早地进行了职业安全卫生立法,其职业安全法律法规为其他国家所效仿。1802 年英国议会首先通过了一项限制纺织厂童工工作时间的《学徒健康与道德法》。随后,英国又颁布了世界上第一个《工厂法》,该法对工人的劳动安全、卫生、福利做了规定,成为职业安全卫生立法的先驱。19 世纪中叶以后,随着资本主义经济的继续发展和各国工人运动的普遍高涨,职业安全卫生立法进一步发展,英国随后四次修改了《工厂法》。20 世纪 70 年代英国有不少社会组织和机构,特别是工会对国内已有的有关安全卫生的法规是否足以保障所有劳动者的安全和健康提出疑问。英国于 1974 年 10 月 1 日、1975 年 1 月 1 日、1975 年 4 月 1 日分三批颁布了《职业安全与卫生法》的全部条款。英国职业安全卫生的立法目的有三个:①保障工作人员的健康、安全和福利;②保障非工作人员的健康或安全不受工作人员活动的影响;③控制有害物质排入大气。劳动者享有作业场所获得保护身体不受危害、有获得工作场所有害因素信息、有获得健康监护不需付医学检查费用等权利,同时必须遵守国家的法规及企业的规章、制度,佩戴特殊需要的个人防护用品。

二、国际护士职业防护历史与发展

有研究对全世界范围的护士职业暴露做了定量分析,结果显示全世界约有 1/3 的护士表示接触过身体暴力。身体暴力在急诊、老年和精神病院最为普遍,而且大约 1/4 的人有过性骚扰。

经血液传播疾病是一个世界性问题,据美国疾病控制中心统计,1985—1999 年间,有 55 名医护人员感染 HIV,136 名可能感染 HIV。HCV 是慢性血液传播疾病中最常见的疾病,美国每年大概有 400 万人被感染。1983 年有 17000 名医护人员感染乙肝病毒(HBV),1995 年为 800 名。美国是一个非常重视职业安全的国家,政府还设有专门机构如职业安全卫生管理局疾病控制中心等。在美国医院职业安全问题一般属于感染控制科管理,从对医护人员的职业安全意识培训到职业暴露事件发生后的处理等,都已形成常规,并成为每位员工工作的一部分。

特别是自 1981 年,Melormick 等学者首次报道了医护人员因职业原因感染 HIV 以来,医护人员的职业暴露及防护开始受到关注。据美国国立职业安全和健康学会提供的资料证实,美国每年有 60 万～80 万专业人员被针头刺伤,通过血液传播,引起严重的或潜在的致命感染(如 HBV、HCV 和 HIV 的感染)。针对这类问题,20 世纪 80 年代中期,应各卫生团体的要求,美国职业健康安全管理局先后制定了普及性防护法规、抗肿瘤药使用法规等;针对职业受伤的医护人员,国际上建立了诸如英国医疗联合会等健康组织团体。1987 年美国疾病管理及预防中心颁布了《全面性防护措施》,美国职业安全卫生署在 1991 年已经规定,医院必须上报医护人员血液暴露及针刺伤发生的情况。

美国、英国、加拿大、日本、澳大利亚、西班牙等国家都制定了刺伤发生后的处理流程,对职业暴露、职业安全进行了控制与管理。在美国,通过医务界研究人员和广大医护人员的不懈努力于 2000 年通过了预防针刺伤方面的法案,把医护人员的职业防护问题上升到法律的高度。1946 年成立了美国传染病中心,随着工作领域的不断扩大,于 1970 年更名为美国疾病控制中心,美国疾病控制和预防中心(Centers for Disease Control and Prevention,CDC)已将持续的职业安全防护教育作为强制执行的项目推荐给全美国的所有医院,并要求所有医务人员工作中必须采取普及性预防措施,而医务人员早已把此当作工作常规。1998 年美国召开了首届"护士健康与安全"国际大会,会议口号为"为了关爱患者,我们应首先关爱自己",越来越多的人开始关注护士职业安全问题。2001 年,美国国会通过了针刺安全及防护法案,把医务人员的职业安全问题提升到法律的高度。

随着人们对职业防护的认识逐渐加深,在科技迅猛发展的今天,护理人员职业防护的方法与用具不断改进。20 世纪 90 年代初期,继美国之后,日本、加拿大、西班牙等国采用了血液暴露防治通报网络系统(EPBNET)。美国还设有职业安全卫生管理局和专业的护士职业防护联盟,致力于护理人员职业健康与安全。通过提供教育、研究、公共政策和实践来影响护理人员的职业健康,护理人员的职业防护实践内容涵盖了疾病控制、环境健康、紧急救护前的准备以及工作或社区环境中突发自然灾害、人为事故等突发事件中的护理人员自身防护。

有研究证实,护士防护意识不足、管理不善是导致感染的主要职业因素。对此,美国疾病控制和预防中心(CDC)要求所有医护人员在工作中必须采取普及性预防措施,而医护人员早已把此当作工作常规。普及性预防措施可大大降低医护人员在工作场所感染 HIV、HBV、HCV 等血液传播疾病的机会,它是对院内感染传播控制措施的补充。之后,包括美国在内的几个发达国家已将职业安全防护教育和"普遍预防"的策略纳入医学教育的课程设置之中。Castillo 等人研究开发了一个体系框架,用来进行职业风险估计和制定危险情况下最有效的调整措施。这个框架就是著名的"管理体系",通过该体系能系统地识别风险并产生调整策略的排序。

此外,美国在护士职业暴露的防护方面有以下三项规定。①CDC 的标准预防(standard precautions)原则,视患者的所有体液、血液都具有传染性,在存在暴露的可能性时,必须采取个人防护措施,并严格遵守针刺预防原则。②美国设有的职业安全卫生管理局于 1992 年发布了一个执行标准预防的管理规定,要求医院必须提供足够的手套、隔离衣、面罩、眼罩等个人保护设备,配备专门的感染控制人员(每 250 张床配置 1 人),提供标准预防知识的培训并进行效果评价,制订暴露后管理计划等。③使用安全性产品的法律。2000 年 4 月通过了联邦针刺伤预防法令,目前美国加利福尼亚州、得克萨斯州等十多个州已通过了强制性使用安全针头装置的法律,按此法律,医护人员有权要求使用安全性能好的产品。并且定期在互联网上向卫生人员公布安全性能良好产品名单,以便卫生人员查询监督。

英国在 1984 年有研究调查了麻醉气体一氧化二氮对麻醉师和护士的危害,提出了针对性的措施引入吸入系统来解决这个问题,以此来保护医护人员。英国皇家护理学会(RCN)于2000年启动了一项监测工程,这项监测工程涉及14个保健署下的基金机构,收集了1445例锐器伤害事故的分析资料及调查结果。2003年,英格兰国家稽查办公室等机构报道针头刺伤率占医护人员总意外事件的17%。其中,41.2%的护士有过锐器伤害经历。有研究报道的94例确定通过职业传播而感染HIV的医护人员中,护士占49例(52.1%),其感染发生于注射或采血时及操作后处理注射器过程中。当发生锐器伤时,受伤者将面临经血液传播染上艾滋病、乙肝及丙肝等危险。随后,锐器伤害所带来的危害日益受到社会重视。

有研究对全球的医务人员职业防护进行了回顾,发现大多数职业性血源性感染病例是乙型肝炎病毒(HBV),丙型肝炎病毒(HCV)和人类免疫缺陷病毒(HIV)。比例最高的职业传染方式是被使用过的针头误伤。医务工作者遵守标准预防措施对于预防是非常必要的。现在推广安全工程设备成为越来越常用的降低发生率的一种方法。医务工作者需要通过接种针对HBV的疫苗以预防HBV传播。未接种疫苗的医护人员(或接种未知抗体的医护人员)暴露于HbsAg阳性或未经检测的乙肝源后应使用预防免疫球蛋白或用乙肝疫苗。虽然没有可用的措施预防HCV,但确定HCV暴露和感染至关重要,并建议早期治疗。职业暴露后有可能感染艾滋病毒,必须进行抗反转录病毒早期评估并使用药物。必须强调的是,职业性血液接触是发展中国家非常关心的问题,由于其发病率高于发达国家,接触血源性病毒的风险较高的原因是注射途径和重复使用针头和注射器。

三、国内医护人员职业防护历史与现状

追溯历史,我国夏末商初就存在有关职业医学的论述。17—18世纪,宋应星在《天工开物》中就介绍了煤矿井下作业的简易防护办法。职业病的发生往往伴随社会生产和生活方式的变化而不断变化。然而,我国长期的封建统治和殖民主义压迫,使得国家工业极不发达,生产条件恶劣,职业病无人过问。直至20世纪中叶,我国的职业医学和职业防护基本处于空白状态。中华人民共和国成立之后,国人开始意识到职业防护的重要性,逐步建立了覆盖全国的职业病防治网络,修订了职业病范围,积极研制职业病诊断标准,并制定职业病管理法规,我国职业医学和职业防护研究的专业队伍逐渐壮大。在我国护理界职业防护现状落后,国内护士职业防护较国外起步晚,但是2003年非典型肺炎(SARS)暴发后,引起了我国的重视。

(一)国内职业防护存在的不足

尽管我国的许多医院也对医疗护理人员的职业安全健康给予了重视,目前国内部分大型医院已逐步将ISO1400环境管理体系系列标准和ISO/OSH001职业安全健康管理体系及职业安全健康管理体系审核规范引入医院的管理范畴,但与其他国家相比较还存在一定差距。2003年非典型肺炎的暴发,更暴露了我国职业防护方面的缺陷。此后几年,医疗护理人员自我防护的研究虽然在国内大幅度开展,但研究的视角和范围相当局限。纵观已有的文献报道,从研究的切入点而言,大多进行的是纵向研究,即以单独的科室为研究对象;从研究的对象而言,主要是针对医院不同科室护理人员类型,医院从管理方面对造成医护人员职业损伤的因素进行多视角、多层面综合研究和剖析的报道仍非常匮乏;从研究方法而言,已有的文献报道以经验和体会为主,而理论性描述和实证研究相结合的文献报道也比较少。下面对我国目前医护人员职业防护的现状进行归纳分析。

1. 法律法规和医院管理方面

(1)医院职业卫生立法和技术标准滞后。近年来,有关医务人员职业接触和防护相关政

策、法规、标准的研究不断加大,但主要侧重于艾滋病、禽流感等社会关注度高的问题。目前我国与医院职业危害防治相关的法律主要有《中华人民共和国传染病防治法(2013 修正)》《中华人民共和国职业病防治法(2017 年 11 月 4 日修正版)》《医疗废物管理条例》《突发公共卫生事件应急条例》《护士条例》和《工伤保险条例》等,部门规章有《医院感染管理办法》《传染性非典型肺炎防治管理办法》《医务人员艾滋病病毒职业暴露防护工作指导原则(试行)》和《放射性同位素与射线装置安全和防护条例》等,但仍缺乏保护医务人员健康和规范医务人员职业活动的综合性的职业卫生与安全规程。《医院感染管理办法》中规定了医疗机构应当制定医务人员职业卫生防护的具体措施,提出了标准预防,该策略的主要内容包括患者的血液、体液,无论是否具有传染性,都应充分利用各种屏蔽防护的设备以减少职业暴露的危险性,以及最大限度双向保护医务人员和患者的安全。并提供必要的防护物品,保障医务人员的职业健康,但尚缺规范医院工作场所中常见生物危害因素的配套标准,医院工作场所职业卫生监督缺少相关标准。

(2)医疗卫生机构对所有医务人员职业接触防护的重要性普遍认识不足。医务人员与医院的关系也是一种劳动雇佣关系,医疗卫生机构有义务和责任为医务人员创造健康的、安全的医疗工作环境,履行保护医务人员健康的责任。医务人员有权利要求医疗卫生机构提供符合卫生标准的工作条件和防护措施。但是,一些医疗卫生机构的领导层,对医务人员职业接触防护的重要性认识不足,对《中华人民共和国职业病防治法(2017 年 11 月 4 日修正版)》的适用范围认识有偏差,缺乏有效的职业卫生防护制度和措施,缺乏对医务人员职业卫生防护知识的培训。调查显示医务人员职业防护知识不足,防护意识薄弱,医疗卫生机构普遍缺乏系统的防护标准和采购、发放及使用标准,医务人员个体防护用品的数量和质量得不到有效保证。

2. 医护人员自身方面

(1)自身安全意识薄弱,操作不规范。有观点认为,虽然经过了 SARS 的艰难考验,医护人员的职业防护意识仍然有待加强,医护人员的职业暴露问题必须引起有关方面的高度重视。有研究调查护士针刺伤的危险因素及防护措施,结果显示,注射拔针、处置针头操作行为不规范是主要的高危因素,患者防护意识不强,并建议加强护士职业安全防护教育与操作行为规范训练,加强护士职业安全管理,保障护士职业健康。

(2)职业防护知识缺乏。职业防护知识的缺乏也是影响医护人员防护意识的一个重要的问题。多项研究显示我国护士的职业防护知识缺乏,知识、态度、行为有待进一步提升。从客观的角度来讲,主要原因如下。①职业防护教育未受到重视。各大高校开设护士职业防护课程的很少,医护人员上岗前没有进行系统的防护知识教育。②医院和社会对防护知识的宣传力度和重视程度不够。医院管理者对医护人员的职业防护不够重视,往往只注重患者的安全而忽略了医护人员自身的职业安全。很多基层医院没有设立职业暴露及防护管理组织,没有制定职业防护和管理制度,没有制定职业暴露后的处理报告制度,医护人员发生职业暴露后不能得到及时有效的处理,导致医护人员身体受到不应有的损害。③传统价值观的影响。中国传统的劳动价值观长期强调不怕脏、不怕累的敬业精神也是造成职业防护落后现状的主要因素之一。④防护用具不到位。医院没有提供适当的防护用具,如:大量普及使用的一次性注射器、输液器都没有安全保护装置;安全静脉留置针、无针连接管、正压输液针头、真空采血器等医疗护理用品,由于种种原因在基层医院很难被使用;医院没有为医疗护理人员提供随手可得的符合国际标准的锐器收集器,连起码的防漏、耐刺、密封的锐器收集箱也很难被使用,这就更进一步增加了医护人员职业暴露的危险。

从主观的角度分析,主要原因是医护人员的自身防护不到位。首先,应对重点科室的人员加强防护知识和技能训练的培训,牢固树立自我防护意识,修正不良操作行为,减少锐器伤的发生;其次是完善制度建设,提高执行力度。建立执行标准预防措施的监管制度,规范锐器使用的操作流程和锐器伤处理流程;将参加职业安全防护教育培训纳入年度考核项目,并指导对其伤口进行及时处理和对伤后的医护人员进行 HBV、HCV 及 HIV 抗体检测,采取相应的干预措施对锐器伤报告制度的实施进行定期检查和监督,自觉遵守防护要求,使之成为习惯性行为,降低医护人员与患者之间传播的危险性,从而有效地预防职业暴露后血源性疾病的感染。

(二)国内医护人员职业防护优势

1. 职业防护渐入人心,各级医院逐渐建立健全各项职业防护相关管理制度 对医护人员的职业安全实行规范化和制度化管理,用规章制度指导医疗护理工作。制度包括《医院感染管理制度》《消毒隔离技术规范》《医疗废物管理条例》《无菌技术操作原则》等。同时,医院管理者还完善了口腔科、血液透析室、ICU、手术室、供应室、检验科等高危科室的各项制度,医院感染监控科定期检查督促制度执行情况,提高了医护人员职业防护整体素质。

2. 职业暴露后处理流程初步建立 国内多数医院已经制定明确的医务人员职业暴露的紧急处理流程,并应用于新护士培训、护生培训等工作中。如医院内感染情况的调查、细菌学监测、医护人员消毒隔离实施情况,对传染病和医源性感染按照程序逐级上报,保护患者安全的同时对医护人员的自身防护也逐渐重视。

医院开始重视流程改造。为了做好医护人员的职业防护,对于以往不科学的工作流程与分工进行改造就显得十分迫切。现在医院建立的静脉药物配制中心、化疗中心,采用利器盒和快速手消毒剂等,将医护人员工作中经常面对的职业危害用先进的理念和设备将其"拒之门外",在一定程度上降低了医护人员职业危害的发生率。某些医疗机构设有较为完善的静脉药物配制中心质量管理规范,在符合规定的环境中对静脉用药进行集中配制,对参与静脉药物配制工作的人员进行培训,并对医疗机构静脉药物配制全过程进行质量管理。

3. 研究角度多样化 目前的医护职业防护研究,呈现出多角度、多层次的特点。从致病因素入手,进行生物性因素、物理性因素、化学性因素和心理社会性因素方面的研究;从研究对象入手,对医院医护人员、诊所医护人员和社区及基层医院的医护人员职业防护进行研究;从工作场所入手,对手术室、病房、实验室、门诊、急诊等不同的科室或部门进行研究,并彰显上述各科室或部门自身具有的职业防护的特点;从产生的影响入手,对职业损伤的类型或损伤的部位进行研究,如神经性损伤、眼部损伤、运动系统损伤等。并在研究中尝试采用多种理论来提高职业防护的效果,如曹小宇等采用的 SHEL 模式管理,刘卫华等将 PDCA 法应用于传染病医院,结果都有利于护士职业安全。

4. 重视心理社会性因素和心理健康

(1)重视心理社会性因素对医护人员的职业损伤作用,突破了以往仅以生物、物理、化学因素为研究对象的局限性。医护人员的工作疲惫感、职业紧张感、脑力与体力并重的劳动特点等,均已成为国内外研究的热点,心理社会性因素受到更多的关注。

(2)在研究生物、物理、化学因素导致躯体疾病的基础上,了解其长期暴露对医护人员心理健康的影响。例如,对于接触过艾滋病患者血液或体液的医护人员,研究发现其短期和长期心理变化都较明显。

四、护士职业防护知识的传播

(一)加强职业安全教育培训,提高防护意识

目前,对医务人员进行职业防护教育已被多数国家作为减少职业暴露的主要措施。美国疾病预防控制中心已将该项工作作为强制执行的项目推荐给全美国所有的医院。可见,加强对护士的教育培训是有效减少职业性损伤的措施之一。因不同层次的护理人员防护知识掌握情况不同,所以教育培训应有针对性。教育培训内容包括有关医院感染、接触危险药品及应急防护措施、心理健康保健知识及相关法律知识等,方法包括集体宣教、专题讲座,利用板报、画报,运用广播、录像等。Barbara 等研究发现,参加会议及培训是获取知识的主要方法,而标准预防对有效减少职业暴露的作用已被证实。

(二)规范操作行为,改变不良习惯

我国的《医院感染管理规范》提出了标准预防的概念,即视患者所有的血液、体液都具有传染性,有暴露危险时,都应充分利用各种防护设备,以减少职业暴露的危害性,最大限度地双向保护医护人员和患者的安全。护理人员在实际操作中应自觉采取防护措施,如戴手套、护目镜,穿隔离衣等,养成操作后正确洗手的习惯。日常工作中要有慎独精神,防范意识须落实到每项操作的每个环节,加强自我环节监控,遵守操作规程,认真执行消毒隔离制度及规范,做好各类物品的保管工作,医疗废物应分类管理,化疗和血液制品应有明显的标志,输液袋和注射器应设专人收集,集中后在毁形设备下处理,以免一次性废物外流造成环境污染及疾病的传播。改变用双手回套针帽等危险行为。树立以患者为中心的观念,加强职业道德规范,加强责任心,以减少和避免医疗纠纷和暴力事件的发生。

(三)加强职业防护管理,改善医疗环境

医院管理者要充分认识职业暴露的危害性,创造安全健康的工作环境,完善监测系统,在有限的资金条件下尽可能完善诊疗设备和防护设施,为医护人员提供职业安全保障,加快对安全性好的医疗器具(注射器、输液器等)的研究与推广使用能有效减少血源性病原体职业暴露。安全注射装置已开始应用于临床,如自动回缩注射器、自动变钝静脉切开装置等。我国研究的无针输液系统可以有效减少护士职业暴露。医院防护设备应定期检查维修,减少噪声辐射等损伤;医院工作人员编制合理,恰当安排班次时间,人性化管理,给护士创造一个良好的工作氛围。医疗环境安全,不仅有利于医护人员的安全,而且关系到患者的安全,避免差错事故的发生。

(四)建立健全相关规章制度,有效保障护理安全

建立健全职业伤害登记制度评定系统,可为政府部门制定控制和预防措施,提供流行病学资料。同时提高处理事故的正确性和及时性,并将信息反馈给护士,提高安全意识,减少职业暴露。完善保险制度,由个人、单位、保险公司共同建立职业保险,消除后顾之忧。建立医护人员健康档案,定期为医护人员进行健康体检,对高危科室工作人员进行乙肝疫苗免疫接种。

(五)职业暴露后及时采取措施,有效降低职业伤害

有研究表明,暴露后预防能降低80%以上的 HIV 感染。可见,医护人员发生职业暴露后

及时采取补救措施是降低职业危害的有效方法。护理人员应以理性和健康的心态对待职业暴露,采取正确的措施。必要时请有关专家评估、指导用药,并加强暴露后心理咨询,有效降低护理人员因职业暴露引起的心理伤害。

本章重点提示

1. 护士安全与职业防护的相关概念。
2. 常见的护士职业危害因素。
3. 国内外护士职业防护的发展历史。

能力检测

A1 型题

1. 护理人员最常见的生物性职业危害因素为(　　)。

A. 支原体、衣原体 　　　　　B. 细菌和病毒 　　　　　C. 锐器伤

D. 呼吸道传播疾病 　　　　　E. 血源性传播疾病

2. 护理职业安全中最常见的职业危害因素是(　　)。

A. 机械性因素 　　　　　B. 生物性因素 　　　　　C. 物理性因素

D. 化学性因素 　　　　　E. 心理社会性因素

3. 下列哪项不是手术室噪声的来源?(　　)

A. 电话声 　　　　　B. 开门声 　　　　　C. 说话声

D. 呼吸机声音 　　　　　E. 患者的呼吸音

4. ICU 护理人员压力产生的原因有(　　)。

A. 高强度工作 　　　　　　　　B. 高水准要求

C. 垂死和死亡现象的刺激 　　　　D. 人员配备不足

E. 以上均是

5. 对手术室护士而言,乙肝最常见的暴露途径是(　　)。

A. 在有创操作过程中经皮暴露而造成的血液感染

B. 接触被污染的器械而造成的感染

C. 未能严格洗手而造成的感染

D. 往手术台上搬运患者而造成的近距离接触感染

E. 以上都不是

6. 皮肤辐射损伤后常常出现(　　)。

A. 红斑和干性脱皮 　　　　　B. 湿性脱皮 　　　　　C. 溃疡

D. 坏死 　　　　　E. 以上均是

7. 2008 年 5 月 12 日,国务院颁布实施了以下哪项条例?(　　)

A.《中华人民共和国传染病防治法》　　　　　B.《中华人民共和国职业病防治法》

C.《护士条例》　　　　　D.《医院感染管理办法》

E.《艾滋病防治条例》

8. 1833 年颁布了世界上第一个《工厂法》,对工人的劳动安全、卫生、福利做了规定,成为

职业安全卫生立法先驱的国家是(　　　)。

   A. 美国　　　　B. 法国　　　　C. 英国　　　　D. 德国　　　　E. 日本

第一章能力检测答案

扫码看课件

第二章 物理性职业危害与防护

学习目标

素养目标：

1. 具备细心严谨的工作作风和慎独求实的工作态度。
2. 具有符合职业道德标准的职业行为。

知识目标：

1. 了解物理性职业危害的类型。
2. 了解电离辐射的概念及类型。
3. 了解常见接触电离辐射的机会。
4. 了解运动性危害的发生情况。
5. 熟悉锐器伤的预防与控制措施。
6. 掌握电离辐射的预防与控制措施。
7. 掌握运动性危害的预防措施。
8. 掌握护士工作场所暴力的预防措施。
9. 掌握噪声、磁场、电灼伤危害的预防与控制措施。

技能目标：

1. 能正确掌握护士职业性锐器伤的防护操作要点。
2. 能正确识别电离辐射危害的防护路径。
3. 能在护理工作中正确实施运动性损伤的防护措施。

医务人员在从事临床诊疗、护理及科学实验等职业活动时不可避免地要接触到各种锐器物、电离辐射等，如针头、刀片、X线等造成的物理性职业危害，如果防护不当则对健康造成直接或间接损害。其中锐器伤是医务人员发生血源性传播疾病的主要职业危害因素，护士是锐器伤的高发人群。因此，护士必须学会如何做好自身防护，从而将物理性职业危害程度降至最低。

第一节 锐器伤的职业危害与防护

 案例 2-1

某外科护士,在给一位乙肝患者肌内注射完毕后,双手回套针帽,被针头扎伤,该护士立即去流动水下冲洗,按压针刺伤处的伤口,至门诊进行系列检查后,注射乙肝免疫球蛋白。

问题:

1. 该护士在操作过程中违背了什么原则,从而发生了针刺伤?
2. 发生针刺伤后该护士的处理是否妥当,为什么?
3. 如果你是该护士,你会怎么做?

锐器伤在医疗保健环境下是一种常见的职业危害事件。当抽血、肌内注射或静脉注射给药时,或执行涉及锐器的操作时,都有可能发生意外损伤并导致血液传播疾病的传播。锐器伤常发生在回套针帽或将锐器丢弃到一个过度填充或固定不稳妥的锐器容器时。在外科手术中,手术针或其他尖锐器械可能无意中穿透手术室人员的手套和皮肤,手术刀损伤往往大于针尖。一般来说,针刺伤只造成轻微可见的创伤或出血;然而即使在没有出血的情况下,病毒感染的风险仍然存在。另外,当缺乏适当的个人防护设备,或者护士没有使用所提供的安全设备时也会增加职业性锐器伤的风险。

一、锐器伤概述

(一)锐器伤相关概念

1. 锐器 锐器包括针(注射针、穿刺针、缝合针、采血针等),以及解剖刀、柳叶刀、刀片、剪刀、金属丝、牵开器、钳夹、细针、订书钉、刀具、破损安瓿、破损试管以及玻璃片等器具。基本上任何能够割伤皮肤的器具都可以被视为锐器。

2. 锐器伤 锐器伤指医疗锐器物,如注射器针头、穿刺针、缝合针、手术刀、剪刀及玻璃等造成的皮肤破裂出血的意外损伤。这种损伤在人们使用、拆卸或者处理锐器时会随时发生。污染锐器的伤害是导致医务人员发生血源性传播疾病的最主要职业因素。

(二)职业性锐器伤的分类

1. 按器具分类 安瓿占 59.2%,注射器针头占 13.2%,玻璃注射器占 11.5%,头皮针占 6.5%,刀片占 5.5%,剪刀占 2.6%,套管针占 1.5%。

2. 按受伤部位分类 左手食指占 39.2%,右手食指占 35.3%,左手掌心占 5.9%,右手掌心占 4.6%,左手拇指占 4.3%,右手拇指占 4.1%,其他部位占 6.6%。

3. 按受伤的程度分类 未出血占 3.3%,皮肤刺破出血占 69.1%,深层刺伤大量出血占 20.7%,肌腱损伤占 6.9%。

(三)国内外职业性锐器伤概况

2007 年世界卫生组织估计全球每年针刺伤人数为 200 万人,另一项调查估计每年有 350 万人受伤。欧洲生物安全网估计欧洲每年针刺伤人数为 100 万人。美国职业安全与健康管理局(OSHA)估计,在医疗保健行业中有 560 万名工人面临经皮损伤的血液传播疾病的职业风险。美国疾病控制和预防中心(CDC)估计超过 60 万针刺伤事件发生。我国一项横断面观察研究中报告锐器伤的发生率为 8.2%。

对于暴露的风险或针刺伤事件的发生,很难建立正确的数字。首先,很难观察针刺伤,无论是在自己还是在别人身上。例如外科医生的手套破损了,这是显而易见的事情,但是手套的破损是针刺伤引起的还是其他原因引起的并不是每一次都能很清晰地区别开来。另一个问题是报告针刺伤。即使在发达国家,并非所有病例均报告,如受时间限制、低估锐器伤的风险和缺乏及时报告可以预防和降低伤害程度的知识等因素。据估计,所有职业性针尖损伤的一半没有报告。

在医护人员中,护士和医生锐器伤的危险相对较高,在手术室环境中工作的人处于最高风险。美国外科医生的一项调查表明,几乎所有的外科医生在训练期间都经历至少一次这样的伤害。约一半以上的锐器伤发生在外科医生缝合肌肉或筋膜的过程中。不同的科室其锐器伤的风险各不相同:手术室、麻醉科、耳鼻喉科、内科和皮肤科风险高,而放射科和儿科风险相对较低。

二、锐器伤的危害

1. 锐器伤有传播疾病的危险 锐器伤是最常见的职业伤害,它有传播细菌、原生动物、病毒和朊病毒的可能性。锐器伤使医疗工作者有感染超过 20 种不同类型的病原体的危险,其中感染乙型肝炎、丙型肝炎和 HIV 的风险最高。有报道显示通过锐器伤感染 HIV 的风险是 0.3%,而感染丙型肝炎的风险是 2.8%～10%,感染乙型肝炎的风险是 2%～40%。护理人员因接触注射器、输液器、被污染的针头、刀片或其他医疗锐器的损伤机会多,而成为医院锐器伤发生率最高的职业群体。

2. 职业性锐器伤对个人产生的后果及影响

(1)心理影响:在工作过程中发生锐器伤时医护人员会对自身身体健康状况产生焦虑,尤其是被 HBV 阳性的患者血液或分泌物污染锐器所致的锐器伤,这种影响可能是严重而且持久的。此外,对患者感染状况的不确定也会加重医护人员的心理负担。

(2)人际关系和日常生活受影响:锐器伤导致的心理反应会在人际关系和日常生活中造成自我破坏行为或功能损害,容易使医护人员产生悲观绝望的情绪。

(3)对患者的感染风险:当医护人员因针刺伤不幸感染 HIV、丙肝等病毒时,作为病原体携带者,在诊疗过程中也增加了患者感染的风险。

(4)丧失工作能力:当医护人员因锐器伤不幸感染 HIV、丙肝等病毒时,除了忍受治疗带来的痛苦外,当疾病不断进展导致重要脏器功能受影响时将丧失工作的能力甚至危及生命。

三、发生锐器伤的原因

1. 护士对锐器伤导致的危害认识不足,防范意识薄弱 对锐器伤的认识不足是发生锐器伤的主要原因之一。在护理操作过程中对锐器伤不重视,护理操作粗心大意,极易发生锐器伤,发生锐器伤后不报告,甚至对伤口不做任何处理,极易发生血源性医院感染。已有资料显示,医护人员因职业性锐器伤导致的感染占 80%。尤其是 HBV 的传染性很强,发生锐器伤时只需 0.004 mL 带有 HBV 的血液足以使受伤者感染。实验室数据显示每毫升感染 HBV 的血液中含有 1 亿个乙肝病毒微粒。每毫升感染 HIV 的血液中含有成千上万的艾滋病病毒微粒。因此护士应认识到锐器伤的危害,一旦发生锐器伤,可能被感染血源性传播疾病的概率很高,因此应在思想上引起足够的重视,不要麻痹大意。

2. 护士的工作行为 护士在工作中违反操作规程或未养成良好的行为习惯(图 2-1),如将用过的静脉留置针的针芯扔进污物袋里,将用过的一次性注射器针头随便丢弃;部分护士用双手将使用过的针头重新套上针帽,此动作在护士针刺伤的原因中占 80%。手术室护士没有将缝合针、手术器械在器械台上规整摆放及器械传递不规范等,这些都与锐器伤的发生有着密切的联系。护士在医疗活动中可能因为工作繁忙、疏忽或对医疗废物分类不清,未将损伤性医疗废物如针头、玻片、刀片、安瓿等利器置入锐器盒,或混入其他医疗废物。一方面护理人员在处理过程中易受伤害,另一方面处理医疗废物的工作人员在回收、运送及交接过程中易发生锐器伤而导致感染。

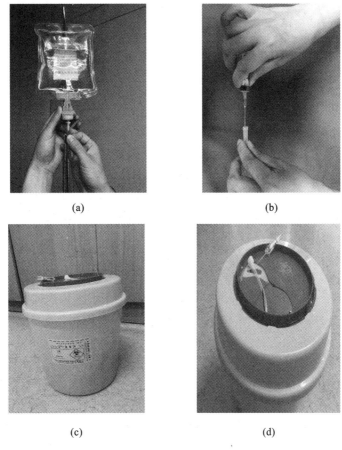

(a)   (b)

(c)   (d)

图 2-1 护士违规操作

3. 意外损伤 手术室工作中常使用的锐利器械较多,如刀、剪、针、钩,传递频繁极易造成自伤或误伤他人。护士拔针时握针方法不正确或没有及时处理拔出的针头而随手放置,在进行二次处理时易造成意外伤害;护士在清洗、分离医疗器械时用力不当也容易受伤。所以必须强调护士的规范操作,正确传递器械,减少意外伤害。

4. 患者因素 在急诊或监护室,经常遇到醉酒患者或有精神疾病的患者,这些患者已丧失了正常的理智,做出一些非正常的行为,使得有些护士在操作过程中紧张、害怕,致使操作失误而误伤自己。有些患者则在护士操作过程中,突然反抗而导致针头、刀片误伤护士。

5. 心理疲劳 护士每日精神高度紧张,要独立完成繁重的工作任务,有时需要同时处理好几项事情,在忙乱中容易发生锐器伤。如遇危急情况、抢救时更甚。研究发现,夜班护士发生针刺伤的比例高于其他班次,这可能与夜班护士要独立完成的事务相对较多,容易在忙乱中发生锐器伤害有关。加之护士人力资源普遍配置不足,长期高强度的工作,易使护士身心疲惫,导致操作时精力不集中造成误伤。

6. 医院管理方面 医院防护设备提供不足,如限制手套的使用。如果一个被血液污染的钢针刺破一层乳胶手套或聚氯乙烯手套,医务人员接触血量比未戴手套时可能减少50%以上。未开展相关的安全防护教育,没有对新护士做相关的安全培训;未引进具有安全防护的一次性医疗用品(带自动毁形装置);医疗废物的处理要求不规范,如要求护士将用过的注射器针头、输液器针头毁形、浸泡,然后再捞出来装盒等,此类操作应杜绝,以减少护士锐器伤发生概率。

四、锐器伤的防护措施

虽然护士在护理工作中发生锐器伤害不可避免,但是美国疾病控制与预防中心的评估表明,通过事先预防可以避免62%~88%的锐器伤害。因此要严格执行规范的操作规程,不断更新各种安全防护用具和设备,减少危险行为的发生,加强防范措施的管理,以降低锐器伤的发生率。锐器伤防护的关键是建立锐器伤防护制度,提高自我防护意识、规范操作行为。护理人员在工作中应严格执行消毒隔离制度和操作规程,充分利用各种安全防护用具和设备,减少各种危险行为,降低锐器伤发生率。

1. 加强职业安全教育,提高自我防护意识 对护士进行锐器伤防范工作的专门培训至关重要。教育内容包括:预防注射锐器伤指南,锐器伤的危害、原因及防护对策;锐器伤的处理;锐器伤发生后的报告制度;熟悉医疗锐器的安全使用,正确处理使用过的锐器等。同时结合医院及科室的特点,进行锐器伤危险因素的评估,提高护士的防护意识。

2. 规范操作行为,执行安全操作标准 规范操作行为是降低锐器伤发生率、确保护士职业安全的重要环节。①接触患者的血液、体液时,应视所有血液、体液都具有传染性,充分利用各种防护设备。如戴手套、口罩、帽子,穿隔离衣等。②在进行有创操作时,保证充足的光线,防止被针头、缝合针、刀片等锐器划伤;操作后应安全处理针头,不给针头套帽,一定要回套时,采用单手回套法,禁止使用双手回套针帽。③应采用持物钳持物,不用手直接接触使用过的针头、刀片;不使用弯曲、损伤的针器,绝对不徒手处理破碎的玻璃。④针头或锐器在使用后立即扔进耐刺的锐器收集箱中。⑤给不配合的患者进行操作时应该有他人协助。⑥打开玻璃安瓿时,先用砂轮划痕再掰安瓿,可用棉球垫于安瓿与手指之间。⑦使用过的锐器,在传递中应用金属容器盛放传递,不可用手直接传递。护士防针刺伤规范操作如图2-2所示。

3. 加强防护管理,完善相关制度 医院感染管理科人员要重视锐器伤对护理人员损害的严重性,建立完善的监测系统、锐器伤的报告及反馈制度。了解高危人群、高危操作及高危产品等信息,不但可为政府部门制定预防措施提供流行病学资料,而且可将这些信息及时反馈给护理人员,从而提高他们的安全意识,减少锐器伤的发生。

4. 改进医疗设备,完善防护设施 安全工具(图2-3)的使用能有效地减少锐器伤的发生。因使用的安瓿易碎、断端锐利及铝盖边缘毛糙,导致掰安瓿与铝盖时割伤的发生率最高,应逐步将玻璃安瓿改为塑料材质,减少锐器伤发生。在护理操作过程中,选择有利于操作安全的产品,如真空采血管、安全型留置针及无针连接系统等。

5. 严格管理医疗废物 提供随手可得的符合国际标准的锐器物收集器,严格执行医疗

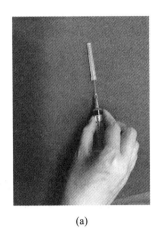

(a)

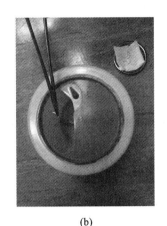

(b)

图 2-2　护士防针刺伤规范操作

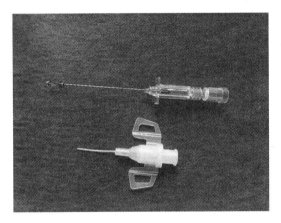

图 2-3　安全工具

垃圾分类标准。锐器不与其他废物混放,在操作处置场所设置特定的锐器收集箱,锐器用后应稳妥、安全地置入利器盒(图 2-4)内。利器盒应有大小不同的型号,大的放在锐器废物较多的地方(如手术室、注射室、治疗室),小的放于治疗车上,护理操作过程中随时携带,以便于锐器及时处理。利器盒应具有如下特点:①防漏防刺,质地坚固耐用;②便于运输,不易倒出;③有进物孔缝,进物容易,且不会外移;④在 3/4 容量处应有“危险,盛装请勿超过此线”的水平标志;⑤当采用焚烧处理时应可焚化;⑥标以适当的颜色;⑦用文字清晰标明专用字样,如“利器盒”;⑧底部标以国际标志符号,如“损伤性废物”。分散的废物袋要定期收集,集中处理。医疗废物应每日运出科室,无标志的废物袋不应搬出,而且应保证安全,防止泄漏。封好的利器盒搬出科室之前应有明确的标志,便于监督执行。清运工人应戴较厚的专用长手套搬运垃圾,防止发生锐器伤。

6. 科学安排护理工作人员　护理管理者应从护士安全的角度出发,科学地安排病区的护理人员。护士长要采取科学的弹性排班、轮班的方法,为护士提供宽松的工作环境和丰富多彩的文化生活,提供减轻压力和放松精神的技巧培训。

7. 加强护理人员健康管理　护理人员在工作中发生锐器损伤后,应立即做好局部的处理,再根据情况进行防治。建立护士健康档案,定期为护理人员体检,并接种相应的疫苗,如定期注射乙肝疫苗。建立损伤后登记上报制度;建立医疗锐器伤处理流程;建立受伤工作人

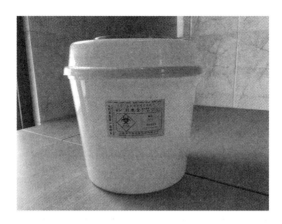

图 2-4 利器盒

员监控体系,追踪伤者健康状况,降低感染发生率。因为护士在发生锐器伤时有可能产生焦虑紧张,甚至悲观、恐惧心理,特别是被乙肝、丙肝、艾滋病患者的血液、体液污染针头刺伤时其表现的心理问题更为明显,所以相关领导应积极关心伤者,及时、有效地采取预防补救措施。同时做好伤者的心理疏导,以增强伤者战胜恐惧、战胜疾病的信心。

8. 理解患者 对易激惹或缺乏理性控制的患者,护士应该体谅和宽容他们的行为,尽职尽责,不计较患者的躁狂和过分行为,尽量与其交谈和沟通,使患者对护士产生信任感,表现出顺从与合作,从而达到治疗的目的。为不合作的患者治疗时容易发生锐器伤害,必须有其他人协助,护士之间互相配合,尽量减少锐器误伤自己或患者。

总之,护理人员应高度认识锐器伤的危害,建立相关的规章制度,全面加强护士职业安全教育和培训,严格执行操作规程,集中精力专注工作,所有护理人员都养成良好的操作习惯,就能大大降低因锐器伤而感染血源性传播疾病的机会,从而有效地做好职业防护。

五、护理人员锐器伤的紧急处理(图 2-5)

1. 锐器伤发生后的紧急处置流程

(1)发生锐器伤后,从近心端向远心端挤压,尽量挤出污染的血液。

(2)边挤边用流动水或肥皂水反复冲洗,将污染的血液冲净。

(3)用 75% 乙醇、0.5% 碘伏等消毒剂充分消毒伤口。

(4)尽快上报医院相关主管部门并填写职业暴露登记表,立即向医院有关部门报告并及时填写锐器伤登记表,其内容包括锐器的名称、型号、事故发生的地点和原因;以确定是否需要接受 HIV、HBV、HCV 等血源性疾病的检查和随访,确保在第 6 周、第 3 个月、第 6 个月、第 12 个月接受跟踪检测。

(5)医院主管部门进行暴露级别评估后,进行抽血化验和(或)预防用药,并定期追踪随访。

(6)药物预防:①HIV:暴露后预防性用药的开始时间越早越好,最好在意外事故发生后 1~2 h 之内,不超过 24 h。动物实验显示,预防用药的时间推迟至 24 h 之后将无预防作用。不过,美国疾病预防和控制中心仍推荐,高危的职业性暴露后 1~2 周仍应该给予预防用药,剂量同前,用药一般为 4 周。②HBV:暴露后预防性用药 24 h 内注射抗乙肝免疫球蛋白 1000 IU。

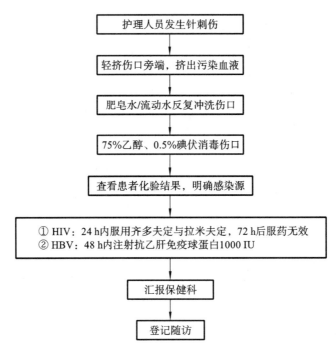

图 2-5　锐器伤紧急处理

2. 锐器伤后预防性治疗方案　若病原体不明确或病原体已确诊为 HIV、HBV、HCV,均应依据卫生部(现更名为国家卫生健康委员会)制定的条例采取预防措施。①对于 HBV 易感者受到 HBV 污染的锐器伤后,应在 24 h 内注射乙肝免疫球蛋白,同时进行血液乙肝表面抗原的检测,阴性者皮下注射乙肝疫苗 10 μg(0 个月)、5 μg(1 个月)、5 μg(6 个月)。②病原体是 HIV,被刺伤者应在 2 h 内使用齐多夫定(叠氮胸苷),定期追踪。③丙肝病毒暴露后的预防性治疗:α_2 干扰素,300 万单位/(次·天),皮下注射,连续 3 天,定期追踪。

六、锐器伤的案例分析

(一)案例介绍

护士小李,为手术室新入职护士,今日配合医生完成"全麻下腹腔镜胆囊切除术",手术临近结束时,小李为医生传递手术缝针、缝线进行患者皮肤缝合,医生缝合完毕后,小李把手术缝针从持针器上取下放入锐器收集盒时,不慎被缝针刺伤左右食指,伤口少量出血,当时手术并未结束,小李为不影响手术收尾工作,她简单用碘伏消毒、无菌棉球压迫止血后,更换手套继续工作。手术结束后查阅相关病史及护士入院体检记录,发现患者 HBsAg(+),小李HBsAg 与 HBsAb 均为阴性。

(二)问题解析

(1) 护士小李是否发生了职业暴露?

解析:是,小李发生了职业暴露。职业暴露是指由于职业关系而暴露在危险因素中,从而有可能损害健康或危及生命的一种情况。护士小李是在工作中发生了手术缝针刺伤,从而使自身处于可能发生血源性疾病感染的危险,满足"职业关系""暴露在危险因素中"这两个要素,属于职业暴露。

案例解析

（2）护士小李发生职业暴露的原因及防护措施有哪些？

解析：①防范意识薄弱，小李对使用后锐器的处理在思想上不够重视，未意识到处理方法不当可能带来的危害，医院及科室应加强对新入职护士的职业安全培训，提升护士职业防护意识；②未熟练掌握使用后锐器的处理方法，禁止徒手处理使用后的锐器，应使用持针器直接将手术缝针丢弃在锐器收集盒内。

（3）护士小李伤口处理的方法是否正确？应该怎么做？

解析：小李处理伤口的方法不正确。锐器伤发生后，伤口紧急处理的方法应遵循挤、冲、消、包的四字原则：挤，由近心端向远心端挤出污染的血液，在挤血期间禁止挤压伤口；冲，可在流动水（或肥皂水）下边冲洗伤口边挤血；消，用75％的乙醇或胺尔碘消毒液进行伤口消毒；包，若需继续工作，则需要包扎伤口，戴手套进行自我防护。

（4）伤口处理后护士小李应该做什么？

解析：按照锐器伤处理流程为伤口处理、汇报登记、危险性评估、预防性用药、随访记录，小李应向护士长及医院感染管理科汇报，尽快进行暴露危险程度评估，根据评估结果，若有需要，尽早实施预防性用药，并按要求进行随访。

（5）护士小李是否需要预防用药，预防用药的方案是什么？

解析：小李需要预防性用药。对此次锐器伤职业暴露进行危险性评估发现，暴露源为HBsAg（＋）患者，因此小李有感染HBV的危险，应在发生锐器伤的24小时内注射乙肝免疫球蛋白；同时小李HBsAg与HBsAb均为阴性，应在发生锐器伤的当天、1个月、6个月分别注射乙肝疫苗。

（6）是否需要跟踪随访？若需要应在什么时间？随访什么内容？

解析：需要对护士小李进行跟踪随访。时间分别为发生锐器伤后的1个月、3个月、6个月、7～8个月四个时间点。随访的内容如下：锐器伤发生后1个月，重点需随访小李HBsAg，若为阴性，继续后续的预防接种及随访，若为阳性，则停止后续预防接种及随访，同时关注小李的心理状况；锐器伤发生后3个月与6个月随访内容与处理与1个月相同；锐器伤发生后7～8个月：重点需随访小李HBsAb，若为阳性则停止预防接种及随访，若为阴性，则预防接种乙肝疫苗加强针，并在之后的1～2个月再次随访HBsAb情况。

第二节　电离辐射的职业危害与防护

 案例 2-2

肿瘤科某一肺癌患者在CT引导下行放射性^{125}I粒子植入术后安返病房，责任护士小张看到患者回来立即迎上去和大家一起将患者转移到病床上。然后在床边监测患者的生命体征，安慰患者和家属不要紧张。

问题：

1. 该护士的行为是否规范？

2. 如何做好电离辐射防护？

一、电离辐射的概述

（一）电离辐射的定义

电离辐射是指高能辐射照射物质时能使物质的原子转变为离子进而起电离作用。如 X 射线和 γ 射线属于电磁辐射，以波的形式传递能量，能间接起电离作用；中子、质子和电子属于亚原子粒子，能直接起电离作用。辐射不能被人的感官所觉察，但人类不断地受到天然存在的和人造辐射的冲击。

（二）电离辐射的种类

电离辐射是一切能引起物质电离的辐射总称，其种类很多，高速带电粒子有 α 粒子、β 粒子、质子，不带电粒子有中子以及 X 射线、γ 射线。

（1）α 射线是一种带电粒子流，由于带电，它所到之处很容易引起电离。α 射线有很强的电离本领，但其穿透力很弱，在空气中的射程只有几厘米，一张纸或健康的皮肤就能挡住。故其主要危害是进入人体后的内照射。

（2）β 射线也是一种高速带电粒子，其电离本领比 α 射线小得多，但穿透本领比 α 射线大，β 射线与 X、γ 射线相比射程短，很容易被铝箔、有机玻璃等材料吸收。

（3）X 射线和 γ 射线的性质大致相同，是不带电、波长短的电磁波，因此把它们统称为光子。两者的穿透力极强，能穿过几厘米厚的铅板，要特别注意意外照射防护。铅板或一定厚度的混凝土可以阻挡射线。

（4）中子为不带电荷的粒子。穿透力比 γ 射线强得多，照射机体时使组织中的多种元素（如钠、磷等）产生感生放射性，作用复杂，生物效应严重。

电离辐射可来源于地球外的宇宙射线，以及地球上的地壳、建筑材料和空气中的放射性核素（如铀、镭、钍等）。天然辐射占人类所受辐照的最大部分，但其放射性不强。也可由人工辐射源产生，特别在医用方面，如 X 射线、γ 射线、放射性核素等用于诊断、治疗和科学研究。还有核能工业，如核电站反应堆以及核武器和核动力卫星等。

二、医护人员接触的电离辐射来源

医护人员接触的电离辐射分为外照射和内照射两种方式。外照射的特点是机体脱离或远离辐射源，辐射作用即减弱或停止；内照射是放射性核素经呼吸道、消化道、皮肤或注射途径进入人体，在体内产生辐射作用，其作用直至放射性核素排出体外，或经 10 个半衰期以上的衰变，才可忽略不计。

医护人员接触的电离辐射来源包括：使用射线发生器，如加速器、X 射线、γ 射线、骨科手术"C"形臂床边摄片机等医用设备的使用；使用放射性核素，如放射性诊断试剂等的使用、介入治疗手术的开展等。

（1）电离辐射来自医学诊断过程中，如 X 射线摄片、造影检查、各种定位与介入检查、核医学检查等。

（2）电离辐射来自医学治疗过程中，如 γ 射线治疗、介入治疗、放射治疗等。

三、影响电离辐射危害的因素

1. 辐射的物理特性 辐射的电离密度和穿透力是影响辐射损伤的重要因素。X 射线和

γ射线穿透力较强,主要危害为进入人体后的内照射;高能 X 射线和 γ 射线可穿透至组织深部,具有强大的贯穿辐射作用。α粒子电离密度大,但穿透性低,故主要危害是内照射。

2. 剂量和剂量率 剂量越大,生物效应越强。剂量率(单位时间内机体受到的照射剂量)越大,生物效应也越大。

3. 照射面积 照射面积越大,辐射的生物效应越明显。

4. 机体因素 机体组织对辐射的敏感性与其细胞分裂活动成正比,与分化程度成反比。机体腹部对照射的反应最强,其次是盆腔、头颈、胸部和四肢。淋巴组织、骨髓、性腺、胚胎等对射线高度敏感。

四、电离辐射生物效应

电离辐射所致的放射性损伤效应可分为随机效应和确定性效应两类。随机效应是指发生概率与剂量大小有关,而损伤程度与剂量无关,且损伤效应无剂量阈值,主要有遗传效应和致癌效应。确定性效应也称非随机效应,是指严重程度随剂量的变化而变化的效应,确定性效应存在着剂量阈值。确定性效应表现为机体机能的改变,如白内障、骨髓中细胞的减少、生育能力的降低等。

五、电离辐射对机体的损伤作用

电离辐射对机体的损伤由大剂量具有穿透性的高频电磁波(如 X 射线和 γ 射线)或中子引起,也可由亚原子粒子形成的带正、负电荷的粒子(如 β 粒子)引起,受损伤的主要是细胞。组织受损的轻重取决于放射线剂量大小,受损伤的细胞多少、范围和受照部位的器官及组织的重要与否。剂量大、受照细胞多,特别是分裂增殖对放射敏感的细胞多,则细胞死亡快,组织器官(如淋巴组织、造血组织、生殖细胞、肠黏膜、皮肤等)受损严重。剂量小,对细胞的损害就小,而且损伤可以恢复。一般认为,放射线的直接损伤表现为细胞的死亡,不能再增殖新的组织,抵抗力降低,血管破裂出血,组织崩溃,出凝血时间延长等;放射的间接效应可以是引发肿瘤、白血病,寿命缩短,反复感染,贫血和溃疡等。放射的局部损伤可在受照后几个月或几年后才出现,如慢性皮肤溃疡、剥脱、肿胀和恶性变等。

(一)外照射急性放射病

外照射急性放射病是指人体全身或多器官多组织受到一次或短时间内(数日)分次大剂量外照射,吸收剂量达到 1 Gy 以上所引起的全身性疾病。急性放射病与受照剂量有密切关系,受照剂量越大则放射病越严重。外照射急性放射病多见于核事故、放射性治疗和核爆炸等。其病程具有明显的时相性,分为初期、假愈期、极期和恢复期。根据临床特点和基本病理改变,外照射急性放射病共分为以下三种类型。

(1)骨髓型(1~10 Gy):最为多见,主要引起骨髓等造血系统损伤,临床表现为白细胞数减少、感染、出血。其病程时相性特征明显。

(2)胃肠型(10~50 Gy):表现为频繁呕吐、腹泻,水样便或血水便,可导致失水,并常发生肠麻痹、肠套叠、肠梗阻等。

(3)脑型(>50 Gy):受照后,短时出现精神萎靡,很快转为意识障碍、共济失调、抽搐、躁动和休克。

(二)外照射慢性放射病

外照射慢性放射病是指在较长时间内,连续或反复间断地受到超剂量当量限制的全身外照射,达到一定的累积剂量,而引起的全身性疾病。外照射慢性放射病可发生在健康状况较差、修复能力较弱、不遵守防护和操作规程的各类放射工作人员,如应用 X 射线或放射性核素进行诊断和治疗的医务人员,X 射线或 γ 射线工业探伤、中子测井、核反应堆或加速器等的工作人员。

(1)外照射慢性放射病的生物效应特点:慢性照射可耐受较大剂量,因为每次照射的剂量小,损伤轻,机体有修复能力,形成一个"损伤-修复-再损伤-再修复"的连锁过程,只有当积累剂量达到一定程度时,才产生临床效应。

(2)外照射慢性放射病的临床表现:发病慢、病程长、主观症状多、客观体征少。临床表现有明显的无力型神经衰弱综合征,如头晕、疲倦、无力、失眠或嗜睡、多梦、记忆力减退、食欲不振等,并伴有自主神经功能紊乱现象。有些患者血压可能在正常低值,束臂试验阳性(可能由于毛细血管脆性增加),基础代谢和甲状腺吸收功能偏低等。工龄较长的放射科、放疗科、介入科医务人员中,可见到手部皮肤有干燥、粗糙、脱屑、皲裂现象,也可能有指甲纵嵴易脆裂、指纹变浅改变。外周血白细胞总数有不同程度的减少,较长时间持续在 $4.0 \times 10^9 / L$ 以下,有时可能伴有质的变化,如核固缩、核溶解、空泡和中毒性颗粒等的出现。有些患者伴有血小板数减少,较少患者伴有血红蛋白降低,个别严重者可发生全血细胞减少。骨髓检查可见增生活跃或低下。也可能有外周血淋巴细胞染色体畸变率和微核率增高。某些女性患者可有月经不调,男性患者精子减少或功能、形态不正常,甚至不育。并可伴有一项或多项不同器官或系统的功能异常,如免疫系统或内分泌系统等功能异常。

(三)内照射放射病

内照射放射病是过量的放射性核素进入人体,使全身受到照射,而引起的全身性疾病。原因是在工业、农业、医学和科学研究等方面应用放射性核素过程中,不遵守操作规程,不注意安全防护规定或发生意外事故等,或者由于原子弹爆炸的放射性沉降物的污染。放射性核素可通过消化道、呼吸道、伤口或皮肤黏膜,或由于诊治或科研需要由注射而引入体内。

1.内照射放射病的特点

(1)放射性核素在体内具有选择性地分布、吸收、代谢、排泄和生物半衰期等复杂问题。

(2)在体内的主要危害取决于 α 粒子和 β 粒子在组织内的电离密度。

(3)有持续性,只要放射性核素在体内尚未排出,就成为一种持续的放射源对机体照射,直到全部被排出或衰变尽为止。

(4)原发反应和继发效应同时存在并交错地发展。因此,内照射放射病比外照射放射病更为复杂和难以诊断。

2.内照射放射病的临床表现 类似外照射放射病,如神经衰弱综合征和造血系统障碍等。有的放射性核素选择性地分布,对某些器官有亲和力,则引起该器官损害的临床表现,如放射性碘参与机体的代谢,主要集中在甲状腺,可引起甲状腺功能低下、结节形成等,甚至诱发癌症。放射性镭、锶等为亲骨性核素,可沉积在骨骼而引起骨痛、骨质疏松,病理骨折、骨坏死甚至诱发骨肉瘤等。稀土元素和以胶体形式进入人体的放射性核素,可引起单核吞噬细胞系统、肝、脾、骨髓等的损害,如 X 射线诊断用的胶质二氧化钍造影剂,可损害肝脏,甚至引起肝癌。铀主要沉积在肾脏,损伤肾脏,铀矿工人长期吸入氡及其子体,可发生肺癌。以上表现大多为晚期效应,大量放射性核素进入体内而引起急性损伤的例子极少。

(四)急性放射性皮肤损伤

急性放射性皮肤损伤是局部皮肤受到一次大剂量外照射或短时期内受几次大剂量外照

射所致。

（1）初期反应主要表现为红斑，也可有麻木、疼痛或瘙痒，严重者可有水肿。

（2）潜伏期时症状消失。

（3）极期主要表现为红斑、脱毛、毛囊疹、水疱，严重者可发生溃疡和坏死，此期疼痛剧烈难忍。

（4）恢复期时症状、体征逐渐好转，疮面愈合，结痂脱落皮肤色素沉着或脱色，形成花斑状。若急性放射性皮肤损伤长久不恢复，则迁延为慢性；严重的溃疡长久不愈或角化过度可诱发癌症。

（五）慢性放射性皮肤损伤

慢性放射性皮肤损伤主要为职业性的损伤，常见人群为 X 射线下做骨折整复的矫形外科医生或 X 射线诊断医生和技术员。慢性放射性皮肤损伤的部位主要为手部皮肤，长期受超过剂量当量限值的照射，严重者可累及骨骼。也可由急性放射性皮肤损伤迁延而来。轻者皮肤干燥、粗糙、脱屑，继而发生皲裂、角化，或皮肤萎缩、变薄。严重者可发展为角化过度，形成疣状突起物以及溃疡。指纹变浅、紊乱、磨平消失，指甲灰暗有纵嵴，易脆裂、变形，严重者指关节强直变形。

（六）电离辐射的远后效应

电离辐射的远后效应指受照射后几个月、几年、几十年或终生才发生的慢性效应。这种效应可发生在受照射本人或其后代。

（1）电离辐射诱发恶性肿瘤：这是在发现 X 射线后不久就被认识的辐射生物学效应，属于随机效应，包括白血病、甲状腺癌、乳腺癌、皮肤癌等。

（2）其他远后效应：白内障是电离辐射引起的确定性效应。生长发育障碍指在母体妊娠期间受照射，对新生儿的生长发育产生的不良影响，如智力发育不全、身体发育不良。性腺是对电离辐射敏感的器官，男性可使精子数量减少，严重者引起永久性不育；女性可引起月经失调甚至绝经。

六、电离辐射的防护措施

辐射防护的基本任务，是在保护环境、保障从事辐射工作的人员和公众以及他们后代的安全和健康的前提下，允许进行可能产生辐射照射的必要活动。辐射防护主要包括时间、距离、屏障三要素，受照剂量可以通过缩短受照时间、增加与放射源的距离、增加受照射者和放射源之间的屏障的厚度来降低。目前，医用放射的发展使得医用放射防护成为影响面最广、重要性最强的工作。

（一）防护要点

认真执行辐射防护三原则：①必须有正当的理由；②辐射防护工作的最优化配置；③遵守个人剂量限值的规定。

（二）辐射防护基本方法

（1）时间防护：受照剂量与时间成正比，因此，一切人员都应减少在辐射场内停留的时间。工作人员在操作前应做好充分准备，操作中技术熟练、准确、迅速以尽量缩短检查时间。在特殊情况下，工作人员不得不在大剂量照射下工作时，应严格限制操作时间，使受照射剂量控制在规定的限值以下。

（2）距离防护：距离放射源越远，受照剂量越小，放射源强度与距离的平方成反比减少，距离加大1倍，剂量就减少到1/4。故在不影响工作质量的前提下，尽量延长人员与放射源的距离。透视曝光时除术者及主要助手，其他人员应远离，避开X射线放射源。

（3）屏蔽防护：屏蔽是外照射防护的主要方法。屏蔽防护是指放射源和人员之间放置能有效吸收放射线的屏蔽材料，如利用铅板、钢板或水泥墙屏蔽，从而衰减或消除射线对人体的损害。屏蔽防护是防御辐射危害的重要措施，一旦屏蔽防护的材料厚度达不到屏蔽的铅当量时，辐射危害性就增加。常用个人屏蔽防护用品如下：①防护帽，防护头部；②铅眼镜，保护晶状体；③防护颈套，保护甲状腺；④防护手套；⑤各种防护围裙，用于保护胸部、腹部和性腺；⑥各种防护衣，用于保护整个躯干、性腺及四肢的近躯干端。

（三）放射学中的放射防护

1. 一般性防护

（1）以固有安全防护为主与个人防护为辅：固有安全防护是指X射线机本身的防护性能和X射线机房内的安全防护设施，个人防护作为一种辅助手段，以弥补固有安全防护不能解决的问题。

（2）X射线检查、治疗室防护要求：治疗室的设置必须充分考虑周围环境的安全；治疗室必须有观察治疗的设备，如电视或观察窗；治疗室应安装供紧急中止辐照和应急开启治疗室门的设备；门外安设工作指示灯和"电离辐射"等警示标志（图2-6）；治疗室内应保持良好的机械通风或自然通风，换气次数一般每小时3～4次。

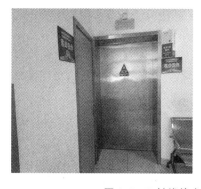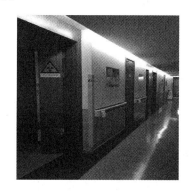

图2-6 X射线检查、治疗室警示标志

2. 工作人员防护

（1）工作人员应佩戴剂量监测器（图2-7），每月报告一次个人接触的辐射剂量。

（2）工作人员应执行防护规章制度，穿铅衣、戴铅围领（图2-8）和防护眼镜。随时调整遮线器，尽量缩小照射野，严禁工作人员身体任何部位进入照射野。

（3）定期进行防护检查，工作人员每月检查血常规1次，每年系统体检1次。

（4）适当增加营养，增加室外活动，避免过于劳累。合理排班，严格休假管理。

3. 患者防护

（1）在不影响诊治的前提下，缩小透视范围，减少无效X射线照射。

（2）对患者的非曝光部位采取防护措施，特别是青少年和儿童的生殖器部位，可用铅物质滤盖，避免不必要的损害。

（3）进行较复杂的放射操作时，应对患者进行剂量测量，避免发生放射损伤。

4. 公众成员的防护 应对慰问及探视正在接受医疗诊断或治疗的患者的个人所受照射

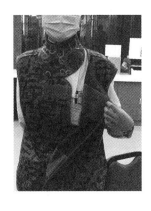

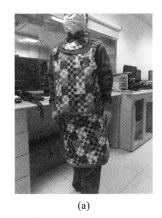

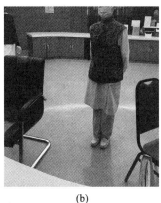

(a)　　　　　　　　　　(b)

图 2-7　佩戴剂量监测器　　　　　　　　图 2-8　穿铅衣、戴铅围领

加以约束,使他(她)们在患者诊断检查或治疗期间所受剂量不超过 5 mSv。如果探视者是儿童,其所受剂量应限制为不超过 1 mSv。

(四)核医学中的放射防护

核医学工作人员使用放射性药品诊治疾病时,无论是配制剂、检测样品,还是对患者进行体外测量或护理,都存在着内、外照射的危害。

1. 放射性药物操作时的防护要求

(1)操作放射性药物时应在专门场所进行,使用前应有足够的屏蔽。

(2)给药用的注射器应有屏蔽,难以屏蔽时应缩短操作时间。

(3)操作放射性药物时工作人员应佩戴个人防护用品,并在衬有吸水纸的托盘内进行。操作放射性碘化物时应在通风橱内进行,操作者应注意甲状腺的保护。用完的药品及时封存,用过的器皿及时清洗去污。

(4)工作人员操作后离开工作室前应洗手,并进行污染监测。从控制区取出的任何物件,均需进行污染检查。

(5)在控制区和监督区内不得进食、饮水、吸烟,也不得从事无关工作和存放无关物件。

2. 临床核医学治疗时的防护要求

(1)使用治疗量 γ 放射体药物的区域应划为控制区。用药后患者床边 1.5 m 处或单人病房应划为临时控制区。控制区入口处应有放射性标志,无关人员不得入内,患者也不应离开该区,以减少人员间的交叉照射。

(2)接受治疗的患者应使用专用便器、专用浴室及厕所。

(3)使用过的放射性药物的注射器、敷料,应执行污染物处理或执行放射性废物处理。

(4)患者的被服等个人用品,使用后应进行去污处理,并做去污检查以符合规定的要求。

3. 有关公众成员的防护

(1)接受放射性核素治疗的患者必须住院治疗,以减少患者对其家庭成员及其他公众的影响。

(2)在诊治用药后最初几小时内,尽量减少患者与家庭成员之间持续密切的接触,以减少受照机会。

(3)基于安全标准要求,接受[131]I 治疗的患者,其体内的放射性活度降至 400 MBq 之前不得出院。

（4）接受 ^{131} I 治疗的患者，在出院时体内允许最大活度为 $1.1×10^9$ Bq。

（5）向患者及家属提供有关接触的防护指导，如劝告使用 γ 放射性核素治疗的患者在出院后的相当一段时间内不要拥抱儿童或与家人密切接触；哺乳期接受治疗的患者，应停止哺乳等。

七、电离辐射伤害后的应急措施

（一）辐射事故后 24 h 内要对患者初步判定和分类

1. 判定患者有无放射性污染

（1）用辐射探测仪检查体表有无污染。

（2）对可能有体内污染者，采集鼻拭子、留 24 h 尿、留粪和抽血等备检。

（3）对于有外污染但病情稳定的患者，脱去衣服，温水洗浴、换洁净衣服后进入下一流程处理。对于病情不稳定者，先稳定病情而后去污染。

2. 判定患者是否需要立即抢救

（1）迅速检查患者的生命体征，对有生命危险的患者，应立即抢救。

（2）对生命体征平稳的患者，仔细询问和记录主要症状。

（3）全面体检。

（4）迅速向上级汇报。

（5）医学处理记录。

3. 根据初步的物理剂量、生物剂量和临床表现，对辐射损伤进行初步分类

（1）收集资料。

（2）将有放射性核素污染的患者送至污染组处理。

（3）将有烧伤、外伤的患者送至外科组处理，对生命体征不稳定的患者立即进行抢救，待病情稳定后按放射性污染处理开放性伤口。

（4）将全身或局部辐射损伤患者送至辐射损伤组处理，首诊医师根据事故经过、自觉症状、体格检查和实验室检查的结果作出初步诊断。

（5）医学处理。

（二）放射性核素污染的应急处理

放射性核素的吸收很快，当离子状态或其他可溶状态的核素直接暴露在毛细血管网上时，吸收更快。鼻黏膜和口腔黏膜是放射性核素容易进入的部位。所以当发生人体体表放射性核素污染时应尽快离开现场，测量污染程度，消除污染，以减轻放射性核素对皮肤的损伤。

1. 局部污染处理 用塑料布将非污染部位盖好，并用胶布把塑料布边缘粘牢。浸湿污染部位，用肥皂水轻轻擦洗，并彻底冲洗；每次的持续时间不超过 2～3 min。要避免过分用力擦洗。洗涤顺序如下：先清洗轻污染部位后重污染部位，从身体上面到下面，特别注意皮肤皱褶和腔隙部位的清洗。

2. 全身污染处理 首先用毛巾、海绵等蘸温水和肥皂水由上到下擦洗全身 2～3 次，可同时配制常用或专用去污剂擦洗，然后再淋浴。病情严重者，如情况允许亦可在抢救床、担架或手术台上酌情除污。反复进行浸湿—擦洗—冲洗，并观察去污效果。

去污时注意以下几点：①手法要轻，避免擦伤皮肤；②宜用温水（约 40 ℃），避免水温过高而增加皮肤对污染物的吸收，冷水又可使皮肤因毛孔收缩而将放射性污物吸入而影响去污；③注意反复清洗毛发、外耳道、鼻腔、眼睑周围、指甲缝及会阴部等易残留放射性物质的部位，然后用温水冲洗。

3. 眼污染处理　放射性落下灰尘常常随风吹入眼,或用污染放射性物质的手揉眼,造成眼的污染。全身清洗后,再用大量无菌生理盐水冲洗双眼;有异物时可用1%利多卡因滴眼液滴入双眼,待麻醉后用棉花擦拭除去异物。用抗生素滴眼液滴双眼,涂抗生素眼膏保护眼球。

4. 鼻腔和口腔的处理　鼻黏膜和口腔黏膜是放射性核素容易进入的部位。口腔或者鼻腔污染时,应用生理盐水或2%碳酸氢钠溶液轻轻冲洗。鼻腔污染物用棉花擦拭,剪去鼻毛。必要时向鼻咽部喷洒血管收缩剂或用生理盐水含漱口腔,可降低污染水平或对放射性核素的吸收。

5. 外耳道的处理　全身清洗后,再用棉签伸入耳道,旋转擦净异物,清除耵聍;用质量浓度为3 g/L过氧化氢溶液清洗耳道。

6. 会阴部的处理　在脱去有污染放射性物质的衣裤时易造成会阴部的二次污染,此时应先进行全身冲洗,再剃除阴毛,然后再进行淋浴。

7. 污染伤口或创面的处理　在辐射事故所致复合伤中,开放伤口或热力烧伤创面常常沾染放射性物质,若不及时清除,这些放射性物质除可以造成局部损伤外,还可以吸收入血,造成更严重的损伤。因此,必须及时进行去污和清创。将污染伤口或创面的四周用塑料布将非污染部位覆盖,并用胶布把塑料布边缘粘牢;用生理盐水反复冲洗;根据伤口情况考虑外科清创术。

8. 促进排泄和阻止吸收　确定患者体内有放射性核素污染后,虽然患者不一定处于危重状态,但应像对待急症患者那样,给予急救治疗。因为当放射性核素停留在进入体内的途径时,比较容易排出;吸收入血液后,排出就较困难;如已沉积于组织或器官内,则排出更难。因此,争取在体内污染后3 h内开始紧急治疗极其重要。

治疗的原则是减少吸收和加速排出。可通过洗胃、服用温和的催吐剂和泻药来减少胃肠道的吸收;可用药用炭、普鲁士蓝(对铯)、含有制酸药的铝制剂(对锶)和硫酸钡吸附放射性物质,以加速放射性核素的排出。促排放射性核素时,既要减少放射性核素的吸收和沉积,又要防止促排措施可能给机体带来的不良反应,尤其要防止加重肾损害的可能性。

(三)医学登记和保存

对放射性污染及医学应急处理进行详尽登记,保存详细的医学处理记录,协助收集有关资料。辐射防护负责人员应提供有关事故类型、污染源与放射性核素种类以及受影响人员与环境剂量等方面的资料。目的是确定人员实际所受剂量,尽量减轻人员所受的损害。登记内容包括:①污染发生的日期、时间和地点;②污染的经过及污染源;③现场监测数据,包括生物样品的监测、污染范围和污染程度的监测等,根据数据给出剂量;④医学处理情况,包括去污、促排治疗及实验室检查结果;⑤入院诊断意见,并建立医学应急处理档案。

(四)治疗

放射性损伤的临床治疗是一个复杂而困难的问题,应根据急性放射病的症状、体征和常规实验室检查结果确定救治方案,对危及生命的损害(如休克、外伤和大出血)应首先给予抢救处理。多数病例除皮肤损伤外,还伴有一定剂量的全身照射或者内脏损伤,有的伴有局部严重放射伤后引起全身反应。因此,在治疗过程中,应当重视全身治疗和局部处理两个环节。

1. 全身治疗　全身治疗主要依据病情的轻重、病程的发展采取综合性治疗。对于伴有内脏损伤,早期应用肾上腺皮质激素对心、肺、胃肠道损伤有减轻水肿和渗出的作用;早期应用改善微循环和心肌细胞的药物;对胃肠道损伤给予保护胃黏膜、解痉镇痛和止血的药物;丙种球蛋白及胎盘组织制剂等可以增强机体免疫力,促进坏死组织分离和肉芽组织生长。

2. 皮肤辐射损伤治疗

(1)红斑和干性脱皮:可对症治疗,其原则是保护局部,避免皮肤受刺激和再损伤。可外用具有清凉作用的粉剂、油剂,可用含有氢化可的松的洗剂或喷雾剂,能减轻伴有水肿的严重红斑症状。

(2)湿性脱皮的治疗:每天用敷料包裹和用抗菌溶液清洗,也可使用抗生素软膏。

(3)溃疡:建议将患肢在无菌环境中隔离,或每天用敷料包裹以及用抗菌溶液清洗溃疡。可能需要用镇痛药,慎用镇痛作用较强的吗啡类药物。在确定或怀疑有继发感染的情况下,应考虑局部或全身的抗生素治疗。

(4)坏死:应适时施行彻底的局部扩大切除手术,以各种组织移植的方法修复创面。手术切除的指征包括基底组织的严重破坏,即血管损伤、难以清除的疼痛和不可控制的感染等。

3. 脑型急性放射病 脑型急性放射病其病情极为危重,临床变化快,一般在照射后2~3天内死亡。故脑型急性放射病治疗是姑息性的,主要采用对症治疗措施,包括处理休克和缺氧,缓解疼痛和焦虑,给予镇静剂控制抽搐,减轻患者痛苦,延长生命。

4. 肠型急性放射病 肠型急性放射病病情危重,进展快,死亡早。对于偏重的肠型急性放射病,肠道损伤难以恢复,只能给予综合对症治疗减少患者痛苦和延长生命。对于偏轻的肠型急性放射病其救治原则如下:①早期应用可以减轻肠道损伤的药物;②纠正脱水和电解质紊乱,纠正酸碱平衡失调;③积极抗感染等综合对症治疗。

5. 骨髓型急性放射病 此型放射病的基本损伤是骨髓造血功能障碍,主要死亡原因是造血功能低下导致的感染、出血和代谢紊乱等并发症。骨髓型急性放射病治疗要点是狠抓早期,主攻造血,防止多器官功能衰竭,渡过极期和积极对症治疗。其治疗原则如下:①早期应用抗辐射药物,改善微循环;②合理选用造血因子,促进造血功能恢复。根据各期特点,适度采用抗感染、抗出血药物,防止和纠正水、电解质代谢紊乱等,综合对症支持治疗,对于不能恢复自身造血功能的患者,应尽早实施造血干细胞移植。

6. 心理损伤效应的处理 适当的社会心理救助服务可以帮助大多正常的人尽快消除不利的心理影响,同时也可分辨出少数因灾难冲击而有严重心理创伤的个人。对心理应激损伤伤员的治疗应简单,主要的措施如下。

(1)明确告知情况会很快好转:应激性精神损伤症状发生的早期很容易受来自外界的暗示影响,给患者良性的暗示,让患者感到有很大的康复机会,通常有利于心理损伤效应的恢复。

(2)休息和充足的营养:即使是短时间的生理上的放松和休息,对心理康复也有很大的作用。一般不需要药物治疗,必要时可使用小剂量催眠药。

(3)引导患者的情感发泄:恐惧和焦虑常常阻碍了正常的人际交流,加重了症状表现,适当的情感发泄是心理创伤后的正常反应,有利于重新获得正常的角色意识和消除自己是患者的认识,有助于重新回归社会和恢复工作能力。

事实证明,准确及时的信息报道,对公众的社会心理影响有着极其重要的意义。应普及辐射危害和防护的基本知识,使公众对辐射危害有一个科学而全面的认识,减少神秘感,从而减轻人们面对辐射时无端的恐惧心理,使公众对应激心理损伤也有一定的了解。同时,人们一般不愿意主动寻求心理帮助,相关的医疗机构和服务人员应主动提供应激心理损伤的心理治疗工作。

（五）放射性废物的管理

根据放射性废物中核素含量半衰期、浓度以及废物的体积及其他理化性质的差异,应将不同类型的放射性废物进行分类收集和处理。放射性废物的管理,应按照国家的有关标准和法规的要求,对放射性废物进行预处理、处理、整备、运输、储存和处置,以确保放射性废物对工作人员与公众的健康及环境可能造成的危害降低到可以接受的水平;使放射性废物对后代健康的预计影响不大于当前可以接受的水平,不使后代增加不适当的负担。

八、核事故、放射性事故及其处理原则

核事故是指大型核设施发生意外事故,造成人员受到放射性损伤和放射性污染,甚至造成周围环境的污染;放射性事故是指放射性核素、放射线直接或间接对工作人员的健康造成危害的事故。

事故处理原则如下:①事故发生后,出事单位应及时采取措施,妥善处理,减少事故造成的危害,并迅速报告相关部门,接受相关部门指导;②收集相关资料,分析事故发生原因、判定事故等级;③发生场所、地面、设备污染时,确定核素、范围,再采取相关措施;④发生放射性气体、粉尘污染空气事故时,根据监测数据,采取相应的通风、换气等净化措施;⑤当皮肤、伤口污染时,应迅速采取去污处理,必要时,在专业人员的指导下行药物促排;⑥事故人员、处理措施资料等相关部门应立档存查。

九、电离辐射损伤的案例分析

（一）电离辐射损伤的案例

肿瘤科某一肺癌患者在 CT 引导下行放射性^{125}I 粒子植入术后安返病房,责任护士小张看到患者回来立即迎上去和大家一起将患者转移到病床上。然后在床边监测患者的生命体征,安慰患者和家属不要紧张。

知识拓展一

问题:

（1）该护士的行为是否规范?

（2）如何做好电离辐射防护?

（二）分析提示

医护人员在进入放射性粒子植入患者临时控制区时,医护人员需要穿戴防护衣。患者在植入放射性粒子后,护士应嘱患者在临时控制区内活动,并在植入部位穿戴防护服,以免对密切接触人群产生辐射损伤。

第三节 噪声损伤的职业危害与防护

案例 2-3

某供应室护士,长期在供应室从事高压蒸汽灭菌工作。一开始感觉声音比较吵,后来渐渐习惯了。几年下来,她发觉周围人跟自己讲话时声音很小,别人大声讲话她才能听到。她听从医生建议做相关听力检查后发现自己的听力下降。

问题：

1. 该护士为什么会发生听力下降？

2. 如果你是该护士，你知道该如何防护吗？

一、噪声损伤概述

声音是由于音源的振动引起空气分子的压力产生变化，通常以分贝(dB)来作为声音强度大小的基本单位。不规则、不协调或使人感到厌烦的音波在同一时间存在即可称为噪声。噪声会使毛细胞或柯氏器退化，而造成听力损失或引起身体其他器官系统失调及异常，如心跳加快、血压升高、食欲不佳和疲劳等，严重时可能还会造成胃溃疡。高于 80 dB 的音量易对人体造成影响，会令人过度紧张、不专心、妨碍学习思考、降低工作效率，甚至影响睡眠。Annett 等的动物实验研究显示噪声存在的环境会减缓动物伤口愈合的速率。

噪声也会导致产生厌烦度，而厌烦度会对人的健康或工作情绪产生负面影响。调查发现高达 80% 以上的医护人员表示环境噪声会影响他们的工作，环境音量对于个人精神状况、转换工作的念头、个人健康状况有显著的影响；而在住院患者方面，68.9% 的住院患者认为医院噪声对他们的心理情绪造成影响，环境音量对其情绪变化及白天休息也会造成很大的影响；58.7% 的住院患者认为医院噪声使他们在生理方面容易感到疲劳、紧张、头痛、头晕，影响食欲，以及对听力造成影响，医院的噪声也是干扰患者睡眠的一个重要因素。

二、噪声的分类

人的耳朵对于 40～60 dB 的声音是比较适宜的，80～90 dB 就会感觉到很吵闹，神经细胞将会受到破坏，而音量超过 100 dB 的话，则足以使耳内部听力的毛细胞损伤或死亡，造成听力的损失。人对不同分贝的声音的感受如表 2-1 所示。

表 2-1　人对不同分贝的声音的感受

分 贝 数	人 的 感 受
10～20 dB	树叶掉落声音，几乎感觉不到
20～40 dB	相当于轻声说话，有轻微感觉
40～60 dB	相当于室内谈话，感觉比较适宜
60～70 dB	业务办公室，有损神经
70～90 dB	繁忙大街环境下的声音，很吵。长期在这种环境下学习和生活，会使人的神经细胞逐渐受到破坏
90～100 dB	气压钻机声音，会使听力受损
100～120 dB	陶瓷切割机声音，使人难以忍受，几分钟就可暂时致聋

一般声音在 30 dB 左右时，不会影响正常的生活和休息。而达到 50 dB 以上时，人们有较大的感觉，很难入睡。一般声音达到 80 dB 或以上就会被判定为噪声。

1. 按声源的机械特点划分

(1) 气体扰动产生的噪声：由于气体压力或体积突然变化所产生的声音，如空压机、汽笛等产生的声音。

（2）固体振动产生的噪声：由于固体的撞击、摩擦、转动等产生的噪声。如织布机、冲压机等发出的声音。

（3）液体撞击产生的噪声：液体流动所产生的声音，如自动清洗机发出的声音。

（4）电磁作用产生的电磁噪声：由于电机交变力相互作用而产生的声音，如电动力、变压器发出的声音。

2. 按声音的频率划分

（1）低频噪声：<400 Hz。

（2）中频噪声：400～1000 Hz。

（3）高频噪声：>1000 Hz。

三、病房噪声的来源

病房的噪声主要是患者的呻吟，工作人员、探视陪护人员对话，电铃、电话、电视响声，物品、推车及仪器的移动声，机器、空调、监护仪及其他机械性声音等。据测各类报警噪声为53～73 dB，呼吸机为 65 dB。环境噪声超过 50 dB 将影响睡眠和休息，70 dB 时干扰谈话，造成注意力不集中、心烦意乱、记忆力减退、神经衰弱，护士容易出差错，同时也使胃分泌下降、内分泌失调、性功能紊乱。

四、噪声损伤职业危害的易发科室

（一）血液净化中心

血液净化中心床位拥挤，各种治疗机器、水处理装置、电视机、空调、电冰箱等设备都会产生噪声。我国对医院的环境噪声标准理想值为 35 dB，极限值为 45 dB。而透析机单机报警噪声就有 35～73 dB，护士长时间在众多电器设备产生的高噪声环境中工作，严重影响身心健康，可出现头痛、头晕、失眠、情绪烦躁、身心紧张、听力下降、注意力不集中等症状。

（二）急诊室

急诊工作环境人流量大，人声嘈杂、噪声大。长时间处于高音量环境中，能导致耳鸣、血压升高、易怒、头痛、失眠等症状。

（三）手术室

手术室平均噪声为 60～65 dB，这是机体 8 h 内允许的最高水平，但常达到 90 dB。手术室的噪声主要来自监护仪、高频电刀、超声清洗机等。

（四）供应室

消毒供应室高压蒸汽灭菌器抽真空时产生的噪声，据劳动部门检测，强度在 90～98 dB，超过我国工业区噪声标准极限值 55～60 dB。长期在该强度噪声环境下工作，易引起疲劳、烦躁、头痛、听力减退等症状。

五、噪声对人体的危害

（一）噪声对听力的损伤

噪声对人体最直接的危害是听力损伤。人们在进入强噪声环境时，暴露一段时间，会感到双耳难受，甚至会出现头痛的感觉。离开噪声环境到安静的场所休息一段时间，听力就会逐渐恢复正常。这种现象称为暂时性听阈偏移，又称听觉疲劳。但是，如果人们长期在强噪声环境下工作，听觉疲劳不能得到及时恢复，内耳器官会发生器质性病变，即形成永久性听阈偏移，又称噪声性耳聋。若人突然暴露于极其强烈的噪声环境中，听觉器官会发生急剧外伤，引起鼓膜破裂出血，迷路出血，螺旋器从基底膜急性剥离，可能使人耳完全失去听力，即出现爆震性耳聋。如果长年无防护地在较强的噪声环境中工作，在离开噪声环境后听觉敏感性的恢复就会延长，经数小时或十几小时，听力可以恢复。这种可以恢复听力的损失称为听觉疲劳。随着听觉疲劳的加重会造成听觉机能恢复不全。因此，预防噪声性耳聋首先要防止疲劳的发生。

一般情况下，85 dB 以下的噪声不至于危害听觉，而噪声在 85 dB 以上则可能发生危险。统计表明，长期工作在 90 dB 以上的噪声环境中，耳聋发病率明显增加。

（二）噪声能诱发多种疾病

噪声对人体的危害是全身性的，除了对听觉系统造成损伤，还可对神经系统、心血管系统及全身其他组织器官产生不良影响。

1. 神经系统 因为噪声通过听觉器官作用于大脑中枢神经系统，以致影响全身各个器官，故噪声除对人的听力造成损伤外，还会给人体其他系统带来危害。由于噪声的作用，会产生头痛、脑涨、耳鸣、失眠、全身疲乏无力以及记忆力减退等神经衰弱症状。

2. 心血管系统 长期在高噪声环境下工作的人与在低噪声环境下工作的人相比，高血压、动脉硬化和冠心病的发病率要高 2～3 倍，可见噪声会导致心血管系统疾病。

3. 消化系统 噪声也可导致消化系统功能紊乱，引起消化不良、食欲不振、恶心呕吐，使肠胃病和溃疡病发病率升高。

4. 其他 噪声对内分泌机能及胎儿的正常发育等方面也会产生一定影响。在高噪声中工作和生活的人们，一般健康水平逐年下降，对疾病的抵抗力减弱，诱发一些疾病，但也和个人的体质因素有关，不可一概而论。

（三）对生活工作的干扰

噪声对人的睡眠影响极大，人即使在睡眠中，听觉也要承受噪声的刺激。噪声会导致多梦、易惊醒、睡眠质量下降等，突然的噪声对睡眠的影响更为突出。噪声会干扰人的谈话、工作和学习。实验表明，当人受到突然的噪声一次干扰，就要丧失思想集中 4 s。据统计，噪声会使劳动生产率降低 10%～50%，随着噪声的增加，差错率上升。由此可见，噪声会分散人的注意力，导致反应迟钝，容易疲劳，工作效率下降，差错率上升。噪声还会掩蔽安全信号，如报警信号和车辆行驶信号等，以致造成事故。研究结果表明：连续噪声可以加快熟睡到轻睡的回转，使人多梦，并使熟睡的时间缩短；突然的噪声可以使人惊醒。一般来说，40 dB 连续噪声可使 10%的人受到影响，70 dB 连续噪声可使 50%的人受到影响，而突发的噪声在 40 dB 时，可使 10%的人惊醒，到 60 dB 时，可使 70%的人惊醒。长期干扰睡眠会造成失眠、疲劳无力、记忆力衰退，以至产生神经衰弱症候群等。在高噪声环境里，这种病的发病率可达 50%以上。

六、噪声损伤的防护措施

（一）控制和消除噪声源

1. 控制和消除噪声源是防止噪声危害的根本措施

(1) 应根据噪声不同的机械采取不同的工艺方式等技术措施解决。如对水处理剂、高压蒸汽灭菌器实行全封闭隔声隔离处理,安装在独立房间,尽量远离患者与护理人员活动区域,关闭门窗及通道门,以减少噪声。

(2)调整机器报警声音,加强巡视,减少报警发生率;电视配备耳机插座。

(3)做好仪器的保养与维修,要定期检查和维护,及时淘汰陈旧的设备,引进性能好、声音小的设备,亦可采用工艺技术措施解决并加强维修减低不必要的或松动的附件撞击的噪声。

(4)护士做到"四轻",即说话轻、走路轻、操作轻、关门轻。

2. 合理规划与设计 产生强烈噪声的机械应与宿舍及居民区有一定的距离。产生噪声的机械常常伴有较强的振动,应在机座下、地基上装设减振装置。

(二)控制噪声传播和反射的技术措施

1. 吸声 吸声是用多孔材料贴敷在墙壁和屋顶表面或制成吸声尖劈、吸声板装设在墙壁和屋顶,以吸收辐射或反射出的声能,达到降低噪声的目的。

2. 消声 消声是防止空气动力性噪声的主要措施,用于风道、排气管。利用滤波的原理,使声波在传播途中改变方向或形态或在消声器内装设吸声材料,达到消耗声能降低噪声的目的。例如,在医用空气加压氧舱的加压系统舱的出气管口、排气管口等部位安装各种消声器,以降低噪声。

3. 隔声 隔声是用某些材料、结构和装置将声源封闭以达到控制噪声传播的目的。如隔声罩、隔声墙、隔声门窗等。隔声效果与隔声结构的严密性及是否发生共振等有关。

(三)加强个体防护

1. 卫生保健措施

进行就业前检查,定期对接触噪声的护理人员进行健康检查,特别是听力的检查。发现听力损伤应及时采取有效的防护措施。合理安排操作时间,经常检测操作场所噪声情况,监督检查预防措施执行情况及效果。

2. 加强个人防护

根据具体作业环境及作业时间长短,配备个人防护用具,像戴耳塞、耳罩等。用橡胶或软塑料等材料制成的耳塞,隔声效果达 20~30 dB,尤其对高频噪声效果显著。耳罩的隔声效果优于耳塞,隔声效果可达 30~40 dB,但其佩戴没有耳塞方便。

七、噪声损伤后的应急处理

(1)如果设备发生故障,出现异常噪声或噪声指标超过国家最高标准时,要立即停止设备运行,开启备用设备并通知调度室。

(2)定期检查,发现职工听力严重下降或出现严重烦躁情绪,应及时调离工作岗位。

八、噪声伤害的案例分析

(一)护士噪声伤害的案例

某供应室护士,长期在供应室从事高压蒸汽灭菌工作。一开始感觉声音比较吵,后来渐渐习惯了。几年下来,她发觉周围人跟自己讲话时声音很小,别人大声讲话她才能听到。她听从医生建议做相关听力检查后发现自己的听力下降。

问题：

(1) 该护士为什么会发生听力下降？

(2) 如果你是该护士，你知道该如何防护吗？

（二）分析提示

消毒供应室高压蒸汽灭菌器抽真空时产生的噪声，据劳动部门检测，强度在 90～98 dB，超过我国工业区噪声标准极限值（55～60 dB）。长期在该强度噪声环境下工作，易引起疲劳、烦躁、头痛、听力减退等症状。

供应室高压蒸汽灭菌器应实行全封闭隔声隔离处理，安装在独立房间，尽量远离患者与护理人员活动区域，关闭门窗及通道门，以减少噪声。合理安排操作时间，经常检测操作场所噪声情况，监督检查预防措施执行情况及效果。

定期对接触噪声的护理人员进行健康检查，特别是听力的检查。发现听力损伤应及时采取有效的防护措施。根据具体作业环境及作业时间长短，配备个人防护用具，如耳塞、耳罩等。

第四节　电灼伤的职业危害与防护

 案例 2-4

某护士操作仪器时，发现仪器离患者距离较远，于是便用接线板接好电源，再连接仪器。使用一段时间后，有一天发现仪器连接接线板时冒火花，她没有在意，打开机器继续使用。当天第二次连接仪器时，线路漏电，发生手背电灼伤，还好伤势不重。

问题：

1. 该护士为什么会发生电灼伤？

2. 如果你是该护士，你该怎么做？

一、电灼伤概述

电灼伤是人体接触电源或被雷电击时所发生的皮肤及其他组织损伤，严重时可危及生命。电流通过人体可以造成全身电击伤和局部电烧伤。电灼伤损伤范围主要取决于电流强度和通电时间，再是触电部位的电阻大小。一般来说，电压越高、通电时间越长，损伤越严重；如果电压相同，交流电要比直流电的危害大。越厚的皮肤，电阻越大，局部烧伤越浅；越薄的皮肤，特别是表面潮湿时，电阻越小，烧伤越深。

二、电灼伤的分类

1. 电（弧）烧伤　由电火花引起的烧伤称为电（弧）烧伤，其性质和处理类同火焰烧伤。

2. 电击伤　由电流通过人体引起的烧伤称为电击伤。其严重程度取决于电流强度和性质（交流或直流、频率）、电压、接触部位的电阻、接触时间长短和电流在体内路径等因素。

三、电灼伤的原因与损伤机制

（一）电灼伤的原因

在医院工作环境中发生的电灼伤主要是由医疗电器设备故障和医疗电器设备在使用中操作不规范或发生意外所致。

1. 医疗电器设备故障

（1）电子仪器设备本身存在质量问题；

（2）仪器设备发生故障、劣化；

（3）仪器设备不完善；

（4）安全装置失灵或不完备。

2. 医疗电器设备的操作不规范

（1）医护人员违反操作规程或未严格按照安全流程实施操作。

（2）人为因素而造成电击人体导致伤亡事件的发生。

（3）仪器设备上岗前培训机制没有建立，有一些医疗器械在操作中会发生电击伤，如高频电刀，如果未进行上岗前培训容易发生电灼伤。

（4）高频电刀发生电灼伤的原因：

① 电刀手柄开关失控或术者不小心触碰电刀：当电刀手柄开关失控或脚踏开关失灵，即使还未启用电刀，电刀也一直处于工作状态。此时电刀笔接触人体组织，就会发生局部电灼伤。

② 高频漏电灼伤：现代外科手术期间，使用高频电刀治疗的频率非常高。在使用过程中，患者不可避免地将高频电流传导至低电位。当患者与导电物体（如手术床、头架、托盘、输液架等）接触时，就会产生高频电流引起灼伤坏死。另外，当手术者手套有孔时，穿孔部位也可能被灼伤。

③ 电刀在使用过程中碰到易燃液体（如乙醇）就非常容易引起燃烧。当术野乙醇残留，使用高频电刀时极易引起患者局部灼伤。

④ 负极板粘贴、使用不当：负极板没有贴在肌肉丰富处，负极板导电胶失水变干或贴在皮肤潮湿处均可能导致灼伤。

（二）电灼伤的损伤机制

电灼伤有较多特性。因电流＝电压/电阻，电压越高，电流强度越大；电流导入人体后，因不同组织的电阻不同（依由大到小的顺序为骨、脂肪、皮肤、肌腱、肌肉、血管和神经），局部损害程度有所不同。如骨骼的电阻大，局部产生的热能也大，所以在骨骼周围可出现"套袖式"坏死。体表的电阻又因皮肤的厚薄和干湿情况而异。如手掌、足掌因角质层厚，电阻也高；皮肤潮湿、出汗时，因电阻低、电流易通过，迅速沿电阻低的血管运行，全身性损害重；反之，皮肤干燥者，局部因电阻高，损害也较重，但全身性损害相对减轻。"入口"处邻近的血管易受损害，血管进行性栓塞常引起相关组织的进行性坏死和继发性血管破裂出血。电流通过肢体时，可引发强烈挛缩，关节屈面常形成电流短路。所以在肘、腋、膝、股等处可出现"跳跃式"深度烧伤。此外，交流电对心脏损害较大，如果电流通过脑、心等重要器官，后果较重。

四、电灼伤的临床表现

(一) 电击伤

1. 全身性损害　轻者有恶心、心悸、头晕或短暂的意识障碍;重者昏迷,呼吸、心搏骤停,但如及时抢救多可恢复。电休克恢复后,患者在短期内尚可遗留头晕、心悸、耳鸣、眼花、听力或视力障碍等,但多能自行恢复。少数患者以后可发生白内障,多见于电流通过头部者。

2. 局部损害　电流通过人体有"入口"和"出口","入口"处较"出口"处重。"入口"处常炭化,形成裂口或"洞穴",烧伤常深达肌肉、肌腱、骨周,损伤范围常外小内大;没有明显的坏死层面;局部渗出较一般烧伤重,包括筋膜腔内水肿;由于邻近血管的损害,经常出现进行性坏死,伤后坏死范围可扩大数倍。

(二) 电弧烧伤

1. Ⅰ度灼伤的表现　Ⅰ度灼伤也被称为红斑性烧伤,创面皮肤红肿,触痛非常敏感。表皮常潮湿,轻压后表面明显而广泛变白,无水疱形成。

2. Ⅱ度灼伤的表现　Ⅱ度灼伤也被称为水疱性烧伤,创面可有水疱,水疱底部呈红斑状或发白伴有纤维蛋白渗出,创面底部触觉敏感,轻压变白。Ⅱ度灼伤一般分为两型。①浅Ⅱ度烧伤:伤及表皮深层和真皮浅层,创面发生大水疱,患者感到伤处剧痛。如果不发生感染,伤口可经过 7～10 天后痊愈,不留瘢痕。②深Ⅱ度烧伤:伤及真皮深层,创面水疱较小,患者仅感到轻度疼痛,一般经过 20～30 天后痊愈,皮肤可能留下瘢痕。

3. Ⅲ度灼伤的表现　创面一般无水疱产生,创面白而质柔软或呈黑色炭化皮革样;也可能因皮下有凝固的血红蛋白而呈鲜红色。苍白的Ⅲ度灼伤常被认为正常皮肤,但压制皮下血管不会褪色。Ⅲ度灼伤一般无感觉或感觉减退,毛发脱落。经常经 3～5 天的观察后才能区别深Ⅱ度和Ⅲ度灼伤。

五、电灼伤职业危害的防护措施

(1) 及时检查仪器设备使用情况,定期更换插线板、接头,防止老化。

(2) 环境潮湿时,尽量做好除湿方案。

(3) 手术前检查仪器,确认功能完好方可使用。

(4) 术中使用高频电刀时,应注意以下几点。

① 术中暂时不用主电极时,要将主电极固定于安全位置,避免主电极通过布单对患者身体某部位放电致局部电灼伤。

② 使用前将火花塞间隙调整好,不允许在电切时任意调节火花塞间隙,以免影响输出量。

③ 负极板粘贴时注意事项:

a. 电极板要与患者接触良好:贴放负极板的局部皮肤应该保持清洁干燥。位置应尽量靠近手术、病灶部位,且应选择肌肉丰富且无骨骼突出部位,如股部、臂部等。避免贴在脂肪组织丰富的地方;避免贴在患者体毛过多之处,以免影响接触或取下时增加患者痛苦。

b. 负极板与皮肤接触面积要达 70%:患儿应选用小儿电极板,保证有效接触面积。一般接触患者的电极板面积不能小于 100 cm²。

c. 术中如出现负极板报警,应及时关机检查,术毕撤下负极板前应先关机。术中发现患者烦躁不安时,应及时检查负极板部位及肢体情况,如出现负极板移位应关机更换。

d. 选择高质量的双极高频电刀:因为双极高频电刀通常采用镊子或剥离钩,高频电流就在两极之间作用,电极尺寸和组织结构特性不同就要求设备自动调节,通常双极的极尖放电,而其余部分全部绝缘,如果绝缘层脱落或绝缘性下降,易造成患者的电极伤,同时也会造成医务人员灼伤。

e. 刀头、负极板与主机的连接部位,容易发生接触不良,而引起打火,具体表现为患者有颤抖现象。所以手术前患者应摆好手术体位、局部消毒铺手术单后应该再仔细检查一遍电刀的刀头、引线、极板及其连线有无断线、开裂、褶皱和老化现象,同时检查其各部位接触是否良好。翻动患者时应检查负极板情况。

f. 预防高频辐射:患者携带或肢体接触金属物体,可产生严重的高频辐射现象灼伤患者及医务人员。所以对于体内有金属物或易导电的物质(如妇女节育环、心脏起搏器、骨折钢针、金属夹板等)的患者不能使电刀,实施手术的患者还应去除佩戴的手表、金属手链、项链、耳环等金属饰品。因为这些首饰犹如"发射天线",均可在接触部位产生电流而灼伤,同样,手术台面应无金属物体,垫以厚实、干燥的绝缘衬垫,保证患者处于全悬浮状态。医务人员须穿厚实、绝缘的鞋子,戴绝缘手套操作电刀,避免发生旁路电灼伤。

g. 防止操作者的不良习惯引起患者或自身的灼伤:电刀头部有血痂等污物时需立即清除,以保持传导性能良好。不要随便加大功率,以免对患者造成灼伤。在凝血过程中,提醒医生不要一只手拿止血钳,另一只手拿电刀头,这样容易造成刀头与止血钳打火烧伤患者和医护人员,火花会熔化医用手套而灼伤医生。

h. 更换高频电刀的型号或使用不同厂家的产品时,必须组织科室护理人员学习并依照说明书使用,在操作前先模拟操作,以便观察电刀的性能。

六、电灼伤职业危害的应急处理

(一)现场急救

迅速脱离电源,用干木棒、干竹竿等不导电的物体将电源拨开,或立即关闭电闸等。如呼吸、心跳已停止,即应行口对口人工呼吸和胸外心脏按压等复苏措施。复苏后还应注意心电监护。

(二)创面的应急处理

(1)电灼伤与火焰伤或高气温、水烫伤一样,均应保持伤口的清洁。

(2)四肢电灼伤时,应该尽早给予冷疗,具体做法如下:将烧伤创面在自来水龙头下冲淋或浸入清洁冷水中(水温以伤员能耐受为准,一般为15~20 ℃,夏天可在水中加冰块),或用清洁冷(冰)水浸湿的毛巾、纱垫等敷于创面,但过低温度的冷疗也对创面不利。冷疗的时间无明确限制,一般等到冷疗停止后,疼痛显著减轻,多需0.5~1 h或更长。

(3)除去燃烧后或浸满热液的衣物。

(4)伤口应该全部用清洁纱布覆盖,防止伤口感染。

(5)妥善地转送医院。

七、电灼伤的治疗

(一)液体复苏

早期补液量应多于一般烧伤。对深部组织损伤应充分评估,由于肌肉和红细胞的广泛损害,必将释放大量的血红蛋白和肌红蛋白,在酸血症的情况下,很易沉积于肾小管,导致急性肾衰竭。为此,在多补充液体的同时,应补充碳酸氢钠以碱化尿液;还可用甘露醇利尿,每小时尿量应高于一般烧伤的标准。

(二)早期全身应用较大剂量的抗生素

因深部组织坏死,局部供血、供氧障碍,应特别警惕厌氧菌感染,局部应暴露,过氧化氢溶液冲洗、湿敷。注射破伤风抗毒素是绝对指征。

(三)创面处理

1. Ⅰ度灼伤 治疗过程中防止摩擦,2～3 天症状可消失,3～5 天可痊愈。

2. Ⅱ度灼伤

(1)浅Ⅱ度烧伤采用包扎疗法。水疱皮未破者用 75% 乙醇纱布包扎。水疱皮已破,清创后创面可用凡士林纱布及各类中药制剂(如紫草油,虎杖煎剂等)、磺胺嘧啶银霜剂涂布包扎。6～8 天首次更换敷料,继续包扎数天,多可愈合。如出现创面感染,及时去除水疱皮,清洗创面,取半暴露或包扎疗法。

(2)深Ⅱ烧伤采取暴露疗法。外涂 5%～10% 磺胺嘧啶银洗必泰糊剂,每日 1～2 次,使坏死组织变成干痂,可最大限度地保留皮肤附件上皮,经 3 周左右可获痂下愈合。深Ⅱ度创面感染,应及时去除痂皮,创面取半暴露或包扎。最好用异体皮,以及异种皮、冻干皮等覆盖。超过 3 周或预计在 3 周内不能自愈的深Ⅱ度烧伤,应将创面坏死组织切除或清除,在新的基础上植皮,以缩短愈合时间和获得好的功能恢复。

3. Ⅲ度灼伤 清创时应特别注意切开减张,包括筋膜切开减压。尽管高压电烧伤早期坏死范围不易确定,仍应尽早做较彻底的探查,切除坏死组织,包括可疑的组织(肌肉颜色改变,切割时收缩性减弱),当组织缺损多,肌腱、神经、血管、骨骼已暴露者,在彻底清创后,应用皮瓣修复。对坏死范围难以确定,可以异体皮或异种皮暂时覆盖,2～3 天后,再行探查,继续清创,创造条件植皮。在观察过程中,应密切注意继发性出血。床旁常备止血带与止血包,因这类患者可在静卧或熟睡时,血管悄然破裂大量出血而致休克,遇此情况,应找到破裂血管,在其近心端高位健康血管处结扎。

八、电灼伤危害的案例分析

(一)护士电灼伤职业危害的案例

某护士操作仪器时,发现仪器离患者距离较远,于是便用接线板接好电源,再连接仪器。使用一段时间后,有一天发现仪器连接接线板时冒火花,她没有在意,打开机器继续使用。当天第二次连接仪器时,线路漏电,发生手背电灼伤,还好伤势不重。

问题:

(1)该护士为什么会发生电灼伤?

(2)如果你是该护士,你该怎么做?

(二)分析提示

护士应保持警惕,定期检查仪器、线路情况,如出现线路老化等,应及时更换。该护士对已经出现的危险征兆无安全意识。

第五节 运动损伤的职业危害与防护

 案例 2-5

高年资护士小陈,长期担任办公班护士。一直在电脑旁做医嘱录入等工作,由于工作强度大该护士常常连续工作 4 h 以上不得休息,近 2 周来该护士自觉腰背酸痛,直不起腰来,CT 检查发现腰椎间盘突出。

问题:

1. 该护士为什么会出现腰背酸痛?

2. 腰背酸痛常见病因有哪些?

3. 如果你是该护士,你知道该怎么做吗?

一、运动损伤概述

运动损伤是人类常见的创伤性病变,广泛存在于人们的生产、生活、训练等日常行为之中,根据损伤程度对人们的工作、生活造成不同程度的影响。护理人员在工作操作过程中长时间处于不当体位或经常使用不合理的工具等,会导致运动系统长期处于过度紧张状态,进而出现运动损伤。因此了解护理工作运动损伤的危害及防护对护理职业生涯的延续会有很大影响。

(一)运动损伤的概念

狭义的运动损伤是指在体育锻炼过程中因机械性因素或物理性因素所造成的伤害。广义的运动损伤是指人类在一切运动过程中造成的创伤。

(二)运动损伤的分类

1. 按损伤的组织分类 运动损伤可分为皮肤损伤、肌肉损伤、肌腱和韧带损伤、关节损伤、滑囊损伤、软骨损伤、骨损伤、神经损伤、血管损伤和内脏损伤。

2. 按损伤组织是否与外界相同分类 可分为开放性损伤和闭合性损伤。

3. 按损伤病程分类 可分为急性损伤(一瞬间遭受暴力打击)和慢性损伤(急性损伤迁延成的慢性损伤和劳损)。

4. 按伤情轻重分类

(1)轻伤:受伤后仍能按原计划进行训练或不丧失工作能力。

(2)中等损伤:受伤后不能按原计划进行训练,患部要停止运动或丧失工作能力 24 h 以上,需治疗的损伤。

(3)重伤:伤后完全不能训练或需住院治疗的损伤。

(三)运动损伤的原因

造成运动损伤的原因是多方面的,既与不同护理岗位工作的技术特点有关,又与护士自身的身体条件及防护意识有关。

1. 护理专项技术因素 各种护理工作都有其自身的技术特点,人体各部位所承担的负荷是不同的,受力也是不均衡的,所以不同的专项技术运动可能会对其相应负荷重的部位造成各种损伤。如:经常敲击电脑键盘的主班护士容易出现手指关节及腱鞘损伤;经常搬运伤员的抢救室护士容易出现腰肌劳损等。

2. 身体机能状态不良 睡眠或休息不好以及疲劳时身体的协调性显著下降。运动时容易变得反应迟钝,关节灵活性稳定性也较差因而容易致伤。

3. 思想认识因素 护理工作中发生损伤虽然不能避免,但我们应该认识到它不是一个大概率的事件。运动损伤是可以避免的,应该将防伤防病意识贯穿到护理工作的各个环节,引起足够的重视,不能盲目蛮干、麻痹大意。

护理人员中腰椎间盘突出、腰肌劳损、下肢静脉曲张等运动损伤的发病率高。本书主要针对这些运动损伤及防护措施进行阐述。

二、腰椎间盘突出症的职业危害与防护

腰椎间盘突出症是因椎间盘变性,纤维环破裂,髓核突出刺激或压迫神经根、马尾神经所表现的一种综合征,腰腿痛是腰椎间盘突出症最常见的症状。临床护理工作者是腰椎间盘突出症的易发人群,这与护理工作者的工作环境有很大关系。但从临床上看,其发病率呈逐年上升趋势。由于该病具有难治性、易复发性以及发病时导致较为严重的临床症状等特点,一旦患病,将严重影响临床护士的日常工作和生活。因此,如何预防腰椎间盘突出症的发生,降低其对护理工作者造成的职业危害,越来越受到人们的重视。

(一)腰椎间盘突出症的病因

临床护理工作者因工作性质等原因,常需要做较大强度的体力劳动,且其工作环境中存在较多易致腰椎间盘突出的病因、诱因,故该群体成为腰椎间盘突出症的易发人群。其致病因素可大致分为以下几种。

1. 椎间盘退变 椎间盘退变是腰椎间盘突出症的基本原因。临床护士较强的体力劳动,如铺床、搬运患者等,常使椎间盘负荷增加,并易导致腰部肌肉扭伤,影响椎间盘的营养供给,加速了椎间盘退变。随着年龄增长,椎间盘组织中的化学成分发生较大变化。髓核水分含量较少,蛋白多糖被降解,其膨胀性和弹性明显降低,此时,椎间盘处于易损状态,腰部负荷加重到一定程度,即会导致其病变。这也是腰椎间盘突出症在年长护士中的发病率明显高于年轻护士的原因之一。

2. 遗传因素 有阳性家族史的护士其发病率远高于一般护士,且发病年龄均偏于年轻化。据有关报道证明,其21岁以前发生椎间盘突出症的相对危险性高出正常人群的5倍。

3. 损伤 损伤是椎间盘突出症的常见病因,积累损伤是重要诱因。临床护士执行相关操作,如执行静脉输液操作、观察引流袋(球)的引流量等弯腰动作易造成腰部损伤。长期的损伤积累,导致腰部负荷加重,使其易患此病。此外,护士在工作过程中,若发生腰部急性扭伤,可使椎间盘纤维环破裂,引发椎间盘突出。年轻护士腰椎间盘突出多与急性腰部损伤有关。

4. 妊娠 妊娠期盆腔和下腰部组织充血明显,纤维环、后纵韧带等组织相对松弛。致使椎间盘承受重力增加。临床护士若在妊娠期,发生腰部扭伤,均可增加腰椎间盘突出症发生的可能性。

5. 腰骶椎先天性异常 腰椎骶化或骶椎腰化,因其关节突不对称,使腰椎产生异常应力,椎间盘损伤机会增多,较易发生腰椎间盘突出症。对于患有腰骶椎先天性异常的临床护

士,在工作过程中,比一般护士更容易受各类诱发因素的影响,引发腰椎间盘突出症。

6. 有害气体损伤 临床护理工作者特别是手术室、供应室以及消毒室的护士,由于工作需要,常接触一些具有挥发性的消毒剂。这些消毒剂不仅会刺激呼吸道黏膜等组织器官,同时也会引发末梢小血管收缩,影响腰部肌肉、韧带及脊椎骨的血供,加速椎间盘的退变,增大腰椎间盘突出症发生的危险性。

7. 温差刺激 护理工作者腰部损伤的积累,使椎间盘和腰部肌肉处于易损状态,对于外界温差的刺激较为敏感。较大的温差会阻碍腰部血液循环,影响椎间盘及腰部肌肉的新陈代谢率,减少其营养供给,加速椎间盘退变的速度,引发腰肌劳损,增加了腰椎间盘突出症发生的危险性。

8. 压力 临床护士工作压力较大,不但需处理诸多强度较大的工作,且要适应较快的工作节奏,尤其是手术室、重症监护病房等科室的护士,精神处于高度紧张状态,随时准备处理应急事件。长期处于此环境下工作,使临床护士产生较大心理压力,进而严重影响机体健康,降低机体抵抗力,使腰部易受外界不良因素侵袭,加速椎间盘退变,导致椎间盘突出症的发生。

(二)腰椎间盘突出症的临床表现

1. 症状 腰椎间盘突出的主要症状为腰腿痛。一半以上的患者有不同程度的腰部慢性损伤。

(1)腰背痛:腰背疼痛既可出现于腿痛之前,亦可出现于腿痛之后,或与腿痛同时出现。部分患者不明原因突然发生腰痛,部分患者则在某次较明确的腰部外伤后出现。腰背痛和外伤有间歇时间,短则数日,长则间隔数月乃至年余。患者腰背痛范围较广泛,主要在腰背部或腰骶部。

(2)坐骨神经痛:这种疼痛可发生于腰背痛之后、之中或之前,多为逐渐发生,开始为钝痛,逐渐加重,多呈放射痛,由臀部、股后外侧、小腿外侧,放射至足跟或足背,少数病例可出现由下往上的放射痛,先由足、小腿外侧、股后外侧,而后放射至臀部。

(3)下腹痛或股前侧痛:高位椎间盘突出症时,突出的椎间盘可以压迫 $L_1 \sim L_3$ 神经根而出现相应神经根支配的腹股沟区疼痛或股内侧疼痛。

(4)间歇性跛行:主要表现为行走时,随行走距离增多而逐渐出现腰背痛或不适,同时感觉患肢麻木,疼痛加重,当取蹲位或卧位后,症状逐渐消失。此为椎间盘突出压迫神经根,造成神经元充血、水肿、炎症反应和缺血所致。当行走时,椎管内受阻的椎静脉丛逐渐扩张,加重了神经根的充血程度,而引起疼痛加重。

(5)肌肉瘫痪:腰椎间盘突出压迫神经根严重时,可出现神经麻痹、肌肉瘫痪。较多见的为 L_4、L_5 椎间盘突出。L_5 神经麻痹可致胫骨前肌、腓骨长短肌、趾长伸肌麻痹,表现为足下垂,S_1 神经麻痹可致小腿三头肌瘫痪。

(6)麻木:有部分腰椎间盘突出症患者不出现下肢疼痛,而表现为肢体麻木。此多为椎间盘组织压迫刺激了本体感觉和触觉纤维所引起。麻木感觉区域仍按神经根受累区域分布。

(7)马尾综合征:中央型腰椎间盘突出症,当发生巨大突出时,常压迫突出平面以下的马尾神经。马尾综合征早期表现为双侧坐骨神经痛,会阴部麻木,排便、排尿无力。有时坐骨神经痛可交替出现,时左时右。随后坐骨神经痛消失,而表现为双下肢不全瘫痪。

2. 体征

(1)步态:在急性期或神经根受压明显时,患者可出现跛行、一手扶腰或患足怕负重及呈跳跃式步态等。而轻者可与常人无异。

（2）腰椎曲度改变：一般病例均显示腰椎生理曲线消失、平腰或前凸减小。少数病例甚至出现后凸畸形（多系合并腰椎椎管狭窄症者）。

（3）脊柱侧凸：一般均有此征。视髓核突出的部位与神经根之间的关系不同而表现为脊柱弯向健侧或弯向患侧。如髓核突出的部位位于脊神经根内侧，因脊柱向患侧弯曲可使脊神经根的张力减低，所以腰椎弯向患侧；反之，如突出物位于脊神经根外侧，则腰椎多向健侧弯曲。

（4）压痛及叩痛：压痛及叩痛的部位基本上与病变的椎节一致，$80\%\sim90\%$ 的病例呈阳性。叩痛以棘突处为明显，系叩击振动病变部位所致。压痛点主要位于椎旁相当于骶棘肌处。部分病例伴有下肢放射痛，主要是由于脊神经根的背侧支受刺激之故。此外，叩击双侧足跟亦可引起传导性疼痛。患者合并腰椎椎管狭窄症时棘间隙部亦可有明显压痛。

（5）腰部活动范围：根据是否为急性期、病程长短等因素不同，腰部活动范围的受限程度差别亦较大。轻者可近于正常人，急性发作期则腰部活动可完全受限，甚至拒绝测试腰部活动度。一般病例主要是腰椎前屈、旋转及侧向活动受限；合并腰椎椎管狭窄症者，后伸亦受影响。

（6）下肢肌力减弱及肌萎缩：视受损的神经根部位不同，其所支配的肌肉可出现肌力减弱及肌萎缩症。临床上对此组病例均应常规行大腿及小腿周径测量和各组肌肉肌力测试，并与健侧对比观察并记录，于治疗后再加以对比。

（7）感觉障碍：视受累脊神经根的部位不同而出现该神经支配区感觉异常。早期多表现为皮肤过敏，渐而出现麻木、刺痛及感觉减退。感觉完全消失者并不多见，因受累神经根以单节单侧为多，故感觉障碍范围较小；但如果马尾神经受累（中央型及中央旁型者），则感觉障碍范围较广泛。

（8）反射改变：亦为本病易发生的典型体征之一。L_4 脊神经受累时，可出现膝跳反射障碍，早期表现活跃，之后迅速变为反射减退。L_5 脊神经受损时对反射多无影响。第 1 骶神经受累时则跟腱反射障碍。反射改变对受累神经的定位意义较大。

（三）腰椎间盘突出症的预防

1. 加强锻炼，提高身体素质 加强锻炼、强身健体是预防椎间盘突出症的重要措施。通过锻炼可提高机体免疫力，使全身各个脏器系统功能增强，局部腰肌可摄取更多营养物质。同时通过锻炼亦可增加骨关节活动度，降低骨关节损伤概率。护理工作者在业余时间可多做健身运动，如健美操、广播体操等，并提倡多进行有氧运动锻炼，如慢跑、高低杠、单双杠等。活动前应做好准备工作，放松局部腰肌及身体各关节，活动时注意强度及幅度，避免在活动中损伤腰肌及椎间盘，诱发椎间盘突出症。

2. 保持正确的劳动姿势（图 2-9） 护理工作者在工作、生活中，注意保持正确的劳动姿势，可预防椎间盘突出症的发生。

（1）站立劳动姿势：髋、膝微曲，自然收腹，双侧臀肌向内侧收缩，使盆骨前旋，腰椎变直，腰骶角减小，脊柱支撑力增大，有利于减少身体重力对腰椎和腰骶关节的损伤。

（2）坐位劳动姿势：坐位时，调节好座椅高度，以膝关节自由屈伸、双足自由着地为宜。腰椎基部离座椅靠背不宜超过 5 cm，且座椅应能完全撑托住股部。若座椅太高，股后部肌肉受压，影响骨盆的松弛，使身躯不稳。若座椅过低，则增加髋关节的屈曲度，使骨盆前倾，易发生腰肌劳损。靠椅背部应与上腰椎贴近，保持脊柱伸直，可避免因过度屈曲引起腰部韧带

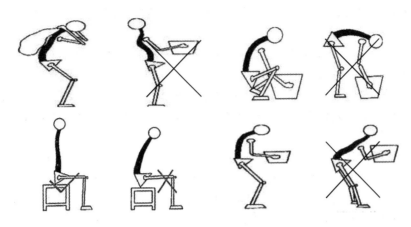

图 2-9 保持正确的劳动姿势

劳损。

（3）半弯腰劳动的姿势：临床护士执行基础护理操作，如口腔护理、皮肤护理时，常处于半弯腰劳动状态。此时，应保持下腰部伸直、两足分开与肩平行，使重力落在髋关节和两足处，降低腰部负荷。

（4）弯腰搬重物的姿势：护理工作者在弯腰搬运重物时，应先伸直腰部、再屈髋下蹲，后髋、膝关节用力，继之挺腰，将重物搬起。

（5）集体抬重物姿势：集体抬重物时，每位护士均要挺胸直腰，先屈髋下蹲后同时抬起重物，注意重心平稳，起身一致，统一指挥，步法协调。动作的不协调，会使重物的重量分布不均，容易造成个别护士受力过重，扭伤腰部。

（6）避免长时间维持同一劳动姿势：护理工作者应定期变换姿势，使疲劳腰肌得到休息，减轻脊柱负荷。对于曾患有椎间盘突出症现已缓解的护士，更应注意对椎间盘的保护，避免长期固定的劳动姿势增大腰部损伤的积累。同时活动时亦应采取适当方式，注意加强腰背肌及腹肌的锻炼。避免过于剧烈的活动，防止拉伤腰部肌肉，损伤椎间盘，引起椎间盘突出症的复发。

3. 加强腰部锻炼 护理工作者应注意加强腰部锻炼，尤其是腰背伸曲肌的锻炼。坚韧的腰肌可支撑脊柱，防止腰背部损伤。据报道，在 $0°\sim36°$ 范围内的伸展练习，对于提高背伸肌力最有效。腹肌及肋间肌的锻炼可增加腹腔内压和胸腔内压，有利于减轻脊柱压力。加强腰椎活动度的锻炼，可以放松腰肌，改善局部血液循环，并可预防和矫正椎间盘退变。

4. 正确使用劳动保护工具 护理工作者可通过佩戴腰围加强腰部的稳定性，保护腰肌及椎间盘。但腰围只应在劳动时使用，平时要解下，否则可导致腰肌萎缩，产生腰背痛。对于已患椎间盘突出症的护士在佩戴腰围时应注意遵循以下原则：在急性期疼痛加重时坚持佩戴，但于卧床休息时解下；虽然症状好转，但在天气寒冷、近期工作强度加大时，还应坚持佩戴腰围，起到预防作用，防止病情恶化。腰椎间盘突出的患者佩戴的腰围，一般选用皮质的或由人造革制成的，腰围的长度与患者腰围相符，正中要宽些，长约 20 cm，在腰围中间，也就是腰椎的后部，内置 4～6 块长 20 cm、宽 2 cm 的钢片或竹板垂直支撑。腰围两端也就是肋缘与髂前上棘之间及腹部位置，宽度 10～15 cm，可稍软。整个腰围外佩戴一条普通腰带加固，可使患者使用方便。这样既限制了活动度较大的运动，又不影响患者的适当活动。

5. 做好妊娠期和哺乳期的卫生保健 据报道，妇女在妊娠期和哺乳期由于内分泌的改变,下腰部和骨盆的肌肉、关节囊和韧带松弛,下腰椎负荷增大,椎间盘内压升高,稍有不慎即可发生腰椎间盘突出。护理工作者在妊娠期及哺乳期,应做好保健工作,避免过度劳累,以及从事较大强度的劳动。活动时采取适当姿势,尽量减少腰部负荷,如抱小孩、拿物品应尽量靠近自己的身体。亦可通过适度的腰部按摩,增加局部血液循环,减轻腰部负荷。对于工作强度较大的科室,如急诊室、ICU 等,可考虑将妊娠期护士暂时调离,减少较大强度的劳动对于腰部的刺激。妊娠后应将体重控制在标准范围内,因为过于肥胖会增加腰部肌肉及脊柱的负担,诱发椎间盘突出。

6. 避免温差刺激　冬夏季,病房室内外温差较大。护理工作者很容易受到较大温差的刺激。特别是冬季,室内外温差可达 20 ℃以上,较大的温差对局部腰肌、脊柱会产生较强刺激,影响局部组织新陈代谢,增大腰椎间盘突出症的发病率。对于曾患腰椎间盘突出症的护士,更应注意自我保护,防止复发。冬季,护士离开病房时,要注意自我保暖,降低温差刺激;夏季,室内温度不宜设置过低,最佳的室内外温差是 5 ℃左右,并避免空调冷空气直吹腰部,刺激腰肌。

7. 养成良好的生活、饮食习惯　护理工作者应建立良好的生活习惯,去除生活中的诱发因素,预防腰椎间盘突出症的发生。提倡卧硬板床休息,并注意床垫的厚度适宜,睡眠时,枕头高度以压缩后与自己拳头相当或略低为宜,翻身时尽量不扭转躯体,仰卧时,两膝间垫一小枕。晨起前,先活动腰部,避免迅速坐起损伤腰肌。从事家务劳动时,也应注意避免长时间弯腰,减少弯腰的次数。持重物不得超过 5 kg,高处取物时保持身体直立,严禁后仰。可适当改变家具设施减少腰部负荷,如抬高灶台、水池的高度等。

8. 补充各种营养素　临床护士在日常生活中,还应注意多食含钙、铁、锌的食物,如牛奶、菠菜、番茄、骨头汤等。亦应增加机体蛋白质的摄入量,因其是形成骨骼、肌肉、韧带不可缺少的成分之一。富含蛋白质的食物有猪肉、鸡肉、牛肉、肝、鱼、鸡蛋、豆制品等。B 族维生素是神经活动需要的营养素,可缓解疼痛,解除肌肉疲劳,亦要多食。粗粮、花生、芝麻等食品均含有丰富的 B 族维生素。维生素 C 是组成结缔组织以及椎间盘纤维环的主要成分之一,增加其摄入量,可延缓椎间盘的退变。富含维生素 C 的食物有红薯、马铃薯、青椒、油菜、芹菜、花菜、草莓、番茄、柠檬等。维生素 E 可扩张血管、促进血流,消除肌肉紧张,在一定程度上,亦能起到预防椎间盘突出的作用。花生米、芝麻、杏仁等均含有丰富的维生素 E。

9. 预防复发　曾经患腰椎间盘突出症的护士在日常工作中,应选择适合自己的功能锻炼,加强腰背肌的收缩力,预防复发。

三、腰肌劳损的职业危害与防护

(一)腰肌劳损的病因

(1)长期反复的过度腰部运动及过度负荷。护士如果习惯性工作姿势不良,可使腰部肌肉长期处于被牵拉状态,局部腰肌负荷过重。使腰肌长期处于高张力状态,久而久之可导致慢性腰肌劳损。另外,护士日常工作量较大、工作节奏较快,使损伤的腰肌得不到适当休息,易发生严重的腰背痛。

(2)急性腰扭伤后治疗不及时、处理方法不当。临床护士在日常工作中发生腰部软组织急性损伤,如治疗不当或反复损伤,腰部软组织得不到充分修复,产生纤维化,最终会导致慢性腰部疼痛。

(3)气温过低或湿度太大都可促发或加重腰肌劳损。手术室、消毒供应科等特殊科室护士,常需要处于潮湿的环境中。空气中的湿度过大,会刺激腰部肌肉。尤其是高年资的护士,更容易受潮湿环境的影响,造成腰肌不适。温差的变化也会刺激腰部肌肉,会使局部血液循环降低,引起腰肌劳损。

（二）腰肌劳损的临床表现

（1）腰部酸痛或胀痛,部分刺痛或灼痛。

（2）劳累时加重,休息时减轻;适当活动和经常改变体位时减轻,活动过度又加重。

（3）不能坚持弯腰工作。常被迫时时伸腰或以拳头击腰部以缓解疼痛。

（4）腰部有压痛点,多在骶棘肌处,髂骨脊后部、骶骨后骶棘肌止点处或腰椎横突处。

（5）腰部外形及活动多无异常,也无明显腰肌痉挛,少数患者腰部活动稍受限。

（三）腰肌劳损的预防

1. 纠正不良的工作姿势 在工作中,避免维持同一工作姿势太久。站立工作时,可尽量减少长期伸腰、弯腰等动作。工作期间适当活动颈椎、腰部、下肢,促进局部血液循环,降低腰肌的损伤。坐位工作时,调整好桌椅的高度,使机体处于舒适状态,充分放松腰部肌肉。并注意胸部与桌边缘应有一定距离,以一拳为宜,不可全身扑于桌面工作。此种姿势,会使腰肌长期处于被牵伸状态,同时亦会压迫胸椎,牵拉颈椎,引发各种疾病。工作中,临床护士可互相监督,协助彼此维持正确的工作姿势,降低腰肌劳损的发生率。同时,提倡护士在工作间歇期适当按摩腰部肌肉及腹肌,缓解腰肌紧张状态,促进局部代谢产物随血液循环排出体外,避免无菌性炎症的发生。

2. 加强身体锻炼 临床护理工作者在日常生活中,更应注意加强身体锻炼,增强体质,提高机体免疫力。护士可积极参加体育锻炼,诸如太极拳、五禽操、健美操等运动,这些传统的体育运动对于预防腰肌劳损、增强机体免疫力极为有利。建议每日活动至少 30 min,可有效提高身体素质。护理工作者应注意,日常强度较大的工作已使机体处于疲劳状态,各组织器官,特别是肌肉、关节等部位,常处于易损状态,因此在进行各种体育锻炼之前,一定要做好热身运动,防止在体育锻炼中拉伤肌肉。在活动中,应注意运动的方式及程度要适当,尽量避免剧烈运动,或可能会对腰肌造成损伤的活动。如选择瑜伽锻炼的护士应注意,该种运动方式长期坚持的确能提高机体免疫力、强身健体,但运动中,动作的伸拉程度要适宜,尽力即可,不可过于勉强,以免在运动中造成腰肌损伤。曾有腰疾的护士应避免进行瑜伽等体育锻炼、建议通过游泳增强体质。因为游泳不会造成腰肌局部负荷,但也要注意活动的强度不要太大,同时注意水温不可过低。

3. 加强腰肌锻炼 护理工作者应采取适当锻炼方式,加强腰背肌及脊椎间韧带的锻炼和保护,提高局部组织的抵抗力。临床护士在工作之余,可通过适当运动,如体操、转身操等,来锻炼腰肌,减轻腰肌紧张度,缓解腰肌疲劳。活动腰部肌肉时,应注意活动的幅度及强度要适宜,不可过于勉强,以免在活动中损伤腰肌。在日常生活中,也可通过做俯卧撑或仰卧起坐等运动,来增强腰肌及腹肌。此种运动方式,不需要特殊的辅助器材,长期坚持,可提高腰肌及腹肌的抵抗力,有效抵御外界各种有害因素对腰肌的侵袭。但对于年老护士或曾有腰疾的护士,该法不适宜。

4. 工作环境适宜 临床护士应注意保持工作环境的安全性,消除工作环境中容易造成机体损伤的因素,如地面保持清洁、干燥,选择合适的工作鞋和衣服等。治疗室应保持较大的空间,避免因空间狭小而造成护士扭伤或撞伤腰部。护理站物品摆放的位置和高度应适宜,便于护士拿取。

5. 保持正确的劳动姿态 同腰椎间盘突出的预防。

6. 避免温差刺激 同腰椎间盘突出的预防。

（四）腰肌劳损的治疗

（1）急性期制动,卧硬板床休息。

（2）适当功能锻炼:加强腰背肌锻炼,防止肌肉张力失调,如采取俯卧位,去枕,然后用力挺胸抬头,双手双脚向空中伸展;也可取仰卧位,去枕,头部用力向后顶床,做肩部抬起的动作。

（3）物理治疗:在医生指导下,选用适当的物理治疗也可以增强治疗效果。目前存在较多的理疗方式,包括中频电、超声波、红外线、激光等,其中中频电缓解血管痉挛,加速损伤组织的修复;红外线辐射的热作用有利于渗出吸收,有消肿、消炎的效果。

（4）药物治疗:主要为消炎止痛药、注射皮质类固醇及口服非甾体抗炎药(如芬必得、西乐葆等),局部外用肌松药及镇痛药等。非甾体抗炎药口服时容易发生胃溃疡,应饭后服用,且给予雷尼替丁保护胃黏膜。

（5）封闭疗法:有固定压痛点者,可用 0.5%～1% 普鲁卡因加醋酸强的松龙或醋酸氢化可的松作痛点封闭,效果良好。

（6）手术治疗:对各种非手术治疗无效的病例,可施行手术治疗。

四、下肢静脉曲张的职业危害和防护

（一）下肢静脉曲张的病因

1. 长久站立 临床护理工作者由于工作性质的原因,站立时间较久,导致下肢静脉血液回流受阻,静脉持久扩张,静脉壁压力持续增加,使静脉壁和瓣膜均遭受不同程度的损害。损伤积累到一定程度,即会导致瓣膜闭锁不全和静脉壁膨出,发生下肢静脉曲张。特别是工作年限较长的护士,大部分会有不同程度的下肢静脉损伤。

2. 下肢负重增加 临床护士日常工作的强度较大,下肢承受的负重亦较多。随着下肢承受负重的增加,下肢肌肉、血管所受损伤亦会增加。损伤积累会影响下肢肌肉的收缩性,亦会降低静脉血管的弹性,进而阻碍下肢静脉血液回流,增大下肢静脉血液淤积的程度。长时间的淤积,静脉压力持续增加,严重损伤瓣膜导致静脉曲张的发生。

3. 妊娠 临床护理工作者在妊娠期间较易发生下肢静脉曲张。由于妊娠期内分泌的改变,会使静脉扩张,瓣膜不能覆盖静脉。随着妊娠月份的增加,体重增加,血容量增多。进一步加重了下肢负荷和下肢静脉壁的压力。同时随着腹压的增加,下肢静脉血液回流受阻。诸多致病诱因的存在,增加了临床护士在妊娠期间发生下肢静脉曲张的危险性。

4. 深静脉血栓栓塞 患有深静脉血栓栓塞的护士更容易发生下肢静脉曲张。因深静脉血栓栓塞使较多血液积存于浅静脉,增加了浅静脉壁的负荷,该负荷超过一定限度,即会导致浅静脉膨出、曲张。

5. 腹压增加 腹压增加会阻碍下肢静脉血液回流,增加下肢静脉壁的压力。护理工作者若长期维持同一姿势工作,如值班护士长期坐位,会增加腹压,导致下肢静脉曲张的发生。患有慢性咳嗽等疾病的护士,腹压长期增加,外加下肢负荷过重,使其更易发生下肢静脉曲张。

6. 遗传因素 有阳性家族史的护士较易发生下肢静脉曲张。有关调查分析表明,下肢静脉曲张为单基因遗传。特殊体质,外加护理工作者工作环境中存在诸多诱发因素,提高了有阳性家族史的护士发生下肢静脉曲张的概率。

（二）下肢静脉曲张的临床表现

1. 患肢酸、胀痛 患者久站时,因静脉淤血,静脉压力增高常感觉患肢酸胀、疼痛,容易疲劳。但当患者平卧将患肢抬高时,酸胀感很快消失。

2. 患肢浅静脉曲张 浅静脉曲张常常发生于双侧下肢,部分患者也可发生于单侧下肢,浅静脉曲张部位可见静脉隆起、扩张、变曲,甚至迂曲或团块状,站立时更明显。

3. 肿胀 踝部、足背可出现轻微的水肿,严重者小腿下段亦可有轻度水肿。

（三）下肢静脉曲张的预防

护理工作者是下肢静脉曲张疾病的易发人群,一旦患病会给护理工作者带来很大的精神负担以及经济负担。因此,在日常工作和生活中,一定要积极做好预防工作,防止下肢静脉曲张的发生。

1. 避免长期站立,适当活动促进血液循环 临床护理工作者工作时长期处于站位,为了预防下肢静脉曲张的发生,在站立过程中,避免长时间保持同一姿势,适当、轻微的活动有助于促进下肢血液循环,减轻下肢静脉瓣膜承受的压力。站立时,可让双腿轮流支撑身体重量,并可适当做收起足跟动作,促进小腿肌肉收缩,减少静脉血液淤积。提倡在工作间歇期,做工作体操,如双腿上下摆动或夹蹬练习。并要充分活动踝关节,消除腓肠肌的疲劳,使其有效发挥"泵"作用,减轻浅静脉压力。

2. 防止腹腔内压长期升高 腹腔内压升高可以影响下肢静脉血液回流,引起下肢静脉内压升高,增加静脉瓣膜负担或使静脉瓣膜破坏。因此,护理工作者在日常工作和生活中,要做好自我保健工作,积极预防能够导致腹腔内压升高的慢性疾病,如慢性咳嗽、便秘等。早期发现、彻底治疗,防止病情迁延,诱发下肢静脉曲张。同时,护理工作者也要注意,久坐或长期维持同一姿势站立,也会导致腹腔内压升高。工作之余,应注意腹部及腰部的锻炼,适当变换身体姿势,降低腹腔内压。并常做深呼吸动作,减轻腹腔内压,促进骨盆血液回流,减轻腿部血液淤积。

3. 抬高下肢,促进下肢静脉血液回流 护理工作者在休息时应尽量抬高下肢,并配合自我按摩,促进下肢血液回流。睡觉时,可在小腿部垫小枕,使下肢抬高 $15°\sim20°$,减轻下肢肿胀及预防小腿溃疡的发生。

4. 穿弹力袜或捆绑弹力绷带 该法可以发挥小腿的肌肉"泵"作用,促进下肢血液回流,减轻或消除肢体沉重、疲劳感。护理工作者可在早晨上班前穿戴,睡觉前脱下。捆绑弹力绷带时,应先将腿足垫高,从踝部向上捆扎,松紧适宜。对于手术室的护士,更适合使用该法预防下肢静脉曲张的发生。尤其注意在穿戴弹力袜之前,应将双下肢抬高,减少下肢浅表静脉血,提高预防效果。

5. 预防外伤 护理工作者,还应注意保护下肢皮肤。长久站立工作,使下肢负重增加,局部血液循环不畅,使下肢血管、肌肉及皮肤营养不良。如若皮肤破损,极易感染皮下组织及血管,破坏血管正常结构,增加了发生下肢静脉曲张的危险性。

6. 注意锻炼,强身健体 护理工作者应经常参加体育锻炼,提高身体素质。适当的体育锻炼可以促进全身血液循环,使下肢静脉营养充足,增强静脉壁弹性,提高静脉回血功能,预防下肢静脉曲张的发生。游泳是防治静脉曲张的最佳运动方式,游泳时,机体压力得到减轻,而水的压力则有助于增强血管弹性。亦提倡每天坚持快速步行锻炼,每次 15 min,每天可步行 4~5 次。快速步行时,可充分锻炼腓肠肌,使其收缩加强,挤压静脉血液回流,减少血液淤积,并使血管壁的新陈代谢增强,有利于血管维持弹性,保持正常结构和功能。特别是对于患有先天性下肢静脉异常的护士更应通过加强身体锻炼来弥补先天不足,增强局部血管壁的弹性,以及下肢肌肉的收缩力,预防下肢静脉曲张的发生。

7. 注意妊娠期及哺乳期保健 护理工作者在妊娠期间,腹压增大,下肢静脉回流不畅,较平时更易发生下肢静脉曲张,因此,要注意采取适当措施促进下肢血液循环,降低静脉曲张的发生率。不宜久坐,可适当在室内或室外散步,并建议用热水擦揉下肢。并可用适当力度,自下而上按摩下肢,双腿交替,不得逆向按摩,持续按摩 10 min,每天 1~2 次。

8. 加强腿部运动 临床护理工作者在日常生活中,应注意加强腿部锻炼,尤其要注意锻炼小腿肌肉。因为小腿肌肉是个辅助血泵,帮助静脉把血液泵回心脏,可预防静脉曲张的发生。如已发生下肢静脉曲张,亦可通过增强肌肉收缩力,提高下肢静脉壁的弹性,减慢静脉曲张的发展。护理工作者可选择骑脚踏车、步行和游泳等方式来强化小腿肌肉。活动方式、方法及强度要适宜,根据个人自身情况选择。不提倡进行剧烈运动,如长距离快跑,这会增加下肢的负重,不能起到很好的锻炼腿部肌肉的作用。提倡每天坚持做仰卧屈腿、仰卧伸腿等简单动作,锻炼下肢肌肉。该法简单,不需要辅助器械,同时活动强度不大,一般不会导致下肢超负荷运动,长期坚持,会有明显效果。护理工作者也可定期做向心性按摩,减轻下肢肌肉的疲劳,促进血液回流。该法需要由专业的按摩师来实施。

9. 采用适当工作方法,降低下肢负荷 要正确地运用人体力学的原理来指导工作,搬运重物、移动物品以及拉动和移动重物或患者时,尽量用全身转动,避免用躯干转动,以免不均等的肌肉张力造成正常的重力线的改变。科学地收缩和放松肌肉。同时,医院的职能部门(如护理部),要开展全面的和互动的员工培训,如培训员工理解和熟悉有关患者提举和搬运的政策和制度,对新员工和实习员工均要进行轮训。做好搬运重物的培训教育,教会她们应用力学原理去完成工作,并学会主动休息,生活作息有规律,在夜班或较大工作量后应及时休息,而不应是感觉劳累后休息。并提倡护士重视自我保健意识的养成或不断提高。

10. 养成良好的生活和饮食习惯 护理工作者在日常生活中,应注意自我保护,养成良好的生活和饮食习惯,提高机体抵抗力,预防下肢静脉曲张的发生,如冬季注意保暖,避免冷水刺激下肢;上下班期间,注意膝部保暖等。多食芹菜等高纤维的蔬菜和水果,以降低血液黏稠度。亦提倡多食具有清热利湿、活血化瘀功效的清淡食品,如丝瓜、苦瓜、冬瓜、黄瓜、番茄、白菜、白萝卜、鸭肉、鹅肉等。

11. 增强血管张力 临床护理工作者可通过坚持做血管保健操增强血管张力,降低下肢静脉曲张发生的概率。如已发生静脉曲张病变,亦可通过锻炼,改善病理过程,延缓静脉曲张的发展。

12. 定期体检 临床护士应注意定期体检,以及早发现病症,早期治疗。对于已发生下肢静脉曲张的护士,更应注意定期检查,及早采取防护措施,防止病情迅速发展及并发症的发生。

五、运动损伤案例分析

(一)护士运动损伤案例

高年资护士小陈,长期担任办公班护士。一直在电脑旁做医嘱录入等工作,由于工作强度大该护士常常连续工作 4 h 以上不得休息,近 2 周来该护士自觉腰背酸痛,直不起腰来,CT 检查发现腰椎间盘突出。

问题:

(1)该护士为什么会出现腰背酸痛?

(2)腰背酸痛常见病因有哪些?

(3)如果你是该护士,你知道该怎么做吗?

（二）分析提示

慢性运动损伤是护理工作中常见的职业危害,对护士工作、学习、生活均有影响,因其发病普遍及病情进展缓慢而常常被护理工作者忽视。护理运动损伤除与护理工作强度大有关外,也跟部分护士认识不足、重视度不够及自身身体条件较差有关。科学规范的操作可大大减轻护理运动损伤带来的危害。

本章重点提示

1. 锐器伤的发生原因、危害。
2. 护士锐器伤的防护措施与紧急处理措施。
3. 电离辐射的来源、对人体的危害。
4. 护士电离辐射的防护措施与伤害后的应急处理措施。
5. 噪声损伤对人体的危害、易感环节。
6. 护士噪声损伤危害的防护原则与措施。
7. 电灼伤对人体的危害与应急处理措施。
8. 常见运动损伤种类及病理演变过程。
9. 运动损伤的防护原则与措施。

能力检测

A1 型题

1. 锐器伤是最常见的职业伤害,它有传播（　　）的可能性。

A. 乙型脑炎　　　　　B. 乙型肝炎　　　　　C. 鲍曼不动杆菌

D. SARS　　　　　E. 肺结核

2. 利器盒的盛放最多达到容量的（　　）。

A. 1/2　　B. 1/4　　C. 3/4　　D. 2/3　　E. 1/3

3. 发生针刺伤后应如何处理伤口?（　　）

A. 从近心端向远心端挤压伤口外周　　　　B. 从远心端向近心端挤压伤口外周

C. 直接按压受伤部位　　　　D. 用嘴巴吸出伤口处血液

E. 无须处理

4. 疑似乙肝感染针刺伤,回访时间为（　　）。

A. 0 个月、1 个月、6 个月　　　　B. 0 个月、3 个月、6 个月

C. 1 个月、3 个月、6 个月　　　　D. 1 个月、3 个月、1 年

E. 1 个月、6 个月、1 年

5. 外照射急性放射病骨髓型吸收的剂量达到（　　）。

A. 1～10 Gy　　　　　　　　B. 10～25 Gy　　　　　　　　C. 25～50 Gy

D. ＞50 Gy　　　　　　　　E. 以上都不正确

6. 电离辐射对机体的伤害主要是损伤了（　　）。

A. 神经系统　　　　　　　　B. 线粒体　　　　　　　　　　C. 结缔组织

D. 细胞　　　　　　　　　　E. 软组织

7. 影响电离辐射危害最主要的因素是（　　）。

A. 辐射的物理特性　　　　　B. 剂量和剂量率　　　　　　　C. 照射深度

D. 机体因素　　　　　　　　E. 照射宽度

8. 急性放射性皮肤损伤的临床表现分期有（　　）。

A. 初期反应、潜伏期、极期、恢复期　　　　　　B. 潜伏期、极期、恢复期

C. 初期反应、极期、恢复期　　　　　　　　　　D. 潜伏期、恢复期、治愈期

E. 初期反应、恢复期、治愈期

9. 辐射防护基本方法有（　　）。

A. 时间防护、距离防护、剂量防护　　　　　　　B. 时间防护、距离防护、物理防护

C. 屏蔽防护、剂量防护、物理防护　　　　　　　D. 时间防护、距离防护、剂量防护

E. 时间防护、距离防护、屏蔽防护

10. 环境噪声超过（　　）dB 将影响睡眠和休息。

A. 80　　　　B. 60　　　　C. 70　　　　D. 40　　　　E. 50

11. （　　）dB 的声音就会让人感觉到很吵闹，神经细胞将会受到破坏。

A. 20～30　　　　　　　　　B. 40～50　　　　　　　　　　C. 60～70

D. 80～90　　　　　　　　　E. ＞100

12. 防止噪声危害的根本措施是（　　）。

A. 加强个体防护　　　　　　　　　　　　B. 控制噪声传播

C. 合理规划与设计　　　　　　　　　　　D. 控制和消除噪声源

E. 护士做到"四轻"，即说话轻、走路轻、操作轻、关门轻

13. 下列哪项不是控制噪声传播和反射的技术措施？（　　）

A. 吸声　　　　B. 消声　　　　C. 隔声　　　　D. 阻声　　　　E. 散声

14. 发生电灼伤应急处理不正确的是（　　）。

A. 立即脱离电源　　　　　　B. 用湿木棒移开线路　　　　　C. 立即关闭电闸

D. 如呼吸、心跳已停止，应行人工呼吸和胸外心脏按压等复苏措施

E. 复苏后还应注意心电监护

15. （　　）电灼伤的创面可有水疱，水疱底部呈红斑状或发白伴有纤维蛋白渗出，创面底部触觉敏感，轻压变白。

A. Ⅰ度　　　　B. Ⅱ度　　　　C. Ⅲ度　　　　D. Ⅳ度　　　　E. 大面积

16. 创面的应急处理错误的是（　　）。

A. 保持伤口的清洁　　　　　　　　　　　B. 应该给予尽早热疗

C. 除去燃烧后或浸满热液的衣物　　　　　D. 防止伤口感染

E. 妥善地转送医院

17. 腰椎间盘突出症的突出物是（　　）。

A. 脊髓　　　　B. 韧带　　　　C. 纤维环　　　D. 髓核　　　　E. 椎骨

18. 下列哪项不是椎间盘突出症的基本原因？（　　）

A. 椎间盘退变　　　　　　　B. 遗传因素　　　　　　　C. 精神因素

D. 温差刺激　　　　　　　　E. 妊娠

19. 腰肌劳损的临床表现不包括（　　）。

A. 腰部酸痛或胀痛　　　　　B. 休息时加重　　　　　　C. 腰部有压痛点

D. 常被迫以拳头击腰部以缓解疼痛　　　　　　　　　　E. 活动过度又加重

A2 型题

1. 王护士在手术室工作 3 年，平时经常协助医生搬运手术患者，近 1 个月王护士常常感到腰背部酸痛，按压腰椎两侧有酸痛感，无发热、下肢疼痛，无下肢麻木，化验血指标及尿常规均正常，王护士最可能的诊断是（　　）。

A. 腰椎间盘突出　　　　　　B. 椎管狭窄　　　　　　　C. 骨质疏松

D. 腰肌劳损　　　　　　　　E. 强直性脊柱炎

第二章能力检测答案

扫码看课件

第三章 化学性职业危害与防护

　　医院是一个特殊的工作环境，各种对人体有潜在危害的化学因素随处可见。护士在日常工作中常接触到各种化疗药物、化学消毒剂、固定剂等，如含氯消毒剂、过氧乙酸、戊二醛等，可以通过呼吸道和皮肤的接触对人体造成伤害。因此，护士必须学会如何识别危险因素，做好自身防护，从而将化学性职业危害程度降至最低。

第一节　化学治疗的职业危害与防护

 案例 3-1

　　某肿瘤科护士，在长期配制化疗药物过程中未给予足够的重视，未穿隔离衣、戴手套依照化疗药物配制程序进行配药，仅戴外科口罩，按照普通药物配制要求进行操作。后因长期严重脱发,该护士至门诊就诊,进行了一系列检查,发现其白细胞计数偏低,骨髓造血功能受到影响。

问题:

1. 该护士为什么会发生严重脱发?

2. 该护士在配制化疗药物的过程中采取的保护措施正确吗?

3. 如果你是该护士,你知道该怎么做吗?

一、化学治疗概述

据统计,全世界近几十年来筛选过的化学治疗药物(化疗药物)多达 50 万种,现阶段所使用的针对肿瘤组织的化疗药物多为细胞毒性制剂,对正常组织也具有抑制作用,因此,不但使化疗患者出现毒性反应,同时对于经常接触化疗药物的护理人员也会带来一定的潜在危害。

(一) 化学治疗的概念

广义的化学治疗(化疗)是指用化学药物抑制或杀灭寄生在人体内的病原微生物、寄生虫及肿瘤细胞,以消除或缓解由它们所致疾病的治疗方法。

狭义的化学治疗简称化疗(chemotherapy),是利用化学药物阻止癌细胞的增殖、浸润、转移,直至最终杀灭癌细胞的一种治疗方式。

本书主要针对狭义的化学治疗所产生的护士职业危害及防护措施进行阐述。

(二) 化学治疗的起源与应用现状

在第一次世界大战后,人们发现芥子气可以杀死一般的白细胞,就认为芥子气也可以杀死导致白血病的变异白细胞。于是,芥子气就作为杀死变异白细胞及其他癌细胞的"良药"。人们发现这些经过化疗的患者会出现与那些在芥子气中幸存的士兵非常相似的症状,自此以后,科学家们一直在寻找能杀伤肿瘤细胞、不对人体造成严重伤害的化学物质。

对化学治疗药物进行系统的科学研究始于 20 世纪 40 年代,美国耶鲁大学发现氮芥能治疗恶性淋巴瘤,增强了用药物治疗肿瘤的信心,逐步展开了抗癌药的实验模型和筛选方法,来寻找新药的研究。20 世纪 50 年代从合成化合物及植物、动物、微生物产物等方面进行大量筛选,找到了有抗癌活性的物质达数十种,60 年代已累积了丰富的资料,研发出 20 多种有效的抗癌药物,对 7～8 种恶性肿瘤取得良好的治疗效果,并出现了癌细胞动力学、抗肿瘤药物药理学、肿瘤化学治疗学等新的分支学科。

化疗药物不断发展,在肿瘤治疗中发挥越来越重要的作用。我国化疗起步较晚,但近年来发展迅速,目前,我国化学药物治疗在临床上得到了广泛的应用,有些肿瘤(如绒毛膜癌)对化疗十分敏感,单纯化疗可达到治愈的目的,因此化疗的使用日益增多。

(三) 化学治疗的原理

化疗治疗癌症的原理是利用不同的细胞对于化疗药物敏感性的不同进行的。增殖旺盛的细胞对于化疗的敏感性高于增殖缓慢的细胞,幼稚细胞对化疗的敏感性高于成熟细胞。癌细胞是身体的增殖旺盛细胞,而且含有幼稚细胞很多,而身体的其他细胞则多数是成熟细胞。因此癌细胞是身体内的化疗敏感组织,也就是说化疗药物对这些细胞的作用最大。药物进入血液经血流到达人体大多数组织。药物可杀灭特定的细胞,尤其是快速增殖的细胞。这意味着肿瘤细胞受化疗药物影响较大,但人体一些正常细胞也会受到不同程度的损伤。化疗对正常人体组织的影响是暂时的,由于存在修复和愈合的正常过程,停药后可快速恢复。肿瘤细胞的恢复是缓慢的且比正常细胞更困难。在下一次化疗开始时,人体正常细胞已恢复而肿瘤细胞还没有恢复,因此更多的肿瘤细胞经进一步治疗被杀灭。如果治疗能最终杀灭所有肿瘤细胞,癌症就被治愈了。

二、化学治疗药物对护士的潜在危害

多数抗癌药为细胞毒制剂,抗癌作用属非选择性,在破坏患者异常细胞的同时,也破坏人体的正常细胞。所以化疗药物具有毒性、致畸性、致突变性和致癌性。护理人员在不断接触的过程中,可导致白细胞异常,免疫力下降,同时,流产、早产、畸胎的发生率比普通人群高。

(一)破坏人体免疫系统

由于化疗药物识别性差,在杀伤或抑制癌细胞的同时,也会对正常组织器官造成损害,破坏人体的免疫系统。抗癌药物本身也是致癌物质,长期接触抗癌药物,会影响机体的造血系统,诱导正常细胞恶性分化,若护士在配药和给药过程中与化疗药物频繁接触,会导致化疗药物在体内蓄积而产生安全隐患,可能使护士的淋巴细胞染色体突变,姐妹染色体交换频率增大,DNA断裂增多,免疫系统受损。另外,化疗药物对细胞增殖活跃的消化道黏膜造成严重损伤,由此可发生炎症、溃疡及消化能力下降,黏膜屏障功能失调,免疫功能损伤加剧,出现腹泻等消化道症状,若未及时正确治疗,则会导致病情恶化,进而危及生命。

(二)骨髓抑制

骨髓细胞对化疗药物很敏感,特别是卡莫司汀、阿霉素、环磷酰胺、铂类药物等均有不同程度的骨髓抑制作用。骨髓抑制的主要表现为白细胞计数下降,血小板减少,中性粒细胞凋亡率升高。据统计,长期接触化疗药物的护士,有42%出现外周血细胞下降,有33%出现外周血血小板下降,同时血中的粒细胞和单核细胞凋亡率明显高于无化疗药物接触者。

(三)对生殖系统的影响

对女性护士而言,环磷酰胺、长春碱等药物均可引起原发性卵巢功能衰竭和闭经,在长期接触化疗药物的护士中,月经周期和经期异常者达80%,孕前和孕期接触化疗药物对胚胎和胎儿的生长发育会产生不良影响,可导致孕期流产和胎儿先天畸形。对男护士而言,长期接触化疗药物,可能出现睾丸萎缩、精子减少,导致生殖能力降低。

(四)对皮肤有毒害作用

化疗药物可使患者的皮肤出现充血、皮疹、干燥、红斑、色素沉着以及浅表的溃疡等症状,严重时可导致糙皮病或剥脱性皮炎等。

(五)脱发

脱发是化疗药物对皮肤的毒性反应,常见于蒽环类、紫杉类、鬼臼类及烷化剂等,长期接触化疗药物容易导致脱发。可引起脱发的化疗药物作用靶标是包括肿瘤细胞在内的迅速分裂的细胞,而人体的毛囊细胞总是在不停地分裂。由于化疗药物不能区分肿瘤细胞和正常的增生细胞,在配制化疗药物及处理废弃物时,有相当数量的药物及废弃物会污染空气并可能被操作者吸入,因而长期接触可出现脱发。随着接触药物种类和剂量的增加,脱发更加明显。

三、化学治疗药物职业危害的易发环节

化疗药物可通过皮肤接触、呼吸道吸入和经口吞食进入护理人员体内,也可以通过胎盘转运,造成胚胎和胎儿宫内接触,甚至从患者排泄物中排出的药物也可能因为处理不当而损害护士健康,化学治疗药物职业危害的易发环节如下。

(一)配制药液

护士配制化疗药物若是在普通的治疗室进行,不符合职业卫生防护要求,护士在进行化疗药物配制时,未能按照化疗药物配制操作规程执行,可能会造成药物包装破损或导致化疗药物外漏与挥发,形成肉眼看不见的含有毒性微粒的气溶胶或气雾,通过皮肤、呼吸道、消化道进入护士体内。

(二)输注化疗药物

护士在为患者执行化疗药物输注等临床操作时,除戴口罩外通常不会采取其他任何防护措施,这样会导致不慎将药液溅在皮肤上或眼内。注射器内多余的药液被挤出,用过的安瓿或瓶盖(通常剩有药液)投入垃圾中,都可能导致药液散发到空气中。未将化疗药液放在专用的塑料袋内集中封闭处理,也会使药液污染环境而被吸收。

(三)处理患者分泌物、排泄物

代谢产物从肠道内排出大约在化疗后的 7 天,如不注意防护,患者的排泄物、呕吐物、体液、分泌物也很容易暴露造成被动吸收。护士在接触患者排泄物时要用带有盖子的器具盛装,在有可能接触化疗患者体液、分泌物时应戴手套。化疗后的患者使用的器具用过后要反复冲洗,不得在病房停留时间过长。

四、化学治疗危害的防护措施

(一)接触化疗药物的安全防护原则及措施

(1)化疗药物的安全防护必须遵循两个原则:①医院工作人员尽量减少不必要的与化疗药物的接触;②尽量减少化疗药物对环境的污染。

(2)加强专业人员职业安全教育,使专业人员全面掌握并规范化疗防护操作程序,增强防护意识。

(3)设立化疗药物备药操作室,操作室内应备有生物安全柜(图 3-1),在生物安全柜内备药可防止含有药物微粒的气溶胶或气雾对操作者的危害。此外,还应配备一次性口罩、帽子、一次性防渗漏隔离衣(图 3-2)、聚氯乙烯手套(图 3-3)、乳胶手套(图 3-4)、防护垫、污物专用袋及封闭式污物桶。

(4)改善医疗器具,完善防护设施,采用适宜的制剂及包装。提倡使用无排气管的软包装输液袋(图 3-5),防止有毒气体排至空气中。

(5)药物处理中心化。采用集中式管理,由经过培训的专业人员在防护设备齐全的化疗药物备药操作室负责所有化疗药物的配制及供应,有利于废弃物的集中处理,以使污染缩小到最小范围。

(6)从事化疗操作专业人员在妊娠及哺乳期避免直接接触化疗药物。对专业人员定期进行体检。

(7)加强化疗废弃物的管理,化疗药物废弃物必须与其他药物分开放置,并密闭存放在

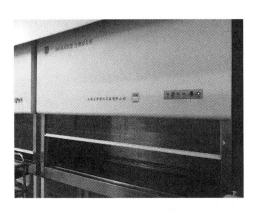

图 3-1　生物安全柜

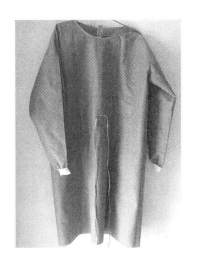

图 3-2　一次性防渗漏隔离衣

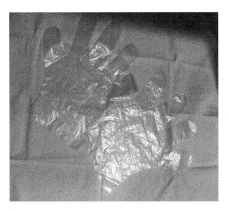

图 3-3　聚氯乙烯手套

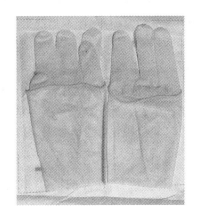

图 3-4　乳胶手套

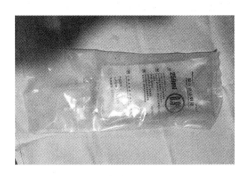

图 3-5　软包装输液袋

有特殊标记的特制的防渗漏的污物袋中,统一焚烧处理,以达到细胞毒性药物的灭活及废弃物处理中心化。

（二）化疗药物的配药操作规程

1. 接触化疗药物的人员要求

（1）执行化疗的医务人员必须经过化疗专业培训,培训内容包括化疗的基础知识、化疗的副作用及预防处理、化疗潜在的职业危害和防护措施。

（2）化疗护士应注意锻炼身体，对经常接触化疗药物的护理人员应建立健康档案，定期进行健康检查。

（3）护理人员在妊娠及哺乳期应避免直接接触抗肿瘤药物，处于妊娠及哺乳期的护理人员应及时调离化疗科室或安排非化疗性质的护理工作。

（4）密切接触抗肿瘤药物的护理人员应定期轮转科室（岗位），以减少抗肿瘤药物对其身体的危害。

2. 化疗药物配制的操作流程

（1）保持洁净的配药环境，操作前消毒操作间空气。

（2）配药前洗手，戴一次性口罩、帽子、面罩，穿隔离衣，戴双层手套，即在聚氯乙烯手套外戴一副乳胶手套，一旦手套破裂立即更换。

（3）操作台面覆盖一次性防渗透性防护垫，以防因操作不慎将药液溢洒台面时便于清洁，减少污染。一旦污染或备药完毕应立即更换一次性防渗透性防护垫。

（4）割锯安瓿前应轻弹其颈部，使附着的药粉降至瓶底。打开安瓿时应垫以纱布，以防划破手套。

（5）瓶装药液稀释及抽取药液时，应插入双针头，以降低瓶内压力防止针栓脱出针头。并且要求抽取药液后，在瓶内进行排气和排液后再拔针，不使药液排于空气中。使用"锁头"注射器、保护器等保护用品和针腔较大的针头，以防注射器内压力过大，使药液外溢。

（6）抽取药液可选用一次性注射器，并应注意抽出药液以不超过注射器容量的 3/4 为宜。抽取药液后放于垫有聚氯乙烯薄膜的无菌盘内备用。

（7）在完成全部药物配备后，需用 75％乙醇溶液擦拭操作柜内部和操作台面。

（8）备药后所用一切污染物应放于污物专用袋集中封闭处理。操作完毕脱去手套后用肥皂及流动水彻底洗手，有条件者可以淋浴，减轻其毒性作用。

（9）如果药液溢到桌面或地面上，应用纱布吸附药液；若为药粉则利用湿纱布擦拭，以防药物粉尘飞扬，污染空气。并将污染纱布置于专用袋中封闭处理。

（10）操作规程中如不慎将药液溅到皮肤上或眼睛内，立即用大量清水或生理盐水反复冲洗。

3. 使用生物安全柜

（1）生物安全柜有一种特制的垂直流装置和 HEPA 过滤网，特有的负压操作环境可防止有毒气体的逸出，没有气体的再循环过程，更有效地保护操作者。因此，使用操作柜配制化疗药物，可以避免那些含有药物微粒的气溶胶或气雾对操作者的损害，使之达到安全处理化疗药物的防护要求。

（2）生物安全柜的防护作用：①保护操作者及环境在备药和处理医疗废物时不受药物微粒气溶胶或气雾的污染。②保护备药环境无微粒物质（包括生物的），防止药物被污染。③保护维修人员在常规检查、更换附件或修理污染容器时的安全。

（3）生物安全柜使用操作流程：

① 用物准备：防护装置（一次性防吸入口罩、防护性布口罩、防护帽、防护目镜、防护衣）、手套（一次性聚氯乙烯手套、乳胶手套）、无菌纱布、皮肤消毒剂、75％乙醇溶液、砂轮、弯盘、一次性注射器、药物、笔、输液标签、一次性塑料袋、抗肿瘤药物外溢处理箱。

② 评估环境、用物及自身准备。

③ 核对输液标签、药物及溶剂。

④ 配药(图 3-6):

a. 用于静脉输注的药物配制前,核对输液标签上的批次、病室、姓名、住院号、床号、药名、剂量、时间,查对药物、溶剂及注射器,查对无误,放入一次性防渗透无菌巾铺成的无菌台面中备用。

b. 在割锯安瓿前应轻弹其颈部,使附着的药液降至瓶底,安瓿锯痕后用 75% 乙醇溶液消毒去屑,掰开安瓿时用纱布围裹颈部(避免药液、玻璃片等飞溅,防止划破手套)。

c. 粉剂药物溶解时,溶剂沿瓶壁缓慢注入瓶底,瓶装药液稀释后立即抽出瓶内气体(以防瓶内压力过高药液从针眼处溢出),采用负压技术抽取药液。

⑤ 操作完毕脱去手套,用肥皂及流动水洗手,采用"七步洗手法"彻底洗手并进行沐浴。

⑥ 配药后:

a. 配药过程中所用一切废弃物统一放于污物专用袋中集中封闭处理。废弃安瓿与瓶装药及配药注射器用后放贴有"化疗药物,小心弃置"标签的塑料袋中密封,全部丢弃入黄色医疗垃圾桶及时送出仓,集中处理。

b. 操作台面用 75% 乙醇溶液擦拭。

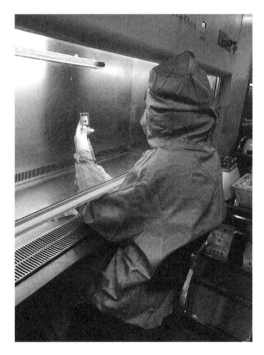

知识拓展二

图 3-6　化疗药物配制

4. 执行化疗药物操作的防护措施

(1) 静脉给药时护士应做好个人防护并戴手套。

(2) 静脉滴注药液时,最好采用密闭式静脉输液法,注射溶液以塑料袋包装为宜,以防止操作时药液溢出危害工作人员和污染空气,并且利于液体输入后污染物品处理。

(3) 静脉给药时,若需从茂菲滴管加入药物,必须先用无菌棉球围在滴管开口处再行加药。其速度不宜过快,以防药液从管口溢出。使用后注射器及针头应完整处理放入专用容器中,以免拔下针头后药液洒漏造成污染。操作完毕,脱掉手套,用肥皂和流动水彻底洗手。

(4) 严格管理医疗废物:①污染安瓿与药瓶应放在专用袋中封闭,以防污染室内空气。

②注射器、输液器、针头等均为一次性使用,用后分别放在专用袋或容器中密闭处理,并标明警示标志。③所有污物包括用过的防护服、帽等需经 1000 ℃高温焚烧处理。在处理患者化疗后尿液、粪便、呕吐物或分泌物时必须戴手套,以免沾染皮肤。水池、马桶用后反复用水冲洗。医院内必须设有污水处理装置。

五、化学治疗药物污染后的应急处理

(一)操作者不慎接触化疗药物的处理方法

(1)操作者立即脱去手套,用大量清水冲洗双手。

(2)眼睛内溅入化疗药物后,用大量清水或生理盐水持续冲洗 5 min。

(二)处理患者排泄物的防护规程

(1)操作人员应戴手套和穿工作服。

(2)当预计有可能发生液体溅出或溢出时,应使用护目镜。

(3)手套被污染后应立即丢弃。

(4)工作服被污染后应立即丢弃。

(5)冲刷患者的排泄物后应反复用水冲洗,至少 2 次;若需取尿液,应置于有盖的集尿瓶中。

(6)医院内必须设有污水处理装置。

(三)化疗药物溢出的防护规程

1. 小量溢出的处理

(1)小量溢出:小量溢出是指在生物安全柜以外体积小于 5 mL 或剂量小于或等于 5 mg 的溢出。

(2)正确评估暴露:正确评估在有溢出物环境中的每一个人,如果其皮肤或衣服直接接触到药物,必须立即用肥皂和清水清洗被污染的皮肤。

(3)处理溢出药物的具体方法:①穿好制服,戴两副无粉末的乳胶手套,戴上面罩;②如果溢出药物会产生气化,则需要戴上呼吸器;③溢出的药物用吸收性的抹布吸取和擦去,固体药物应用湿的吸收性抹布擦拭;④用小铲子将玻璃片收拾起来并放入防刺破的容器中;⑤防刺破的容器、抹布、吸收垫子和其他被污染的物品都放置于细胞毒性药物专用垃圾袋内;⑥药物溢出的地方应用清洁剂反复清洗 3 遍,再用清水清洗;⑦将放置细胞毒性药物污染物的垃圾袋封口,再放入另一个放置细胞毒性废物的垃圾袋中,所有参加清除溢出物的员工的防护服应丢弃在外层的垃圾袋中;⑧外面的垃圾袋也应封口并放置于细胞毒性废物专用一次性防刺容器中;⑨记录相关信息,包括药物名称、溢出量、溢出发生的原因、处理过程、参加处理的人员名单并告知相关人员注意药物溢出等。

2. 大量溢出的处理

(1)大量溢出:大量溢出是指在生物安全柜以外,体积大于 5 mL 或剂量大于 5 mg 的溢出。

(2)如果溢出的细胞毒性药物会产生气雾或出现气化现象,必须佩戴呼吸器处理。

(3)轻轻地将吸收药物的抹布或垫子覆盖在溢出的药物上,直至完全吸收干净。

(4)大量细胞毒性药物的溢出必须由经过培训的人员清除。清除时注意以下几点:①必须穿戴好个人防护用品,包括里层的乳胶手套、鞋套、外层操作手套、面罩、眼罩或者防溅眼镜;②轻轻地将浸湿的垫子或湿毛巾覆盖在粉状药物上,防止药物弥散到空气中,应将其完全清除干净;③将所有被污染的物品放入细胞毒性物品专用垃圾袋中密封;④药物完全去除后,用清水冲洗被污染的地方,再用清洁剂清洗 3 遍,清洗范围从小到大进行,清洁剂用清水冲洗干净;⑤用于清洁的物品放置于细胞毒性药物专用垃圾袋中密封;⑥将放置细胞毒性药物污染物的垃圾袋封口,再放入另一个放置细胞毒性废物的垃圾袋中,所有参加清除溢出物的员工的防护服应丢置在外层的垃圾袋中;⑦外层的垃圾袋也应封口并放置于细胞毒性废物专用一次性防刺容器中;⑧记录相关信息,包括药物名称、溢出量、溢出发生的原因、处理过程、参加处理的人员名单并告知相关人员注意药物溢出。

六、化学治疗危害的案例分析

(一)护士化疗药物职业危害的案例

某肿瘤科护士,在长期配制化疗药物过程中未给予足够的重视,未穿隔离衣、戴手套依照化疗药物配制程序进行配药,仅戴外科口罩,按照普通药物配制要求进行操作。后因长期严重脱发,该护士至门诊就诊,进行了一系列检查,发现其白细胞计数偏低,骨髓造血功能受到影响。

问题:

(1)该护士为什么会发生严重脱发?

(2)该护士在配制化疗药物的过程中采取的保护措施正确吗?

(3)如果你是该护士,你知道该怎么做吗?

(二)分析提示

化疗药物在杀伤癌细胞的同时,也损害造血系统和胃肠道系统,有些药物还对心脏、肝脏有明显的毒性,化疗药物最常损害的部位有胃肠道、口腔、骨髓、毛发、皮肤、生殖系统等。化疗药物进入护士体内的途径包括呼吸道吸入、食道误食以及皮肤接触,护士长期少量接触化疗药物会对自身造成伤害。

在配制化疗药物时要注意做到"穿、戴、洗":穿低渗透性隔离衣;戴覆盖全部头发的帽子、10 层纱布外加一层一次性的口罩、护目镜、双层手套(先戴聚氯乙烯手套,再戴乳胶手套);操作完毕后操作者应先用清水冲洗双手,再用肥皂水搓洗,最后用清水清洗。

第二节　化学消毒剂的职业危害与防护

 案例 3-2

某医院手术室护士在对物品进行环氧乙烷消毒灭菌的过程中,发生突发性的头晕、恶心、乏力后意识丧失,经抢救后才恢复清醒,送急诊室,经诊断并排除其他疾病后,确定为环氧乙烷急性中毒。

问题:

1. 该护士为什么会发生这种状况?

2. 该护士在进行消毒灭菌的过程中应采取保护措施吗?

3. 如果你是该护士,你知道该怎么做吗?

消毒与灭菌手段是医院感染主要防控措施之一。化学消毒灭菌法是使用化学药物抑制微生物的生长、繁殖或杀灭微生物的方法,化学消毒及化学消毒剂的使用是医院消毒灭菌工作中主要组成部分。护士作为消毒剂的经常使用者,在日常护理工作中经常接触到的化学消毒剂(如甲醛、含氯消毒剂、过氧乙酸、戊二醛等),可通过皮肤、眼及呼吸道等途径对护士造成不同程度的职业损伤,为保护医院护理人员自身职业健康,在使用化学消毒剂的过程中必须加强护理人员的主动防护。

一、化学消毒剂的分类

消毒剂是指用于杀灭传播媒介上病原微生物,使其达到无害化要求,将病原微生物消灭于人体之外,切断传染病的传播途径,达到控制传染病目的的化学物质。

(一)按照消毒剂的杀菌能力分类

按照消毒剂的杀菌能力化学消毒剂可分为灭菌剂、高效消毒剂、中效消毒剂、低效消毒剂。

(1)灭菌剂:可杀灭一切微生物使其达到灭菌要求的制剂,包括甲醛、戊二醛、环氧乙烷、过氧乙酸、过氧化氢、二氧化氯等。

(2)高效消毒剂:可杀灭一切细菌繁殖体(包括分枝杆菌)、病毒、真菌及其孢子等,对细菌芽孢也有一定杀灭作用,达到高效消毒要求的制剂,包括含氯消毒剂、臭氧、甲基乙内酰脲类化合物、双链季铵盐等。

(3)中效消毒剂:仅可杀灭分枝杆菌、真菌、病毒及细菌繁殖体等微生物,达到消毒要求的制剂,包括含碘消毒剂、醇类消毒剂、酚类消毒剂等。

(4)低效消毒剂:仅可杀灭细菌繁殖体和亲脂病毒,达到消毒要求的制剂,包括苯扎溴铵等季铵盐类消毒剂、氯己定(洗必泰)等双胍类消毒剂,汞、银、铜等金属离子类消毒剂及中草药消毒剂。

(二)按照消毒剂的化学特征分类

最常用的化学消毒剂按其化学性质不同可分为八大类,它们的杀菌机理和特点如下。

(1)含氯消毒剂:溶于水产生具有杀微生物活性的次氯酸的消毒剂,其杀微生物有效成分常以有效氯表示。次氯酸分子量小,易扩散到细菌表面并穿透细胞膜进入菌体内,使菌体蛋白氧化导致细菌死亡。含氯消毒剂可杀灭各种微生物,包括细菌繁殖体、病毒、真菌、结核杆菌和抗力最强的细菌芽孢。这类消毒剂包括无机氯化合物(如次氯酸钠、次氯酸钙、氯化磷酸三钠)、有机氯化合物(如二氯异氰尿酸钠、三氯异氰尿酸、氯铵 T 等)。无机氯性质不稳定,易受光、热和潮湿的影响,丧失其有效成分,有机氯则相对稳定,但是溶于水之后均不稳定。

(2)过氧化物类消毒剂:由于此类消毒剂具有强氧化能力,各种微生物对其十分敏感,可将所有微生物杀灭。这类消毒剂包括过氧化氢、过氧乙酸、二氧化氯和臭氧等。它们的优点是消毒后在物品上不留残余毒性,但是,由于化学性质不稳定需现用现配,使用不方便,且因其氧化能力强,高浓度时可刺激、损害皮肤黏膜,腐蚀物品。其中过氧乙酸常用于被病毒污染物品或皮肤消毒,一般消毒物品时可用质量浓度为 5 g/L,消毒皮肤时可用质量浓度为 2~4 g/L,作用时间为 3 min。在无人环境中可用于空气消毒,用体积分数为 2% 的过氧乙酸喷雾

（按 8 mL/m³ 计算）或者加热过氧乙酸（按 1 g/m³ 计算），作用 1 h 后开窗通风。二氧化氯可用于物品表面消毒，质量浓度为 0.5 g/L，作用 30 min。

（3）醛类消毒剂：包括甲醛、戊二醛等。此类消毒剂为一种活泼的烷化剂，作用于微生物蛋白质中的氨基、羧基、羟基和巯基，从而破坏蛋白质分子，使微生物死亡。甲醛和戊二醛（图3-7）均可杀灭各种微生物，由于它们对人体皮肤、黏膜有刺激和固化作用并可使人致敏，因此，不可用于空气、食具等消毒。一般仅用于医院中医疗器械的消毒或灭菌，且经消毒或灭菌的物品必须用灭菌水将残留的消毒液冲洗干净后才可使用。

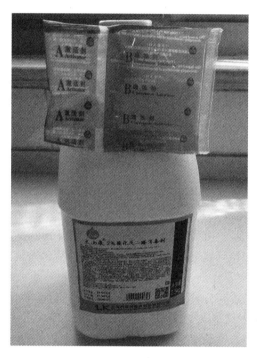

图 3-7　戊二醛

（4）酚类消毒剂：主要包括苯酚、煤酚皂溶液、六氯酚、黑色消毒液及白色消毒液等。在高浓度下，酚类可裂解并穿透细胞壁，使菌体蛋白凝集沉淀，快速杀灭细胞；在低浓度下，可使细菌的酶系统失去活性，导致细胞死亡。

（5）醇类消毒剂：醇类消毒剂杀灭微生物依靠三种作用：①破坏蛋白质的肽键，使之变性；②侵入菌体细胞，解脱蛋白质表面的水膜，使之失去活性，引起微生物新陈代谢障碍；③溶菌作用。最常用的醇类消毒剂是乙醇和异丙醇，它们可凝固蛋白质，导致微生物死亡，属于中效消毒剂，可杀灭细菌繁殖体，破坏多数亲脂性病毒。醇类杀微生物作用亦可受有机物影响，而且由于易挥发，应采用浸泡消毒或反复擦拭以保证其作用时间。醇类常作为某些消毒剂的溶剂，而且有增效作用，常用浓度为 75%。

（6）含碘消毒剂：包括碘酊和聚维酮碘，它们可以卤化微生物蛋白质使其死亡。含碘消毒剂可杀灭细菌繁殖体、真菌和部分病毒，可用于皮肤、黏膜消毒，医院常用于外科洗手消毒。一般碘酊的使用质量浓度为 20 g/L，聚维酮碘的使用质量浓度为 3～5 g/L。

（7）碱、盐类消毒剂：杀菌机理是使蛋白变性、沉淀或溶解；杀菌特点是能杀死细菌繁殖体，但不能杀死细菌芽孢、病毒和一些难杀死的微生物。碱、盐类消毒剂杀菌作用弱，有强腐蚀性，如硝酸、火碱、食盐等，只能作为一般预防性消毒剂。

（8）表面活性剂类消毒剂：杀菌机理是改变细胞膜透性，使细胞质外漏，妨碍呼吸或使蛋白酶变性。表面活性剂类消毒剂的杀菌特点是能杀死细菌繁殖体，但对芽孢、真菌、病毒、结核病菌作用差，在碱性、中性条件下效果好。

二、化学消毒剂的危害

医院是各种病原微生物聚集的地方，杀灭病原微生物需要大量的化学消毒剂，护士是各种消毒剂直接配制与使用者，在器械和环境消毒、护士洗手、治疗、换药等操作中接触的各种消毒剂，都可因其挥发性、腐蚀性、刺激性而引起接触者过敏、哮喘、接触性皮炎等。如果人体长期接触高浓度的消毒剂，持续刺激皮肤黏膜，会导致呼吸道损伤，降低机体免疫力，对机体造成一定程度的损害，包括癌变。

（一）可伤及人体组织器官

各种消毒剂对人体皮肤和黏膜均有不同程度的刺激性。在暴露配制和使用中，能刺激人的口腔、眼、鼻、呼吸道、肺部等，致使这些组织和器官受损，引起皮肤过敏、灼伤，出现黏膜瘙痒、红肿、干燥、脱皮症状，或造成鼻炎、眼炎、咽炎及刺激性干咳、胸闷等病症。这些损伤和病症的程度与消毒频率、消毒剂的浓度正相关。

（二）可导致人体正常菌群失调

人体的正常菌群有维护组织器官生理活性，形成生物膜保护屏障，防止致病菌侵入的作用。如果滥用消毒剂，可造成人体多种有益细菌死亡，从而破坏定居在各腔道内正常微生物构成的生物膜保护屏障，给外来致病菌的侵入打开方便之门，造成难以治疗的二重或多重感染。

（三）可产生细菌的耐药性和变异

滥用消毒剂与滥用抗生素一样，会导致微生物菌群产生抗药性和细菌变异，使消毒剂的灭菌功效明显降低，甚至毫无作用。尤其是在细菌反复接触亚致死量消毒剂的情况下，其耐毒变异的概率大增，抗消毒剂菌株将大量繁衍，化学消毒方法可能会出现无计可施的尴尬局面。值得注意的是，在各种综合性因素的影响下，由于医院内不合理使用抗生素和过多地使用消毒剂，医院已成为各种耐药菌株生长的最佳环境。

（四）可造成自然环境损害

含氯消毒剂的使用能在环境中生成有机氯化物，这种物质已被证实具有致癌、致畸、致突变的恶性作用。有的消毒剂使用中还可能产生有害物质，对生物和环境影响极大。由于消毒剂的酸性较高、氧化性较强，过量使用可对花草树木、土壤造成损害。有部分消毒剂由于对空气和水造成污染，从而间接影响人体健康。有的消毒剂腐蚀作用强，使用不当则可造成生活物资的损坏。

三、化学消毒剂危害的防护措施

（一）增强职业防护意识，提高自我防护能力

教育是增强化学消毒剂职业防护意识的有效措施，对医务人员进行化学消毒剂使用规范及其危害的职业教育是减少化学消毒剂职业暴露的主要措施。针对不同工作环境的护士，选择合适的培训内容、培训方式，加强自我防护教育，使护士充分认识到化学消毒剂职业损伤的

危害,增强职业防护意识,严格遵守操作规程,执行防护措施。

（二）创造安全职业环境,保障护士自身健康

长期接触环氧乙烷、戊二醛、含氯消毒液等消毒剂会对护士造成职业危害,因此,医院管理者要为护士创造安全健康的工作环境。尽可能完善医疗设备和防护措施,改善通风条件,废除空气熏蒸消毒,尽量减少每位工作人员在化学消毒剂接触或污染环境中滞留的时间,从而达到将职业危害发生率降到最低、确保护士职业安全的目的。

（三）严格遵守化学消毒剂使用操作规程

（1）接触刺激性化学消毒剂时护士必须戴手套、口罩,并及时更换破损的手套,安装空气净化装置,减少对人体的损害。

（2）对传统乳胶手套过敏的医护人员,应考虑使用抗过敏的乳胶手套。在工作中一旦出现接触性皮炎,应迅速脱下手套,用生理盐水反复冲洗双手,口服抗组胺药并用皮炎平外涂手部,症状可迅速消退。医院应为乳胶过敏者提供非乳胶的工作环境,以保证工作人员职业安全。

（3）刺激性强、具有挥发性的消毒剂应放在阴凉通风处,以防局部浓度过高。

（4）含氯消毒剂应现用现配,盛装消毒剂的容器应加盖保存。

（5）准确配制消毒剂浓度,防止浓度过高时在病毒表面形成一层保护膜,而影响杀菌效果。

（6）喷洒消毒剂消毒时应戴防护面具,并注意操作完毕后洗澡、更衣。

（7）使用腐蚀性大的消毒剂时,应戴口罩、防护眼镜和手套,并穿防护衣。

（8）医院尽量选择对空气污染小的化学消毒剂,正确地配制消毒液的浓度,定期进行空气采样,监测空气中化学消毒剂的浓度。对刺激性强、易挥发的消毒剂,应密闭储存,防止外溢,并有显著标记。

（9）化学性消毒剂的医疗废物应放于专用包装物或密闭容器内由专人收集,封闭运送至储存点,集中处理。

（10）治疗室、换药室消毒后及时通风,保持空气流通,以降低空气中的消毒剂浓度,减少消毒剂对皮肤、眼睛的伤害。

四、化学消毒剂危害的应急处理

大量吸入化学消毒剂时,要迅速从有害环境撤到空气清新处,更换被污染的衣物,对手和其他暴露皮肤进行清洗,如大量接触或有明显不适者要尽快就医;皮肤接触高浓度消毒剂后及时用大量流动清水冲洗,用淡肥皂水清洗,如皮肤仍有持续疼痛或刺激症状,要在冲洗后尽快就医;化学消毒剂误入眼睛后立即用流动清水或生理盐水持续冲洗不少于 15 min,如仍有严重的眼部疼痛、畏光、流泪等症状,要尽快就医;误服化学消毒剂中毒时,应立即口服牛奶 200 mL,也可服用 3~5 个生蛋的蛋清。含碘消毒剂中毒者可立即服用大量米汤、淀粉浆等。出现严重胃肠道症状者,应立即就医。

五、化学消毒剂危害的案例分析

（一）护士化学消毒剂职业危害的案例

某医院手术室护士在对物品进行环氧乙烷消毒灭菌的过程中,发生突发性的头晕、恶心、乏力后意识丧失,经抢救后才恢复清醒,送急诊室,经诊断并排除其他疾病后,确定为环氧乙烷急性中毒。

问题：

（1）该护士为什么会发生这种状况？

（2）该护士在进行消毒灭菌的过程中应采取保护措施吗？

（3）如果你是该护士，你知道该怎么做吗？

（二）分析提示

长期暴露于低浓度环氧乙烷中，会引起神经衰弱综合征、自主神经功能紊乱、支气管炎和贫血等，另有研究发现，环氧乙烷暴露还与自然流产有关，从事环氧乙烷消毒的护士自然流产增加。而短时间内吸入大量环氧乙烷引起的急性中毒主要损害呼吸系统和中枢系统。低浓度时对眼、呼吸道和肺有强烈刺激作用，高浓度时对中枢神经有抑制作用，全身中毒主要为中枢神经损害，可出现不同程度的肺、肾损害，肢体迟发性、可逆性无力和麻痹。重者呼吸困难、发绀、肺水肿、肌肉颤动、意识模糊，甚至昏迷、死亡。尚可见心肌损害、肝功能异常。

在使用环氧乙烷进行低温灭菌时护士应做好自身防护，在保证灭菌效果的前提下尽量减少环氧乙烷的用量，灭菌通气结束，开门后不要立即取物，在通风环境中开门取物，取物时操作者最好戴防毒面具和防护手套，工作毕，尽快沐浴更衣。长期接触者应定期进行体检。

第三节 医用气体的职业危害与防护

案例 3-3

护士小李为手术室腔镜专科护士，长期从事腹腔镜手术的术中配合工作，近期在一次腹腔镜胆囊切除术术后，小李自感头痛、胸闷、注意力无法集中、心跳加速，立即至休息室休息，给予氧气吸入后很快缓解。该护士既往体健，无慢性疾病史，后经证实与该次手术中气腹管与气腹机出口处连接不紧密导致二氧化碳泄漏有关。

问题：

1. 该护士为什么会发生头痛、胸闷、注意力无法集中、心跳加速的情况？

2. 该护士在手术过程中应采取怎样的保护措施？

医用气体是指医疗过程中使用的气体，用于患者的治疗、麻醉或医疗设备与工具的驱动等。常用的医用气体有氧气、一氧化二氮、二氧化碳、氩气、氦气、压缩空气和氮气。中心气设备带如图 3-8 所示。

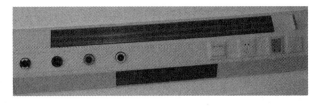

图 3-8 中心气设备带

一、医用气体的分类与正确应用

（一）氧气

氧气的分子式是 O_2。它是一种强烈的氧化剂和助燃剂，高浓度氧气遇到油脂会发生强烈的氧化反应，产生高温，甚至发生燃烧、爆炸。氧气是维持生命的最基本物质，医疗上常给缺氧患者补充氧气，直接吸入高纯氧对人体有害，长期使用的氧气浓度一般不超过 40%。普通患者通过湿化瓶吸氧；危重患者通过呼吸机吸氧。氧气还用于高压舱治疗潜水病、煤气中毒以及用于药物雾化等。

（二）一氧化二氮

一氧化二氮分子式为 N_2O，它是一种无色、好闻、有甜味的气体，人少量吸入后，面部肌肉会发生痉挛，出现笑的表情，故称笑气。

一氧化二氮常温下不活泼，无腐蚀性。一氧化二氮在超过 650 ℃时会分解成氮气和氧气，故有助燃作用，高温下，压力超过 15 个大气压时会引起油脂燃烧。

人少量吸入笑气后，有麻醉止痛作用，但大量吸入会使人窒息。医疗上用笑气和氧气的混合气作为麻醉剂，通过封闭方式或呼吸机给患者吸入进行麻醉。

（三）二氧化碳

二氧化碳分子式为 CO_2，俗称碳酸气。医疗上二氧化碳用于腹腔和结肠充气，以便进行腹腔镜检查和纤维结肠镜检查。此外，它还用于实验室细菌培养。

二氧化碳经加压、降温，可制成干冰。医疗干冰用于冷冻疗法，用于治疗白内障、血管病等。

（四）氩气、氦气

氩气分子式为 Ar，氦气分子式为 He，它们是无色、无味、无毒的惰性气体，医疗上用于氩气刀、氦气刀等手术器械。

（五）压缩空气

压缩空气用于为口腔手术器械、骨科器械、呼吸机等传递动力。

（六）氮气

氮气的分子式为 N_2，它是一种无色、无味、无毒、不燃烧的气体，常温下不活泼，不与一般金属发生化学反应，医疗上用来驱动医疗设备和工具。

液氮常用于外科、口腔科、妇科、眼科的冷冻疗法，治疗血管瘤、皮肤癌、痤疮、痔疮、直肠癌、各种息肉、白内障、青光眼等以及人工授精。

氮气是一种没有生命危险、不带来交叉感染因素的安全气体，但在一个密闭手术室内大量使用氮气，氮气散发在空间会降低空间含氧量，给室内工作人员带来危害。

二、医用气体的危害

医用气体的危害主要包括两大方面：其一，气体贮存、运送或使用过程中，操作不当导致的爆炸事故；其二，手术室麻醉废气排放系统不完善，导致护士身心健康方面的危害。

手术室常用医用气体对护士存在潜在危害。二氧化碳对人体的危害最主要的是刺激人的呼吸中枢，导致呼吸急促，并且会引起头痛、神志不清等症状。空气中二氧化碳的体积分数超过一定限度就会出现中毒,表现为四肢无力、呕吐、恶心和昏迷等中毒症状。氮气在实际生产生活中被称为窒息性气体,当手术室房间关闭,环境处于密闭状态,空气中氮气含量过高,会使人体吸入氧气分压下降,氧气浓度低于18%时,短时间内高浓度吸入会引起呼吸困难甚至窒息,呼吸和心跳停止而死亡,吸入氮气浓度不太高时,患者最初感到胸闷、气短、疲软无力,继而有烦躁不安、极度兴奋、乱跑、叫喊、神情恍惚、步态不稳,称之为氮酩酊,可进入昏睡或昏迷状态。另外,液氮可引起皮肤和其他机体组织的严重冻伤。

三、医用气体危害的防护措施

(一)麻醉废气的防护

选用密闭性能好的麻醉机并在使用前进行检测,防止气源管道漏气,增加排污管道,管道出口加装过滤装置,尽量采用低流量禁闭室静吸复合麻醉,术中巡回护士提醒麻醉医生检查麻醉剂的密闭性,往蒸发罐加药时要防止麻醉剂的洒落,以减少空气的污染。

改善手术室的通风条件或使用层流净化系统,定时通风换气,将泄漏的麻醉废气尽可能排到室外。

(二)气体存储、运输与使用中的安全管理

建立医用气体中心供应系统,可为临床、监护和手术麻醉提供安全便捷的气体供应,免去临床对气体钢瓶设备的使用,避免气体钢瓶在存储与运输中的不安全因素。

四、医用气体危害的应急处理

临床一旦发生医用气体泄漏事件,污染区人员应进行隔离,转移至空气新鲜处,保持呼吸道通畅,短时间给予高浓度高流量吸氧,病情危重者应立即进行抢救处理。切断并封闭泄漏源,立即请相关专业技术人员携带自给正压式呼吸器和防护面罩、防护服,妥善处理、修复和检验。若空间内有层流净化装置,立即开启,加强室内空气流通,建立有效的排污系统,置换残余泄漏气体。工作人员在工作过程中避免大声谈笑喧哗,以减少泄漏气体的吸入。如果发生液氮泄漏,可用雾状水喷淋加速液氮蒸发,但不可使用水枪喷射液氮。

五、医用气体危害的案例分析

(一)护士医用气体危害的案例

护士小李为手术室腔镜专科护士,长期从事腹腔镜手术的术中配合工作,近期在一次腹腔镜胆囊切除术术后,小李自感头痛、胸闷、注意力无法集中、心跳加速,立即至休息室休息,给予氧气吸入后很快缓解。该护士既往体健,无慢性疾病史,后经证实与该次手术中气腹管与气腹机出口处连接不紧密导致二氧化碳泄漏有关。

问题:

(1)该护士为什么会发生头痛、胸闷、注意力无法集中、心跳加速的情况?

(2)该护士在手术过程中应采取怎样的保护措施?

(二)分析提示

腹腔镜手术是通过全身麻醉在二氧化碳气腹下完成的。手术过程中弥散在手术间的二氧化碳气体势必造成手术室内空气污染,加之在腹腔镜手术中在腔内使用能量器械产生的烟雾严重影响手术视野,必须通过排放烟雾来提高手术视野。常规腹腔镜手术直接排放至手术

室内的方式,使手术室工作人员长期处于污染的环境中工作,给工作人员的身心健康带来不利影响。当二氧化碳浓度在 0.035%~0.099% 时,人体感觉空气清新,呼吸顺畅;当二氧化碳浓度在 0.1%~0.2% 时,感觉空气混浊,开始昏昏欲睡;当二氧化碳浓度在 0.3%~0.5% 时,感觉头痛、嗜睡、呆滞、注意力无法集中、心跳加速、恶心。工作环境中长期二氧化碳浓度超标,不仅影响医务人员的身心健康,降低工作效率,甚至影响手术的安全。

腹腔镜手术配合中护士应做到:术前首先检查中心供二氧化碳装置和气腹机是否处于完善状态,检查各个连接处是否紧密;应将所有的 Trocar 开关关闭,检查密封帽有无破损变形,如有,应及时更换;术中在气腹压力的作用下,Trocar 的边缘会出现气体泄漏,护士在主刀置入主操作孔 Trocar 后,及时连接吸引管于 Trocar 的注气口上并调节开关至 1/2 格,设为排放口;手术结束时,护士将 Trocar 的排气口全部开启吸光腹腔内残余二氧化碳后,先关闭气腹暂停开关排空气腹机内余气,再分离气腹管与 Trocar 注气口,最后拔出 Trocar 关闭气腹机总开关,避免二氧化碳余气泄漏于手术室内。

本章重点提示

1. 常见化疗药物对人体的危害。
2. 化疗药物进入护士体内的途径。
3. 护士化疗药物职业危害的防护原则与措施。
4. 不同剂量化疗药物外溢的处理方法。
5. 护士化学消毒剂职业危害的防护措施。

能力检测

A1 型题

1. 抽取化疗药液应采用一次性注射器,并注意抽出药液不超过注射器容量的(　　)。
A. 1/2　　　　B. 1/4　　　　C. 3/4　　　　D. 2/3　　　　E. 1/3

2. 化疗药物大剂量溢出指的是在安全柜以外体积大于(　　)或者剂量大于 5 mg 的溢出。
A. 5 mL　　　B. 10 mL　　　C. 3 mL　　　D. 6 mL　　　E. 8 mL

3. 使用生物安全柜配制静脉药物操作不正确的是(　　)。
A. 尽量减少人员的走动
B. 开关门要迅速
C. 尽量在操作台后部进行操作
D. 双手放入后应静止 1 min 再开始操作
E. 操作结束后,应使机器再运转 10 min,以净化安全柜内空气

4. 下列关于化学消毒剂的配制与使用过程中,护士的防护措施描述不正确的是(　　)。
A. 接触戊二醛前护士应戴口罩
B. 治疗室、换药室消毒后要保持环境的密闭性
C. 配制含氯消毒液时,护士应戴护目镜
D. 接触戊二醛前护士应戴手套

E. 喷洒消毒剂时应戴防护面罩

5. 化疗药物对人体的损害包括(　　)。

A. 骨髓抑制　　　　　　　　　　　　B. 破坏人体免疫系统

C. 造成孕期护士流产或胎儿畸形　　　D. 脱发

E. 以上均是

6. 以下化疗药物配制过程中,护士的防护措施描述不正确的是(　　)。

A. 尽可能使用生物安全柜

B. 需穿防渗漏防护服

C. 需佩戴护目镜

D. 护士在妊娠或哺乳期应避免直接接触化疗药物

E. 无须特殊防护

A2 型题

1. 刘护士在配制化疗药物时,因药瓶内压力过大,药物溅到眼睛内,刘护士应立即(　　)。

A. 用肥皂水清洗眼睛　　　　　　　　B. 用高渗盐水清洗眼睛

C. 用低渗盐水清洗眼睛　　　　　　　D. 用弱酸溶液清洗眼睛

E. 用清水清洗眼睛

2. 护士小李在血液科工作,在为 3 床患者配制化疗药物的过程中做法正确的是(　　)。

A. 戴一副乳胶手套　　　　　　　　　B. 戴两副乳胶手套

C. 戴一副聚氯乙烯手套　　　　　　　D. 戴两副聚氯乙烯手套

E. 戴一副聚氯乙烯手套、一副乳胶手套

3. 小王为某肿瘤医院化疗科护士,怀孕期间一直坚守工作岗位,足月产一畸形胎儿,经查小王与其丈夫均体健,无慢性疾病史,家族均无遗传性疾病。导致胎儿畸形的最可能的因素为(　　)。

A. 护士小王因工作需要,三班倒,生活不规律

B. 护士小王因工作需要,上班期间长时间站立

C. 护士小王因怀孕期间一直在化疗科工作,长期少量接触化疗药物

D. 护士小王因怀孕期间坚守工作岗位,较为劳累

E. 护士小王因工作原因长期接触肿瘤患者,心情较为压抑

第三章能力检测答案

扫码看课件

第四章　生物性职业危害与防护

学习目标

素质目标：

1. 增强职业防护意识，能理解规范性护理操作及工作环境安全性的重要性。

2. 理解和认识护理职业所应具备的家国情怀与爱岗敬业精神。

知识目标：

1. 了解生物性职业危害的发生条件和常见的危害因素。

2. 了解生物性职业危害的传播途径和基本的防护措施。

3. 了解不同类型生物性职业暴露的发生原因。

4. 熟悉不同类型生物性职业暴露对护士的危害。

5. 掌握不同类型生物性职业危害的预防措施及意外暴露后的处理要点。

能力目标：

1. 能在护理工作中正确实施生物性职业暴露的预防措施。

2. 能在不同传播途径的生物性职业暴露发生后进行正确有效的实施处理。

　　在医院这个特殊环境中，因患不同病种的患者携带着不同的微生物，所以护士工作的场所是病原微生物种类繁多、相对集中的地方，具有潜在的职业危险。因工作性质、工作环境的特殊性，护士每天不得不暴露于各种病原微生物的危险之中，病原微生物通过各种途径侵入机体可诱发传染性疾病，将直接威胁护士的安全与健康。随着传染性疾病的蔓延，护士因职业暴露感染的潜在危险性日趋严重，一旦发生职业感染，势必造成医疗资源的匮乏，并产生严重的家庭和社会危机。因此，职业防护迫在眉睫，掌握各种传染性疾病的发生、发展及防护措施有益于护士的职业健康与安全。

第一节　概　　述

案例 4-1

　　某医院近期报告了两起护士感染案例。一例发生在口腔科病房，在接诊患者时，将 1 名麻疹患儿误诊收入院，后诊断明确将该患儿转诊到传染科，在此过程中 1 名新上岗的护士小王被感染。另一例发生在消化内科,实习护士小张在为霍乱患者吴某治疗时无意中说出自己未吃早餐,患者家属热情地拿出食物给她,小张推辞不过,只好接受,2 天后出现频繁腹泻,诊断为霍乱。

问题:

1. 这两位护士是通过何种途径感染疾病的?

2. 如果你是护士,在这两种情况下,你知道该怎样正确防护吗?

一、生物性职业危害的概述

生物性职业危害是指护理工作中病原微生物对护士机体的伤害。生物性职业危害中的病原微生物可以是细菌、病毒、真菌、立克次体、衣原体等。造成生物性职业危害的常见疾病既包括传统的传染性疾病,如结核、病毒性肝炎、伤寒;也包括新出现的危害性较大的传染病,如艾滋病、严重急性呼吸综合征。生物性职业危害传播途径多样,既包括经血液、体液传播的疾病,如艾滋病、乙型病毒性肝炎、丙型病毒性肝炎等;也包括通过近距离空气、飞沫和密切接触传播的疾病,如严重急性呼吸综合征、流感等;还包括通过污染的水、食物、日常生活接触传播的疾病,如甲型病毒性肝炎、霍乱、伤寒等。

(一)生物性职业危害发生的条件

护士因职业暴露而导致的各种感染属于医院内感染,必须具备三个基本条件,即感染源、传播途径和易感宿主,当三者同时存在并相互联系构成感染链将导致感染发生。护士是与患者接触最密切的人员之一,因此职业暴露感染各种传染性疾病的危险因素较多,护理人员常常因为与传染患者直接接触或是接触其分泌物、组织、体液等而导致感染。含病毒浓度较高的血液和体液依次为血液成分、伤口分泌物、精液、阴道分泌物、羊水等,还有其他的体液如滑膜液、胸膜液也可能传播疾病。

(二)生物性职业危害现状

根据世界卫生组织报告,医院工作人员中乙肝的感染率比一般居民高 3～6 倍。对医务人员来说,通过针刺伤或其他经皮方式暴露于乙型肝炎病毒(HBV)、丙型肝炎病毒(HCV)和人类免疫缺陷病毒(HIV)的感染率分别为 6%～30%、3%～10%、0.2%～0.5%。自 1984 年首例医务人员由于职业暴露而感染 HIV 被报道后,截至 2000 年 9 月,全世界已报道职业获得性 HIV 感染者 97 例,其中主要是外科、口腔科、妇产科等医护人员。因密切接触艾滋病患者而感染的医护人员处于高度的职业暴露危险中,这种情况在发展中国家更为严峻。南非人类科学研究委员会曾于 2002 年进行了艾滋病对医疗系统影响的研究,结果发现医务人员艾滋病感染率为 15.7%,比全国 25 岁及 25 岁以上人口中的艾滋病感染率还高 0.2%,其中护理人员的比例尤其高。在非洲乌干达进行的研究显示,自 1984 年以来该国已有 30% 的医生死于与艾滋病相关的疾病。在这些艾滋病严重蔓延的非洲国家,艾滋病职业危害不仅加剧了医务人员的短缺,而且医务人员艾滋病的高感染率也无形中增加了普通患者被感染的危险。我国近年来艾滋病高发,大批患者到医院就医,造成医务人员职业暴露机会大大增加。近年来医务工作者在工作中,不慎被染有 HIV 的注射针头、刀具等刺伤皮肤或通过黏膜暴露而感染艾滋病(AIDS)的案例也时有报道。

近年来医护人员的结核病患病率也逐年升高,来自发达国家和发展中国家的研究显示,医务人员的结核分枝杆菌感染和结核病发病率均明显高于普通人群。国内研究显示,我国医务人员结核分枝杆菌潜伏感染率为50%～70%,医务人员的结核病患病率也比一般人群高。在对医院高危科室患者、护士病毒感染的调查中还发现,护士柯萨奇病毒感染高于正常组的2.62倍。风疹、疱疹、腮腺炎、水痘、甲肝和流感等对医护人员也有一定的威胁性,门诊、急诊护士获得性呼吸道感染的发生率较其他人群高出8.97倍。有调查发现,医务人员感染传染性软疣的危险性是非医务人员的2.1倍,而皮肤科医务人员感染的危险性是其他医务人员的4倍。

二、生物性职业危害的危害因素

常见的生物性职业危害的危害因素主要有病毒、细菌、真菌、寄生虫等,护士接触后是否发病及病情的轻重程度主要取决于接触病原微生物及其毒素的种类、暴露的剂量和方式、护士本身的免疫状况等。

(一)病毒

病毒的种类很多,理论上大多数病毒均有可能通过特定的感染方式在职业环境下使护士感染。常见的职业性病毒有人类免疫缺陷病毒(HIV)、乙型肝炎病毒(HBV)、丙型肝炎病毒(HCV)、柯萨奇病毒、冠状病毒等。根据传播途径和感染方式可将与护士职业危害有关的病毒分为以下几类(表4-1)。

表4-1 常见与护士职业危害有关的病毒

传播途径	感染方式	病毒种类及所致疾病
呼吸道	空气、飞沫、尘埃、皮屑	流感病毒(流行性感冒)、禽流感病毒(人感染高致病性禽流感)、麻疹病毒(麻疹)、冠状病毒(SARS)、水痘-带状疱疹病毒(水痘)、鼻病毒(普通感冒)等
消化道	污染水或食物	甲肝病毒(甲肝)、戊肝病毒(戊肝)、脊髓灰质炎病毒(脊髓灰质炎)、轮状病毒(腹泻)、其他肠道病毒等
破损的皮肤黏膜或直接接触	手术或护理意外、人为威胁或伤害	人类免疫缺陷病毒(艾滋病)、乙肝病毒(乙肝)、丙肝病毒(丙肝)等
虫媒	昆虫叮咬	乙脑病毒(乙脑)

病毒感染人体后,可仅局限于入侵部位并在此处增殖而导致疾病,引起局部感染。例如鼻病毒仅在上呼吸道黏膜细胞内增殖,引起普通感冒。多数病毒经一定途径感染机体后,可进入血液循环系统或者淋巴系统,并借此入侵靶器官中的易感细胞,在该细胞中繁殖、损伤细胞并引起疾病。这种感染过程因涉及全身或数种组织或器官,从而引起全身感染。此外,病毒感染机体后,常可导致机体免疫功能的下降或者缺陷,严重者可导致死亡,如HIV病毒。

(二)细菌

细菌有广义和狭义两种,人们通常所说的细菌即为狭义的细菌,广义的细菌包括狭义的细菌、放射菌、螺旋体、支原体、立克次氏体和衣原体。目前根据国际上最具权威性的伯杰(Bergey)细菌分类系统可将细菌分为四大类、35个群,包括所有的医学细菌。常见的与护士职业危害有关的细菌如表 4-2 所示。

表 4-2　常见与护士职业危害有关的细菌

传播途径	感染方式	病毒种类及所致疾病
呼吸道	空气、飞沫、尘埃、皮屑	炭疽杆菌(肺炭疽)、脑膜炎奈瑟菌(流行性脑脊髓膜炎)、乙型溶血性链球菌(猩红热)、结核杆菌(肺结核)等
消化道	污染水或食物	炭疽杆菌(肠炭疽)
破损的皮肤黏膜或直接接触	手术或护理意外、人为威胁或伤害	金黄色葡萄球菌(急性感染或败血症)、破伤风杆菌(破伤风)、梅毒螺旋体(梅毒)等

细菌侵入宿主机体后,进行生长繁殖、释放毒性物质等而引起不同程度的病理过程,同时,宿主免疫系统产生一系列的免疫应答与之对抗。其结果根据致病菌和宿主两方面力量的强弱而定:①未能形成感染;②形成感染但逐渐消退,患者康复;③感染扩散,患者死亡。细菌能引起感染的能力称为致病性或病原性。致病菌的致病机制,除与其毒力强弱有关外,还与其侵入宿主机体的菌量以及侵入的部位均有密切的关系。

（三）真菌

真菌广泛存在于自然界且种类繁多。大多数真菌对人无害,有些真菌对人体健康还非常有益。能感染人体并引起人体疾病的真菌包括致病、条件致病、产毒以及致癌的真菌。主要致病真菌按其侵犯机体的部位和导致个体产生的临床表现,可分为浅部感染真菌、深部感染真菌和条件致病菌,而与职业危害关系最为密切的是浅部感染真菌。浅部感染真菌主要寄居于人体皮肤和毛干的最表层,因不接触组织细胞,很少引起机体的细胞反应。深部感染真菌是指能侵袭深部组织和内脏以及全身的真菌,以新生隐球菌病较为常见。

真菌感染的发生与机体的天然免疫状态有关,最主要的是皮肤黏膜屏障。一旦皮肤破损或受创伤,真菌即可入侵。在某些职业人群中,人体因误吸或食入某些真菌丝或孢子时可引起各种类型的超敏反应性疾病,如荨麻疹、变应性皮炎与哮喘等。

（四）寄生虫

对人体造成危害的寄生虫包括原虫、蠕虫、昆虫。原虫为单细胞真核生物,广泛分布于地球表面的各类生态环境中,由于体积小,往往可随风飘扬,遇到适宜的条件就发育滋长,大量繁殖。蠕虫主要包括吸虫、绦虫和线虫。血吸虫是最重要的与职业因素相关的人体寄生虫,血吸虫病在我国广泛流行。血吸虫病最主要的致病因子是血吸虫的虫卵,血吸虫虫卵沉积在肝脏及肠壁导致血吸虫卵肉芽肿,长期慢性病变导致肝纤维化和门静脉阻塞等,危及生命。与护士职业危害关系较为密切的是昆虫。昆虫可通过直接和间接两种方式对人体造成伤害:直接危害主要包括叮咬、吸血以及引起变态反应等;间接危害主要指其传播其他致病微生物(如致病性细菌和病毒等),据估计,有 2/3 的传染病是以昆虫为媒介。在生物性传播时,昆虫作为致病微生物特定的不可缺少生活史环节而发挥作用。只有经过在这些昆虫体内的发育或繁殖阶段,致病微生物才能成熟并具备感染人体的能力,例如疟原虫必须经过蚊体内的发育才能成熟并能感染人体。

三、生物性职业危害的传播途径

传播途径是指病原体从感染源传到新宿主的途径和方式。

（一）接触传播

接触传播是指病原微生物通过感染源与易感宿主之间直接或间接接触而进行的传播方式，是造成护士生物性职业危害的主要传播途径。

1. 直接接触传播 直接接触传播是指在没有外界因素参与下直接与传染源接触的一种传播途径，感染源（不经媒介）将病原体直接传给易感宿主。直接接触传播的主要病原体有单纯疱疹病毒、流行性角膜炎病毒、巨细胞病毒、风疹病毒、金黄色葡萄球菌、A组链球菌等。

2. 间接接触传播 间接接触传播又称日常生活接触传播，是指易感宿主接触了被传染源的排泄物或分泌物污染的日常生活用品而造成的传播。间接接触传播常见的传播媒介是医务人员的手及各种用具（如衣服、被褥、食具、便器等），既可引起呼吸道传染病（如白喉），也可引起消化道传染病（如伤寒、痢疾、甲型肝炎）。

（二）空气传播

空气传播是以空气为媒介，空气中带有病原微生物的微粒子，随气流流动而造成感染传播，也称为微生物气溶胶传播。污染源主要是呼吸道疾病患者通过呼吸、说话、咳嗽、打喷嚏等呼吸活动产生的。常见的通过空气传播的呼吸道传染病主要有肺结核、流行性感冒（流感）、麻疹、百日咳、严重急性呼吸综合征、人感染高致病性禽流感等。

1. 飞沫传播 含大量病原体的飞沫在患者呼气、打喷嚏、咳嗽时经口鼻排入环境，大的飞沫迅速降落到地面，小的飞沫在空气中短暂停留，局限于传染源周围。因此经飞沫传播只在易感者和患者近距离接触时才能发生感染，其本质是一种特殊形式的接触传播，对环境抵抗力较弱的流感病毒、麻疹病毒、百日咳杆菌等常经此方式传播。

2. 飞沫核传播 飞沫核是由飞沫在空气中失去水分后剩下的蛋白质和病原体所组成的。飞沫核可在空气中悬浮几小时或更长时间，以气溶胶的形式飘散到远处，可长距离传播，一些耐干燥的病原体（如结核杆菌、白喉杆菌等）可通过此方式传播。

3. 菌尘传播 物体表面上的传染性物质干燥后形成带菌尘埃，通过吸入或菌尘降落于伤口，引起直接感染；或菌尘降落于室内物体表面，引起间接传播。与飞沫传播不同，易感者往往没有与患者的接触史，凡是对外界抵抗力较强的病原体（如结核杆菌、炭疽杆菌芽孢等），均可以此种方式传播。

（三）体液、血液传播

1. 血液及血液制品 血液制品可传播乙肝病毒、丙肝病毒、人类免疫缺陷病毒、弓形虫等。护士在护理操作中，如手术中传递刀剪时、抽血拔针时、将血标本注入试管中时，由于操作不当，均有可能接触到污染的血液、体液。

2. 各种诊疗器械和设备 医院中有很多侵入性诊疗器械和设备，如纤维内镜、血液透析装置，以及各种导管、插管等，这些仪器和设备沾有患者各种体液，护理人员在使用及清洗过程中操作不当会导致感染。

（四）饮水、食物传播

医院中供水系统的水源被污染，未经严格消毒即供饮用，或用来洗涤食物、食具等；医院中食物的原料、加工、储运等环节受到污染。这些污染常引起消化道的传染性疾病，如伤寒、霍乱、细菌性痢疾等，国内已有多次报告。

（五）生物媒介传播

生物媒介传播在医院中虽非主要传播途径，但在一些虫媒传染病流行区内，医院中若无灭虫、灭鼠措施,这类疾病还是可能传播的,如乙型脑炎、疟疾、流行性出血热等。此外,蝇和蟑螂在一些肠道传染病中也是重要的生物媒介。

四、生物性职业危害防护的基本措施

控制感染发生的主要措施是控制感染源、切断传播途径、保护易感人群。因此,可以针对生物性职业危害发生的特点,对这三方面采取相应的职业防护措施。掌握职业防护的基本原则和措施,是护士避免因职业暴露而发生感染性疾病的重要保障。由于感染源及易感人群较难控制,因此,切断感染链、终止各环节的联系是生物性职业危害防护的最主要的手段。护士首先应根据各传播途径采取相应的防护措施。

(一)切断传播途径的防护措施

切断传播途径的防护措施主要是实施标准预防。标准预防是针对医院所有患者和医务人员采取的一组预防感染措施。标准预防基于患者的血液、体液(除汗液)、分泌物、非完整皮肤和黏膜均可能含有感染性因子的原则,接触时均应采取防护措施,防止因职业感染传播疾病。

标准防护的具体措施包括手卫生,根据预期可能的暴露选用手套、隔离衣、口罩、护目镜或防护面罩,以及其他防护用具的应用。具体内容请参考第六章第三节。

(二)控制感染源的防护措施

1. 隔离 控制感染源的主要措施是隔离。不同疾病的传播途径不同,所以其隔离措施也有所不同,根据传染病的种类,隔离可分为严密隔离、接触隔离、呼吸道隔离、肠道隔离、血液-体液隔离、保护性隔离。不同种类的隔离均应严格遵守隔离原则:①病房和病室门前悬挂隔离标志,门口放用消毒液浸湿的脚垫及手消毒的用物,另挂避污纸;②进入隔离室应按规定戴口罩、帽子,穿隔离衣,只能在规定范围内活动,一切操作要严格遵守隔离规程,接触患者或污染物品后必须消毒双手;③穿隔离衣前,必须将所需的物品备齐,各种护理操作应有计划并集中执行;④病室每日进行空气消毒,可用紫外线照射或使用消毒液喷雾;⑤传染性分泌物 3次培养结果均为阴性或已度过隔离期,医生开出医嘱后,方可解除隔离。

2. 按规定程序处理污染物及医疗废物 所有医疗废物,包括一次性锐利器械、各种废弃标本、感染性敷料及手术切除的组织器官等,均应放在有标记的塑料袋或专用容器内,送往规定地点进行无害化处理,防止医务人员误伤或在运送途中流失。各科患者用过的被服可集中送到被服室,经环氧乙烷灭菌后,再送洗衣房清洗备用。医务人员的工作服应与患者的被服分开清洗和消毒。医疗器械也是导致感染的重要途径之一,必须根据医院用品的危险性分类及其消毒、灭菌原则进行妥善地清洁、消毒、灭菌。

3. 环境储源的防护措施 医院环境常被患者、隐性感染者排出的病原微生物所污染,成为感染的媒介。因此,医院环境的清洁和消毒是控制感染传播的基础。可用物理、化学及生物等方法,使室内空气中的含菌量尽量减少到无菌状态。在未发现感染性疾病的情况下,对可能被病原微生物污染的环境、物品、人体等进行消毒,对粪便及污染物进行无害化处理。在有明确感染源存在的情况下,应采取措施进行随时消毒和终末消毒。

(三)保护易感人群

护士与患者或病原携带者接触密切,极易受传染。影响易感人群易感性的因素如下:①年龄、性别、种族等;②机体的防御功能;③营养状态;④生活形态;⑤精神状态及持续的压

力等多方面因素。因此,可以通过以下措施来达到保护易感人群的目的。

(1)改善营养,提高人群的非特异性免疫力。

(2)有计划地进行预防接种,提高人群主动和被动的特异性免疫力。

(3)加强个人防护和药物防护。

(4)减轻护士的工作压力,改善不良精神状态。

五、生物性职业危害的案例分析

(一)护士生物性职业危害的案例

某医院近期报告了两起护士感染案例。一例发生在口腔科病房,在接诊患者时,将1名麻疹患儿误诊收入院,后诊断明确将该患儿转诊到传染科,在此过程中1名新上岗的护士小王被感染。另一例发生在消化内科,实习护士小张在为霍乱患者吴某治疗时无意中说出自己未吃早餐,患者家属热情地拿出食物给她,小张推辞不过,只好接受,2天后出现频繁腹泻,诊断为霍乱。请问:

(1)这两位护士是通过何种途径感染疾病的?

(2)如果你是护士,在这两种情况下,你知道该怎样正确防护吗?

(二)分析提示

生物性职业危害是指护理工作中病原微生物对护士机体的伤害。生物性职业危害中的病原微生物可以是细菌、病毒、真菌、立克次体、衣原体等。生物性职业危害传播途径多样化,既包括经血液、体液传播的疾病(如艾滋病),也包括通过呼吸道分泌物、飞沫传播的疾病(如麻疹),还包括通过污染的水、食物,日常生活接触传播的疾病(如霍乱)等。

掌握职业防护的基本原则和措施,是护士避免因职业暴露而发生感染性疾病的重要保障。控制感染发生的主要措施是控制感染源、切断传播途径、保护易感人群。其中切断传播途径、终止各环节的联系是生物性职业危害防护的最主要的手段,护士首先应根据各传播途径采取相应的防护措施。切断传播途径的防护措施主要是实施标准预防。标准预防是基于患者的血液、体液(除汗液)、分泌物、非完整皮肤和黏膜均可能含有感染性因子的原则,接触时均应采取防护措施,具体措施包括手卫生,根据预期可能的暴露选用手套、隔离衣、口罩、护目镜或防护面屏,以及其他防护用具的应用。而控制感染源的主要措施是隔离,不同疾病的传播途径不同,所以其隔离措施也有所不同,根据传染病的种类可分为严密隔离、接触隔离、呼吸道隔离、肠道隔离、血液-体液隔离、保护性隔离。

第二节　血源性传播疾病的职业危害与防护

案例 4-2

2017年10月的某一天,某医院急诊护士上夜班,在加药时左手食指不慎被安瓿划伤,伤口浅表,长度0.5 cm左右,无出血,随后进行常规消毒处理。随即一患者因躁动挣扎导致输液器接头松脱,患者留置针有回血,护士立即予以更换输液器,安置好患者才发现在此过程中有血液滴在原本被划伤的左手食指上,血量在5滴左右。护士立即用清水冲洗,并用碘伏棉签消毒伤口。当天夜班结束交班时知晓该患者被查出 HIV 阳性,目前尚未出现临床症状。

问题:

1. 该护士发生的意外暴露的级别和暴露源的级别是什么?

2. 在发生艾滋病职业暴露情况下应该如何处理?

3. 反思该护士出现此次意外暴露的原因是什么? 应如何预防?

一、血源性传播疾病的发生因素

血源性传播疾病是一类经过血液、体液途径传播的传染性疾病。血源性传播疾病职业暴露也称血源性病原体职业暴露,是指医疗单位或实验室工作人员由于接触患者含有传染性病原体的血液或其他体液而导致的暴露。随着血源性传播疾病的增加,护士发生血源性病原体职业暴露的危险性也在不断增大。

(一)血源性传播疾病的主要病原体

目前,已知通过接触患者血液、体液传播的病原体有 20 多种,其中危害最大的是人类免疫缺陷病毒(HIV)、乙型肝炎病毒(HBV)、丙型肝炎病毒(HCV)、梅毒螺旋体,感染性疾病主要有艾滋病(AIDS)、乙型病毒性肝炎(乙肝)、丙型病毒性肝炎(丙肝)、梅毒。这些疾病的病原体主要存在于感染者的外周血液中,可通过输入污染的血液及血液制品,使用污染的医疗器械等途径而感染他人。对 HIV、HBV、HCV 具有传染性的体液包括血液、阴道分泌物、精液、心包液、胸水、脑脊液、羊水、腹水、滑膜液、其他被血液污染的体液。不具有传染性的体液包括眼泪、粪便、尿液、唾液、鼻腔内分泌物、痰、呕吐物、汗液。

(二)血源性传播疾病的传播途径

职业性感染血源性传播疾病常见的途径包括被血液污染的锐器刺伤(统称为针刺伤)、破损的皮肤或黏膜接触了患者的血液和体液等,其中护士最多见的感染途径是针刺伤。

1. 经皮暴露 由于护理人员每天要完成大量的注射、抽血、输液等治疗工作,因此,针刺伤是护理人员最常见的血源性职业危害。国内外多项研究显示,针刺伤是造成护士皮肤损伤的最主要职业因素,不仅引起皮肤、黏膜损伤,还为血源性疾病的传播"打开门户"。据美国疾病控制中心统计,全国每年发生锐器伤 60 万~80 万例,护士约占 80%。在职业生涯中,护士几乎人人有锐器伤的经历。有研究表明,针刺伤时,只需 0.004 mL 带有 HBV 的血液,足以使受损者感染 HBV;被 HCV 污染的锐器刺伤而感染的概率为 1.8%;HIV 的发生概率为 0.1%~0.3%。

2. 黏膜暴露 尽管有研究证实黏膜暴露感染危险比经皮暴露要低,但在医疗条件差的地区发生黏膜暴露的概率却更高,持续黏膜暴露累积起来危险性也会随之增大。偶尔接触血液、体液者血源性病原体职业暴露的发生率是不接触者的 1.6 倍,经常接触血液、体液者是不接触者的 2.4 倍。

(三)血源性传播疾病职业暴露的原因

1. 高危工作场所 手术室是容易传播血源性传播疾病的高危场所,手术室护士在配合手术、清洗器械等操作时被手术刀、剪、克氏针刺伤,使病毒直接进入血液而被感染的情况频繁发生。产科分娩室助产士在观察产程、接产过程中极易接触产妇的血液、羊水、阴道分泌物,在对产妇进行会阴缝合、抽脐带血、注射缩宫素(催产素)等操作时极易发生针刺伤,因此这类人群也是职业暴露的高危人群。此外由于血源性传播疾病的潜伏期往往很长,感染者从外表无法辨识,却具传染性,这些患者在急诊就诊时不易及时做出正确诊断,因此,急诊室护士所面临的潜在职业危险也是巨大的。

2. 高危时段 上午9～10时是医务人员诊疗与护理操作最集中的时间段,也是职业暴露的高峰期。职业暴露时,正在进行的操作中以抽血居首位,其次是拔针及手术缝合等。手指是肝炎病毒职业暴露最危险的部位,尤其是右手食指。

3. 高危群体 护理人员(包括护生)是发生职业暴露的最危险群体,通常以针刺伤为主,发生此类情况主要与护理人员的工作性质及工作环境密切相关。周旋在病房之中,用针具最多,与患者血液、体液及分泌物接触机会最多。

4. 高危年龄段 职业被暴露者的年龄以21～30岁居多,以护生和工龄5年之内的低年资护士为主。护生由于刚开始临床实践,缺乏职业防护知识与防护意识,技术操作不熟练,加上紧张、恐惧等容易发生针刺伤。而工作年限短、经验不足、担负的护理任务繁杂、在超负荷的工作中疏忽职业防护是低年资护士发生血源性职业暴露的最主要原因。

5. 高危操作环节 各种注射、穿刺是针刺伤发生的最危险环节,其次是手术缝合和集中处置用过的锐器和针头。护理操作过程中违反操作规程及不良的操作习惯也是医护人员发生血源性传播疾病的主要原因。与护士职业暴露有关的常见操作如下。

(1) 与针刺伤有关的操作:导致医务人员职业暴露的罪魁祸首是针刺伤及其他锐器伤,约占86%。护士是医院中针刺伤发生率最高的职业群体,急诊科、手术室、产房及透析室是针刺伤的高发科室。针刺伤最容易发生的环节是在针头使用后到针头丢弃这一段过程。

① 护士将使用过的锐器进行分离、浸泡和清洗,如将一次性医疗用品(注射器、输液器、输血器等)进行初步分类和处理,抽血后取下针头将血液注入试管内等操作。

② 将使用过的注射器或输液器针帽套回针头的过程也容易导致针头刺伤操作者,其危险性不小于拿着一个暴露的针头,由此动作所发生的针刺伤占针刺伤总数的10%～25%,甚至高达50%。

③ 在工作中将已使用过的输液器上的头皮针及无针帽的注射器面向别人或自己易造成误伤。

④ 手术过程中戴单层手套、手对手直接传递手术器械也常常是发生锐器伤的高危险操作环节。

⑤ 操作后污染物的处理,也是护士被针刺伤的重要环节。如医生清创后,手术器械由未参加清创的护士来清理,而护士对于手术刀、手术探针等锐器的位置不了解,容易造成刺伤。此外临床上很多医院用塑料袋等不耐刺的容器装用过的一次性针头、手术刀片等,护士处理医疗废物时极易被刺伤。

(2) 接触血液、体液的操作:

① 处理工作台面及地面、墙壁的血液、体液时未先进行消毒,而是直接按常规处理,或将血液、体液从某一容器倒入另一容器等有可能污染双手的操作时没有戴手套。

② 在急诊科随时要救治大批外伤患者,而护士的手可能存在自己知道或不知道的破损。在急救过程中,护士的手或衣服可能接触患者的血液或体液,却没有及时使用有效的防护用品;或者可能发生意外时患者的血液、分泌物溅入护士的眼睛、鼻腔、口腔内。

③ 在为患者实施心肺复苏时,应先清理患者口腔内的分泌物及血液,尽量使用人工呼吸器代替口对口人工呼吸,或用设有过滤器的面罩辅助呼吸。

6. 缺乏必要的防护用品和设施 例如洗手设施比较落后,手动式水龙头依然存在,皂液、擦手纸不能满足临床需求,不能确保防护用品的供应,如防护面罩、护目镜、防渗漏隔离衣等缺乏,防护措施不到位也给医务人员的工作带来了危险隐患。有研究表明,标准预防执行不到位,48%的人归因于知识的缺乏和用物的不方便,60%的人归因于自身。

7. 缺乏必要的免疫预防 有些医院虽然制定了医务人员免疫预防措施,但落实不到位,如对密切接触者注射相应的预防疫苗等,不少医院在实际工作中却未认真执行。还有些医院由于经济原因或由于领导不重视,没有相应的保障制度。

8. 医务人员对职业暴露的危险性认识不足 不少护士存在侥幸心理,认为此类疾病主要涉及传染科和疾病控制部门,自己不可能接触到这类患者,而且缺乏对血源性传播疾病相关知识的了解,未接受职业安全教育,缺乏自我防护知识和技能,因怕麻烦而长期以来养成一些不规范的操作习惯等。

二、血源性传播疾病对护士的职业危害

引起感染的相关因素包括病原体的种类、接触的方式、接触的血量、接触患者血中的病原体的量。

(一)意外血液暴露的危险系数

在医务人员群体中,遭遇职业暴露概率最大的是护理人员(事故率为63%);其次是临床医师(事故率为14%),包括外科医生、实习生、牙科医师;再次是医疗技师、实验员(事故率为10%)。各类病原体污染的危险系数见表4-3。

表4-3 各类病原体污染的危险系数

病 原 体	暴 露 方 式	风 险 系 数
乙型肝炎病毒	刺伤	30%
丙型肝炎病毒	刺伤	3%
人类免疫缺陷病毒	刺伤	0.3%
	黏膜损伤	0.09%

从表4-3可看出,乙型肝炎病毒更具有传染性,如果发生针刺伤暴露其感染的风险达到30%。我国乙肝患者众多,乙肝病毒携带者占10%,所以发生乙肝病毒职业暴露的机会更多。流行病学调查表明,从事与传染性肝炎有关的职业人群中肝炎发病率远远高于一般人,其中以检验和传染病房的医务人员为甚,其他还有医院的辅助部门和接触患者的血液和排泄物的人员。传染性疾病的危险性不仅在于已确诊急性病毒性肝炎的患者,而且也在于无典型症状未被确诊为肝炎的患者及乙型肝炎病毒携带者。

研究资料表明,针刺的平均血量为1.4 μL,一次针头刺伤感染人类免疫缺陷病毒的概率为0.33%,若暴露于较多血液量和(或)高病毒载量的血液时,其传播危险率将会更高,可能大于等于5%;黏膜表面暴露后感染人类免疫缺陷病毒的概率为0.09%;无破损的皮肤表面被暴露者感染人类免疫缺陷病毒的概率为0。由于职业原因,医务人员持续的暴露累积起来感染HIV的危险较大。一位外科医生累计感染HIV的危险可高达1%~4%,护士是医生的2倍。

(二)增加感染危险性的暴露因素

可能增加职业暴露后的危险性情况有以下几项。

（1）接触污染血液的量多。

（2）受损的伤口较深。

（3）空心针头刺伤比实心针头的危险性大。

（4）造成伤口的器械上有可以见到的血液。

（5）器械曾置于患者的动、静脉血管内。

（6）体液离开机体的时间越短，危险性越大。

（7）无保护接触患者血液时间较长。

（8）晚期患者或患者病毒载量较高。

三、常见血源性传播疾病职业暴露的预防

（一）职业暴露的预防

1. 患者的隔离　同种病原体感染者同住一室，个人卫生不能自理或出血不易控制、易污染者应单间隔离；应减少转运，如需要转运时，应采取有效措施，减少对其他患者、医务人员和环境表面的污染。

2. 医务人员的防护　所有患者的血液、体液及被血液、体液污染的物品均视为具有传染性的病源物质，医务人员接触这些物质时，必须采取防护措施。医护人员应从根本上认识日常防护的重要性，对各种防护的措施、医疗废物的处理及暴露后的处理流程都熟记于心，认真执行。

（1）认真洗手：遵循六步洗手法和医务人员手卫生规范，在接触每个患者前后都要彻底洗手，包括脱手套后，必要时进行手消毒。

（2）个人安全防护：①医护人员进行可能接触患者血液、体液的诊疗和护理操作时必须戴手套，操作完毕后，脱手套立即洗手；不要用戴手套的手触摸暴露的皮肤、口唇、眼睛、耳朵和头发等；当手部皮肤有破损必须戴双层手套进行操作；操作中手套破损后要立即更换。②在诊疗、护理操作过程中，可能发生血液、体液飞溅到医务人员的面部的情况，医务人员应当戴具有防渗透性能的口罩、防护眼镜；可能发生血液、体液大面积飞溅或者有可能污染医务人员身体的情况，还应当穿戴具有防渗透性能的隔离衣或围裙，戴有护目镜的口罩。

（3）安全处理锐器：①禁止用手直接接触使用后的针头、刀片等锐器。②禁止回套针帽，必须回套时，应使用单手技术操作，可以把针帽放在无菌的治疗巾上，再用针尖去找针帽进行回套。③每个处置车上都应配置耐刺、防渗漏的利器盒，用过的针头要立即扔进利器盒中，不能延迟放置。④利器盒不宜过满，放置量不宜超过利器盒的 2/3，否则容易发生血液迸溅。⑤采血针最好使用对医护人员有保护作用的蝶形采血针，护士完全接触不到针。⑥在给患者拔输液针时，针柄一定要按在输液瓶上以防回身时刺伤他人。⑦护士在给患者处置时，尽可能由一名护士进行处置，处置时一定要先评估一下周围环境，减少人员的流动，防止在护士处理针头时由于其他人员的流动而发生针刺伤。

（4）血液（体液）溅出的处理：①患者的血液或体液溅到地面、墙壁或家具上，应先用浸有含氯制剂的湿毛巾覆盖消毒，同时要在旁边放警示标志，消毒时间为 60 min，然后戴双层手套进行彻底擦拭。②涉及污染物的重大损伤及泼溅，要疏散人员，防止污染扩散；通知实验室主管领导、安全负责人，确定消毒程序；进行生物安全柜和（或）实验室的熏蒸消毒；穿防护服，被溅的地方用消毒剂浸泡的物品覆盖，消毒剂起作用 10～15 min 后，再进行清理。

（5）血标本的处理：①在取送血标本时应戴手套。②标本容器应双层包装并标记明显的

警告标志,放入坚固防漏的拉锁罐内密封以防漏出,外层要保持干净,如有污染应用消毒剂洗净。③废弃的血标本不能直接扔进利器盒中,必须交到化验室进行统一处理。

（6）医疗废物及排泄物的处理:对患者用过的一次性医疗用品及其他固体废弃物,应放入双层防水污物袋内,密封并贴上特殊标记,送到指定地点,由专人负责焚烧。没有条件焚烧的应先经过消毒后再处理。排泄物、分泌物等污物倒入专用密闭容器,经过消毒后排入污水池或下水道。

3. 特殊工作场所的防护 在一些高危科室,如手术室、产房、急诊室、重症监护病房、供应室等,更要重视职业防护问题。在急诊室会经常接触外伤患者,有时来不及做任何检查就得处理出血的伤口,此时护士应加强个人防护,操作时应戴手套,对不合作的患者,应请求他人协助,以减少感染的危险。同时在急救过程中还应准备面罩、人工呼吸囊或其他人工呼吸装置,避免做口对口人工呼吸。手术室则应制定规范的锐器使用工作流程,包括手术中锐器的使用、传递、清洗、处置,锐器容器的配置,以及如何防范或减少锐器所携带血液进入人体的方案,包括伤后处置的流程和促使护士按照标准预防要求执行锐器操作。

4. 预防接种 我国是乙型肝炎病毒感染的高发区,医务人员是乙型肝炎病毒感染的高危人群。对医务人员进行乙型肝炎疫苗预防注射是避免和预防乙型肝炎职业暴露的重要措施。建议医务人员上岗前接受乙型肝炎疫苗的全程接种,注射 3 针乙型肝炎疫苗,每针 20 μg,接种时间分别为 0 个月、1 个月、6 个月。在注射 3 针乙型肝炎疫苗后的 1～2 个月检查乙型肝炎表面抗体有无产生,如未产生抗体,应再继续接种。这是预防 HBV 感染最有效的预防措施,有效率为 96％～99％,而且对丙肝也有一定预防作用。目前还没有专门针对丙型肝炎病毒和人类免疫缺陷病毒的疫苗。

5. 建立健全各项规章制度 各级各类医疗卫生机构要建立消毒管理制度、实验室安全操作规程、锐器具和废弃物的安全处置、一次性医疗用品的毁形和回收制度、发生职业暴露后的应急处理程序等制度。建立健康监测制度,对有发生职业暴露可能的医务人员进行定期的相应检测。

6. 职业暴露的教育与培训 现阶段,我国护理人员对经血液传播疾病的职业安全意识较淡漠。一方面是因为学校对职业安全防护相关知识教育的重视不够;另一方面是管理层出于经济成本的考虑,一次性手套、防护眼罩及不透水的隔离衣等防护用具提供较少。因此,应加强职业暴露预防知识的宣传和培训,可通过多种形式(如培训班、宣传画册、录像带等)对护理人员进行经血液传播疾病的职业安全教育,以提高医务人员和相关工作人员的防护意识,减少和避免职业暴露的发生。

（二）职业暴露后的处理

1. 局部紧急处理 发生血源性病原体意外职业接触后应立即进行局部处理,根据事故情况采取相应的处理方法。

（1）用肥皂液和流动水清洗被污染的皮肤,用生理盐水冲洗被污染的黏膜。

（2）如有伤口,应当轻轻由近心端向远心端挤压,避免挤压伤口局部及进行伤口吮吸,尽可能挤出损伤处的血液,再用肥皂水和流动水进行冲洗。

（3）受伤部位的伤口冲洗后,应当用消毒液(如 70％乙醇溶液或者 0.5％聚维酮碘溶液)进行消毒,并包扎伤口;被接触的黏膜应当反复用生理盐水冲洗干净。

2. 建立安全事故报告与登记制度 事故发生后,事故当事人要立即向单位负责人报告,同时事故单位要立即向疾病控制中心报告,以便专家进行风险评估和确定是否采取预防性服药。填写职业暴露登记卡,报告的内容包括事故的发生时间、地点、经过、暴露方式、损伤的具体部位、损伤的程度、暴露源的种类、处理方法和处理经过。

3. 进行暴露的危险性评估 暴露发生后应尽快由专业人员进行危险性评估,根据现有信息评估被传染的风险,包括源患者的液体类型(如血液、可见体液、其他潜在的传染性液体或组织和浓缩的病毒)和职业接触类型(经皮伤害、经黏膜或破损皮肤和叮咬)。对已知源患者进行乙肝病毒表面抗原、丙肝病毒抗体和人类免疫缺陷病毒检测,对未知源患者要评估接触者被乙型肝炎病毒、丙型肝炎病毒或人类免疫缺陷病毒感染的风险,然后根据暴露级别和暴露源的病毒载量水平或危险程度,确定采用暴露后预防(PEP)的建议方案。

(1)暴露程度的级别:根据暴露源(血液、体液或者含有血液、体液的医疗器械、物品)接触的不同方式,分为一级暴露、二级暴露和三级暴露。

① 一级暴露:暴露源沾染了有损伤的皮肤或者黏膜,暴露量小且暴露时间较短。

② 二级暴露:暴露源沾染了有损伤的皮肤或者黏膜,暴露量大且暴露时间较长;或者暴露源刺伤或者割伤皮肤,但损伤程度较轻,为表皮擦伤或者针刺伤。

③ 三级暴露:暴露源刺伤或者割伤皮肤,但损伤程度较重,为深部伤口或者割伤物有明显可见的血液。

(2)暴露源的级别:对暴露源进行乙肝病毒表面抗原、丙肝病毒抗体和人类免疫缺陷病毒等检测。针对暴露源的 HIV 感染情况,根据暴露源病毒载量水平,分为轻度、重度和暴露源不明三种类型。

① HIV 暴露源级别 1(轻度):经检验,暴露源为人类免疫缺陷病毒阳性,但滴度低,人类免疫缺陷病毒感染者无临床症状,CD4 计数高。

② HIV 暴露源级别 2(重度):经检验,暴露源为人类免疫缺陷病毒阳性,但滴度高,人类免疫缺陷病毒感染者有临床症状,CD4 计数低。

③ HIV 暴露源级别不明:不能确定暴露源是否为人类免疫缺陷病毒阳性,暴露源来源不明,患者情况不明。

4. 预防性用药 暴露后预防是指暴露于病原体后,对暴露程度和暴露源状态进行正确评估,决定是否进行抗病毒预防性用药和选择合适的用药方案。

(1)人类免疫缺陷病毒:服用抗病毒药物的开始时间越早越好,尽快采取接触后预防措施,预防性用药应当在发生人类免疫缺陷病毒职业接触后 4 h 内实施,最迟不得超过 24 h。但即使超过 24 h,也应实施预防性用药。动物研究实验证明,24 h 内服用齐多夫定(叠氮胸苷,zidovudine,AZT)进行预防可 100% 保护,48 h 内用药 50% 保护,72 h 内用药 25% 保护。回顾性病例对照研究证明 PEP 用药是具有保护作用的,可减少约 81% 的 HIV 传播的危险性。对于危险性高的接触,如深层的创伤、患者刚受感染或已进入末期艾滋病等,即使时间延迟了(如 1~2 周)也应实施预防性用药。因为即使不能防止感染,早期治疗对 HIV 急性感染也有益。

暴露后预防用药的选择有三类制剂,包括核苷类逆转录酶抑制剂、非核苷类逆转录酶抑制剂和蛋白酶抑制剂,可用于暴露后预防。目前,所有预防性治疗的处方均应考虑使用齐多夫定,因为齐多夫定是临床数据唯一能证明其效力的药物,它能使暴露后的血清阳转率下降79%。暴露后预防用药有两个方案:①基本两联方案,一般是两种核苷类逆转录酶抑制剂的联合用药,为了增加抗反转录病毒的效力和对许多耐齐多夫定的毒株的效力,拉米夫定(3TC)通常应同齐多夫定一起使用,使用常规治疗剂量,齐多夫定(每次 200 mg,每天 3 次或每次 300 mg,每天 2 次)＋拉米夫定(每次 150 mg,每天 2 次)连续使用 28 天。②强化三联方案:当暴露源的 HIV 已知或疑有对一种或多种抗病毒药物耐药,或为高危的暴露时(如血量较多的暴露或暴露源为 HIV 滴度高的晚期患者),则推荐在基本两联用药方案的基础上加用蛋白酶抑制剂茚地那韦(800 mg,每天 3 次,饭前 1 h 及饭后 2 h 用),均使用常规治疗剂量,连续使用 28 天。其他如果暴露源的 HIV 感染状态或暴露级别不明,暴露后的预防应结合临床病例流行病学资料、暴露的类型来分析暴露源为 HIV 抗体阳性的可能性。如果有 HIV 传播的可能性,就应开始实施基本用药方案,等暴露源的 HIV 检测结果明确后再采取措施。若 HIV 阴性,应终止预防服药;若 HIV 阳性,应重新评估,根据评估结果调整或修改预防用药方案。HIV 被暴露者预防性用药推荐方案见表 4-4。

表 4-4　HIV 职业暴露的预防性用药推荐方案

暴露级别	暴露源类型	推荐用药方案
1 级	轻度	不一定使用暴露后预防(PEP)
	重度	基本用药方案
2 级	轻度	基本用药方案
	重度	强化用药方案
2 级或 3 级	原因不明	基本或强化用药方案
3 级	轻度或重度	强化用药方案

服药持续多长时间效力最佳目前还不清楚。动物及职业暴露预防实验提示服药 4 周才有一定的保护作用。因此,在接触者可耐受的前提下,应给予 4 周的接触后预防性用药。如出现严重的毒性或耐药时可停药,但出现轻微的不良反应应坚持用药。

在预防性用药的过程中应注意以下两点:①在进行风险评估后,鉴于医务人员暴露后的感染率很低而预防用药方案不良反应较大,所以应严格掌握用药的指征,并由事故当事人在知情同意的情况下对专家提出的建议做出选择。②所有不知是否怀孕的育龄妇女应进行妊娠检测,动物实验表明齐多夫定可使怀孕的小鼠增加患癌症的危险,故对育龄妇女在预防性用药期间,应避免或终止妊娠。

(2)乙型肝炎病毒:暴露后预防措施与接种疫苗的状态紧密相关。未接种过乙肝疫苗者,或虽接种过乙肝疫苗,但抗-HBs＜10 mIU/mL 或抗-HBs 水平不详,应立即肌内注射乙肝免疫球蛋白 200～400 IU,并同时在不同部位接种一针乙肝疫苗 20 μg,在 1 个月后再注射一针乙肝免疫球蛋白,以更好地提高预防效果,刺激机体产生足够的保护性抗体,于 1 个月和 6 个月后分别接种第 2 针和第 3 针乙肝疫苗 20 μg,并在 3、6、12 个月内接受乙型肝炎病毒复查,如果出现感染指标,及早采用抗病毒治疗。已接种过乙肝疫苗,且已知抗-HBs≥10 mIU/mL 者,可不进行特殊处理,但要在 3、6 个月内接受复查。

(3)丙型肝炎病毒:目前还没有针对丙型肝炎病毒暴露后的预防用药,故不推荐采用暴露后预防用药。发生丙型肝炎病毒职业暴露后的预防措施主要是按规范紧急处理伤口,定期随访,应在 2 个月内复查,追踪抗 HCV 及 HCV-RNA,必要时用干扰素治疗。

5. 暴露后随访与咨询　建议被暴露者在随访期间发生任何急症都向用人单位请求进行医学评估。

(1)人类免疫缺陷病毒:

① 职业暴露发生后,应立即抽取被暴露者的血样做 HIV 抗体本底检测,以排除是否有既往 HIV 感染。如本底检测结果阴性,不论经过危险性评估后是否选择暴露后预防服药,均应在事故发生后随访咨询、检测和评估。

② 暴露后应于 6 个月内开展人类免疫缺陷病毒追踪检测,包括在暴露后第 4 周、第 8 周、第 12 周及 6 个月时对人类免疫缺陷病毒抗体进行检测。据研究,95％的 HIV 感染者将于暴露后 6 个月内出现血清抗体阳转,约 5％感染者于暴露后 6～12 个月出现 HIV 抗体阳转,其中大多数感染者在暴露后 2 个月内出现抗体阳转,平均时间为 65 天。已采取预防性服药的 HIV 感染者不会延长其抗体阳转的时间。

③ 除监测 HIV 外,还应对被暴露者的身体情况进行观察和记录。要观察被暴露者是否有感染的急性期临床症状,一般在 6 周内出现,如发热、皮疹、肌痛、乏力、淋巴结肿大等,可以更正确地估计感染的可能性,及时调整处理措施或用药方案;还可了解暴露后是否存在除 HIV 感染以外的其他危险,如外伤、感染引起的败血症等,给予相应的治疗。

④ 对于 HIV 暴露后预防用药的人员,对服用药物的毒性进行监测和处理,了解药物的不良反应发生情况、身体耐受药物情况、药物治疗的依从性等。在暴露后预防用药开始后应当检测服药后产生的副作用,使用开始和服药 2 周后要进行全血检测、肾功能和肝功能检测。一旦发生主观或客观的不良反应,应在专家指导下考虑减量或用其他药物替代。

⑤ 被暴露者应采取预防措施防止随访期间的再次传染。被暴露者从暴露发生起一年的时间内将被视为可能的 HIV 传染源加以预防。其具体措施主要如下:被暴露者应在每次性交时使用安全套;育龄妇女暂缓怀孕;孕妇要根据危险性评估的结果权衡利弊,决定是否终止妊娠;哺乳期女性应中断母乳喂养改用人工喂养;在生活中避免与他人有血液或感染性体液的接触或交换等。

⑥ 发生职业暴露后,虽然医务人员能得到及时的处理和预防用药,但用药后存在着明显的不良反应,有的医务人员心理压力过大,胃肠道反应严重,食欲下降,有的还出现抑郁、紧张、焦虑、恐惧等负性情绪,医院感染管理部门应及时向当地疾病预防控制中心汇报,协助联系相关专家和心理治疗师,及时向被暴露者提供相关信息和心理咨询,进行心理疏导,帮助他们树立生活、工作的信心,尊重并保护其隐私。

(2)乙型肝炎病毒:对接种乙型肝炎疫苗的被暴露者开展跟踪检测,在最后一剂疫苗接种 1～2 个月之后进行病毒抗体追踪检测。如果 3～4 个月前注射过乙肝免疫球蛋白,则抗原抗体反应不能确定为接种疫苗后产生的免疫反应。

(3)丙型肝炎病毒:接触 4～6 个月之后进行丙型肝炎抗体和丙氨酸转氨酶基线检测和追踪检测。如果想早期诊断丙型肝炎病毒感染,应在接触 4～6 周后检测丙型肝炎病毒 RNA。通过补充检测,反复确认丙型肝炎病毒抗体酶免疫水平。

6. 反思 任何一次意外暴露发生后,各级部门及被暴露者本身均应进行深刻反思,对工作中的各个环节逐一分析,找出存在的问题,提出整改方案,以最大限度地降低医务人员职业暴露的危险。

四、血源性传播疾病职业危害的案例分析

(一)案例介绍

患者,男,38 岁。因发热、肺炎,严重贫血伴腹泻和体重减轻入血液内科住院治疗。5 月 21 日晚 9:30,张医生为其做骨髓穿刺检查,在将抽取的骨髓穿刺液放入试管时,被骨穿针穿

透手套意外刺伤左手拇指指尖部,张医生手套上污染有患者大量血液,伤口处有明显针眼、伤口深且有出血。患者入院相关检查显示 HIV 抗体(+)。

(二)问题与解析

(1)张医生在 HIV 职业暴露后的汇报与登记流程是什么?

解析:由于此次锐器伤职业暴露的暴露源为 HIV 抗体(+)患者,因此,除汇报主管领导、医院感染管理科,还应向当地疾病控制中心报告。且应在职业暴露发生的 1 小时内上报至当地的疾病控制中心,以便能在最佳预防用药时间(暴露后 2 小时内)进行阻断用药。

(2)请对张医生进行职业暴露危险程度评估。

解析:暴露危险程度评估包括暴露程度评估、暴露源级别评估两个方面。暴露程度评估:骨髓穿刺后的穿刺针必带有肉眼可见的血液,且刺伤处有明显针眼,伤口深,有出血,故可判断暴露程度的级别为三级暴露;暴露源评估:暴露源为 HIV 抗体(+),且有"发热、肺炎,严重贫血伴腹泻和体重减轻"的临床表现,虽为其进行抗体滴度及 CD_4 计数监测,仍可判断暴露源级别为 2 级(重度)。

(3)张医生是否需要预防性用药?若需要则预防用药的方案是什么?

解析:张医生需要预防性用药。根据危险程度评估结果(三级暴露、重度暴露源),应给予强化用药方案,即在基本两联用药方案(两种核苷类逆转录酶抑制剂的联合用药)的基础上加用蛋白酶抑制剂,使用常规治疗剂量,连续使用 28 天。

(4)张医生是否需要跟踪随访?在什么时间?随访什么内容?

解析:张医生需要被跟踪随访。应在发生职业暴露的即刻,第 4 周、第 8 周、第 12 周及 6 个月对张医生的血液进行人类免疫缺陷病毒抗体监测,并关注张医生的心理健康状况。

第三节 呼吸道传播疾病的职业危害与防护

案例 4-3

患者,男性,74 岁,在禽流感流行季节与禽类有接触史,1 月 11 日因头晕、乏力、畏寒、高热 3 天伴咳嗽、胸闷、气促由急诊收治入院。经抗感染、药物降温等对症治疗效果不佳,1 月 13 日出现胸闷、气促症状加重,血氧饱和度下降,病情危重转入 ICU,立即送检呼吸道标本,报告明确为 H7N9 型禽流感。胸片检查示左下肺炎症;胸部 CT 示肺部多发斑片状模糊病灶。

问题:

1. 对于该类患者医务人员应采取哪些防护措施?

2. 呼吸道传染病隔离要点有哪些?

一、呼吸道传播疾病的发生因素

呼吸道传播疾病(呼吸道传染病)是指病原体从人体的鼻腔、咽喉、气管和支气管等呼吸道组织及器官侵入而引起的有传染性的疾病。呼吸道传染病流行速度快、传播广、传播途径多、传染性强、最难控制,是危害最大的传染病之一,同时也是生物恐怖战所采取的最主要的手段之一。在 2004 年 12 月 1 日修订施行的《中华人民共和国传染病防治法》37 种甲、乙、丙类传染病中,就有 13 种为呼吸系统传染病。医院是呼吸道疾病传播的主要场所,患者间交叉感染、医护人员被感染的概率非常大。

（一）呼吸道传染病的种类

《中华人民共和国传染病防治法》中常见的呼吸道传染病主要有以下三类:甲类包括肺鼠疫;乙类包括传染性非典型肺炎、人感染高致病性禽流感、肺炭疽、麻疹、肺结核、流行性脑脊髓膜炎、百日咳、白喉、猩红热;丙类包括流行性感冒、流行性腮腺炎、风疹。医院中常见的经空气、飞沫传播的呼吸道传染病主要有肺结核、流行性感冒、麻疹、流脑、风疹、水痘、流行性腮腺炎、支原体肺炎及严重急性呼吸综合征(SARS)和人感染高致病性禽流感等。

（二）呼吸道传染病主要传播特点

1. 传染源   传染病患者是呼吸道传染病的最主要传染源,尤其是那些不存在病原携带状态的传染病,如百日咳、麻疹、水痘等,患者是其唯一的传染源。隐性感染者或健康带毒(菌)者也是重要的传染源,同时一些动物也可以成为呼吸道传染病的传染源。由此可见,呼吸道传染病的调查和控制中需要重视作为传染源的人的控制及管理。经呼吸系统传播的病原微生物类型复杂、种类繁多,包括病毒、细菌、支原体和衣原体等。病毒是引起呼吸道感染的重要病原体,上呼吸道感染主要由病毒引起,而下呼吸道感染中病毒和细菌均占有重要位置。空气、飞沫传播疾病主要的病毒有流感病毒、禽流感病毒、鼻病毒、呼吸道合胞病毒、麻疹病毒、冠状病毒(SARS 的病原体)、副流感病毒及新型肠道病毒等;主要的细菌有百日咳杆菌、白喉杆菌、脑膜炎双球菌、乙型溶血性链球菌、结核杆菌等。

2. 传播途径   所有呼吸道传染病,都经空气传播,包括飞沫、尘埃、气溶胶等传播方式。一些呼吸道传染病也可经间接接触传播,如日常生活用品(如公共食具、公共玩具、床、被子等)被传染源的分泌物或排泄物污染后,手-鼻-口等途径可以将病原体传播给易感者。因此,除做好呼吸道隔离外,患者或者易感者的手消毒也非常重要。

3. 易感人群   对于呼吸道传染病人群普遍易感,尤其是婴幼儿、儿童、老人和免疫力低下者。人体对呼吸道传染病产生的免疫力不持久,且病原体型别较多,易发生变异,因此可造成类似病原体的再次流行。

（三）呼吸道传播疾病职业暴露的危险因素

1. 距离

(1) 飞沫传播:是一种近距离(1 m 以内)的传播。传染源产生带有微生物的飞沫核($\geqslant 5$ μm)在空气移行短距离后移植到宿主的上呼吸道而导致传播。对环境抵抗力较弱的流感病毒、百日咳杆菌、脑膜炎双球菌常经患者口鼻排出的飞沫途径传播,此种传播方式仅累及传染源周围密切接触者。SARS 也以近距离飞沫传播为主,是否被感染主要取决于接触者与宿主的接触机会和密切程度。除空气、飞沫传播外,SARS 也存在着接触宿主呼吸道分泌物传播的途径,可通过被污染的手、玩具等经口鼻而传播,而且 SARS 患者的粪便、尿液、血液都含有病毒。

(2) 空气传播:经空气传播的疾病指由悬浮于空气中,能在空气中远距离(>1 m)并长时间保持感染性的飞沫核传播的一类疾病,包括专性经空气传播疾病(如开放性肺结核)和优先经空气传播疾病(如麻疹和水痘)。这种微粒能在空气中悬浮较长时间,可以被同病房的患者及医务人员吸入或播散到更远的距离,所以可造成多人感染,甚至导致医院感染暴发流行。

2. 环境 医院是各种病毒、细菌的集中地,通风环境和通气能力差、器械物品未做好消毒灭菌、患者用物未正确处理等均是空气、飞沫传播的易感环节。患者的被单上附着皮屑、病毒微粒、尘埃微粒等,基础护理操作中的扫床可使这些物质分散在空气中,空气振动使得室内的微粒(包括病毒颗粒)飞扬,加上病房环境通风不良,产生不安全环境,特别在实施气道开放的呼吸机辅助治疗的病房内更增加了护士职业暴露的机会。

3. 高危操作 高危操作如吸痰、支气管镜检、气管内插管、气管切开、新鲜标本的实验室加工处理以及呼吸道传染病患者遗体的尸检等,都有可能近距离接触到带有病原微生物的飞沫或痰液,引起操作者感染。

4. 患者个体行为 患者个体行为也是空气、飞沫传播的易感环节。如肺结核患者在咳嗽、打喷嚏、大声谈笑时未用双层纸巾遮住口鼻,其喷射出带菌的飞沫可使健康人感染,这是飞沫感染最常见的方式。另外,呼吸道传染病患者随地吐痰,痰液干燥后痰菌随灰尘形成带菌尘埃,日常医疗护理活动或人员流动时常可将尘埃扬起,医务人员可通过吸入而引起感染。

5. 防护意识 如果医务人员缺乏对呼吸道传播疾病的认识,无自身防护意识或未按要求进行自身防护,如在为患者进行各项治疗护理操作时未戴口罩、接触患者的分泌物后未按要求洗手等,均是导致医务人员职业性空气、飞沫传播的感染环节。

二、呼吸道传播疾病对护士的职业危害

呼吸道传播疾病流行病学最显著的特点是突然暴发、迅速蔓延、波及面广、危害性大及人群普遍易感等。以流行性感冒为例,中国是流感高发国家,每年有 1 亿多人遭受流感的困扰,因流感到医院就医者超过 50 万人。医务人员作为流感患者的密切接触者,属于高风险人群,尤其是呼吸科、门急诊、发热门诊等科室的医务人员,经常受到各种流感病毒的侵袭,如果自身防御功能低下,则易被流感病毒感染。医务人员一旦发生流感职业暴露,不仅有可能成为重要的传染源将病毒传染给服务对象,造成医院内的传播,而且将给家庭和社会带来不良的影响。

此外,呼吸道传染病不同于医院中常见的接触传染病。虽然患者不论罹患何种疾病,外表可能看不出来,但对于接触传染病,医护人员只要在接触患者时或接触患者分泌物时记得洗手或戴手套即可有效预防;呼吸道传染病是可以隔空传染的,所以在未诊断前如果疏于防护,与患者接触最为亲密的医护人员自身最易被传染,从而给医护人员造成生理和心理上的伤害。

(一)生理方面

接触患者的医护人员可罹患相应的传染病,出现相应的临床表现。呼吸道传染病一般起病急,几乎都有发热症状,常见的呼吸道传染病的临床表现如下。

1. 流感 流感一般表现为发病急,有发热、乏力、头痛及全身酸痛等明显的全身中毒症状,咳嗽、流涕等呼吸道症状轻。

2. 麻疹 麻疹症状有发热、咳嗽、流涕、眼结膜充血,口腔黏膜有麻疹黏膜斑及皮肤出现斑丘疹。

3. 水痘 水痘的全身症状轻微,皮肤黏膜分批出现迅速发展的斑疹、丘疹、疱疹与痂皮。

4. 风疹 风疹的临床特点为低热、皮疹,耳后、枕部淋巴结肿大,全身症状轻。

5. 流脑 流脑主要表现为突发高热、剧烈头痛、频繁呕吐、皮肤黏膜淤斑、烦躁不安,可出现颈项强直、神志障碍及抽搐等。

6. 流行性腮腺炎　流行性腮腺炎以腮腺急性肿胀、疼痛并伴有发热和全身不适为特征。

7. 肺结核　肺结核是一种慢性传染病,主要表现为发热、盗汗、全身不适及咳嗽、咳痰、咯血、胸痛、呼吸困难等。

(二)心理方面

呼吸道传染病隔离病区内患者的一切治疗和饮食起居往往全部由护士负责,护理人员每天面对太多的任务,成为超负荷工作的承受者,造成护士体力的大量消耗,这种高强度的工作压力使得护士产生工作疲惫感。呼吸道传染病患者常常病情危重、变化快,这对护理人员的专科护理知识和危重患者的监护知识技能掌握要求较高;同时护理人员担心由于自己工作的特殊性而使家人被传染;患者焦虑、忧郁的情绪也给护理人员带来了巨大的心理压力。身心疲惫、心理压力大使得护理人员的机体免疫力下降,增加了职业暴露的危险性。

三、常见呼吸道传播疾病的职业防护

(一)经空气传播疾病的防护措施

接触由悬浮在空气中的微粒传播的疾病,如开放性或活动性肺结核,在标准预防的基础上,还应采用空气传播的隔离与预防措施。

1. 患者的隔离　适当的隔离是预防空气途径传播的主要措施。疑似或确诊经空气传播疾病患者宜安置在负压病区(房)中。疑似患者应采用单人间安置,确诊的同种病原体感染的患者可安置于同病室,床间距不小于 1.2 m。无条件收治时,应尽快转送至有条件收治呼吸道传染病的医疗机构,并注意转运过程中医务人员的防护。在患者病情容许时应戴外科口罩,定期更换,并限制其活动范围。经常开窗通风,保持室内空气流通,严格空气消毒。

2. 医务人员的防护　医务人员做好自身防护及注意个人卫生是预防经空气传播疾病的关键。应严格按照区域流程,在不同的区域,穿戴不同的防护用品,离开时按要求摘脱,并正确处理使用后物品。进入确诊或可疑传染病患者房间时,应戴帽子、医用防护口罩;进行可能产生喷溅的诊疗操作时,应戴护目镜或防护面罩,穿防护服;当接触患者及其血液、体液、分泌物、排泄物等物质时应戴手套。

(二)经飞沫传播疾病的防护措施

接触经空气中的气溶胶微粒短距离传播的疾病,如百日咳、白喉、流行性感冒、流行性脑脊髓膜炎、流行性腮腺炎等,在标准预防的基础上,还应采用飞沫传播的隔离与预防措施。

1. 患者的隔离　应减少转运,当需要转运时,医务人员应注意防护。在患者病情容许时应戴外科口罩,并定期更换。应限制患者的活动范围,患者之间、患者与探视者之间相隔距离在 1 m 以上,探视者应戴外科口罩。加强通风,进行空气消毒。

2. 医务人员的防护　在标准预防的基础上,与患者近距离接触(1 m 以内),应戴帽子、医用防护口罩或 N95 口罩;进行可能产生喷溅的诊疗操作时,应戴护目镜或防护面罩,穿防护服;当接触患者及其血液、体液、分泌物、排泄物等物质时应戴手套。

(三)急性传染性非典型肺炎、人感染高致病性禽流感的防护措施

由于此类呼吸道传播疾病具有较强的传染性,可通过近距离空气、飞沫,接触患者分泌物传播,医院收治此类患者时应采取严格的呼吸道隔离防护措施。

(1)全体医护人员应提高警惕,重视对此类呼吸道传播疾病的预防和监测,掌握其发病特点、诊断标准、治疗原则和防护措施,做到早发现、早报告、早隔离、早治疗,避免漏诊误诊造

成自身感染以及医院内流行。对于已知感染的患者应采取有效的隔离措施,避免医患之间交叉感染。

(2)坚持首诊负责制,一旦发现类似患者,应立即收治到专用的留观室,专用的留观室需要与其他留观室隔离。定点医院专门病区,由传染(感染)科、呼吸科和 ICU 医护人员组成的联合救治小组管理。重视消毒隔离工作,各部门密切合作,确保消毒隔离措施落实到位,定期督查,保证消毒有效。

(3)病区管理应做到环境通风良好,确诊患者或疑似患者必须收治在专门病区。专门病区内应分清洁区、半污染区、污染区,各区间无交叉;医护办公室与病房分隔无交叉,并尽可能保持一定的距离;疑似患者与确诊患者收治到不同的病房。住院患者必须戴口罩,严格隔离、严格管理,不得离开病区。严格探视制度,不设陪护,不得探视。应减少转运,当需要转运时,转运过程中必须采取标准预防的原则和一定的工作流程。

(4)医务人员个人防护。医务人员应经过专门的培训,掌握正确的防护技术,方可进入隔离病区工作。为了严格预防交叉感染,应根据所在区域不同、进行医疗操作和接触污染物的危险程度不同,制定分级防护标准。工作人员应根据分级防护的原则,正确穿戴防护物品和掌握防护物品的使用方法,保证防护效果。工作人员应沐浴、更衣后,方可离开隔离区。隔离区工作的医务人员应每日检测体温 2 次,体温超过 37.5 ℃要及时就诊。

(5)病区环境的消毒。空气与物体表面的消毒应遵循《消毒技术规范》。病房使用排风扇将空气由室内向室外排放,保持室内空气流通。病区有人的情况下,可用空气净化器进行动态消毒;收治病情危重患者的病房可加用空气清菌片消毒,或用紫外线灯照射消毒,采用反向接装,每天 2～3 次,每次不少于 1 h,同时要注意保护好患者的皮肤和眼睛。病区无人的情况下可用紫外线灯或化学气溶胶喷雾消毒,如使用 0.5% 过氧乙酸喷雾,用量为 20～30 mL/m³,作用 30 min。地面可用 1% 过氧乙酸拖地或者 1000～2000 mg/L 含氯消毒剂喷洒(拖地),桌子、凳子、床头柜、病历夹等物品表面可用上述消毒剂擦拭消毒。

(6)对患者的排泄物、分泌物要及时处理,每个床位均须设置加盖容器,并装有足量的 1500～2500 mg/L 有效氯消毒剂,用于排泄物和分泌物的消毒。患者使用的被服可用 1000 mg/L 含氯消毒剂浸泡 30 min;便器、浴盆消毒可用 1500 mg/L 的含氯消毒剂浸泡 30 min;生活垃圾要双袋双扎及时处理;患者出院、转院、死亡后,病房应及时进行终末消毒。

(7)做好预防医院内感染发生的各项综合措施,护理人员要增强体质,注意劳逸结合,避免过度劳累,提高抵抗疾病的能力。隔离区连续工作时间不得超过 6 h,为危重患者进行特护、抢救、吸痰、气管切开等工作时适当缩短工作时间。进入临床一线工作时,可对护理人员应用提高机体免疫力的药物。

(四)呼吸道传播疾病职业暴露后的应对

(1)立即做好医务人员医学观察,了解医务人员身体健康状况,填写医学观察登记表,上报医院感染管理部门与当地疾病预防控制机构,根据情况预防性用药。

(2)按要求做好医务人员呼吸道消毒隔离工作。

(3)对医务人员进行相应的免疫接种,可提高医务人员呼吸道的特异性免疫力。在发生疾病暴发流行或发生意外感染事故时,应及时实施人工被动免疫,如注射抗毒血清、丙种球蛋白、胎盘球蛋白等。使用疫苗应尽量在医务人员进入高危区工作之前进行。肺炎球菌疫苗一年四季均可接种,接种一次有效保护期至少 5 年。流感病毒疫苗接种是当前防止流感发生的最有效的方法,当前国际上常用的流感病毒灭活苗有浓缩纯化的全病毒颗粒苗、浓缩纯化的裂解苗和亚单位苗,接种时间应在每年的 10 月份左右。在可能发生流感流行前一年的秋季,应为全院职工接种流感疫苗。免疫学及血清检查证明为麻疹易感者,应接种麻疹疫苗。

(4)抗病毒治疗:防治流感的方法主要有疫苗研制和抗病毒治疗,由于流感病毒变异性强,对某些流感病毒有效的疫苗对其他型别的流感病毒无效,影响疫苗的预防控制效果,因而流感的控制还需要依靠有效的抗病毒药物。目前临床上批准用于预防和治疗的经典抗流感药物主要有 M2 离子通道抑制剂和神经氨酸酶抑制剂两大类。神经氨酸酶抑制剂的代表性药物有奥司他韦(达菲),能选择性地抑制流感病毒的神经氨酸酶,阻止流感病毒的扩散,缓解流感症状。但长期使用抗病毒药物易产生耐药性,增加不良反应的发生率,导致疗效降低。

(5)流感职业暴露应急处理:

① 医务人员发生流感职业暴露后应及时向护士长或医院感染管理部门报告。

② 一般需隔离 7 天,体温恢复正常后解除隔离。

③ 甲型流感起病 48 h 内可服用盐酸金刚烷胺或金刚乙胺治疗 3~5 天。

④ 如发生甲型流感,可服用金刚烷胺或金刚乙胺或服用中草药预防,保护接触者。

⑤ 室内可用乳酸 2~4 mL/100 m³ 加热蒸发,使乳酸细雾散于空气中杀死病毒。

(6)流感流行时处理措施:

① 当发现类流感疾病暴发时,应及时向卫生防疫部门报告。

② 医院增设门诊专科,配备足够的防护用品,增加抗流感药物供应,对医务人员采取预防保护措施。

③ 备足金刚烷胺或抗病毒的中草药及一些抗菌药物和对症治疗药,一旦发现感染应注意休息,必要时卧床休息,积极对症治疗。

④ 对密切接触者及可能暴露的人员进行适当的个体或群体隔离和流行病学调查,一般隔离 7 天,待体温恢复正常后隔离即可解除。

⑤ 所分离的流感病毒应速送国家流感中心进行鉴定和分析。

四、呼吸道传播疾病的案例分析

(一)呼吸道传播疾病职业危害的案例

患者,男性,74 岁,在禽流感流行季节,与禽类有接触史,1 月 11 日因头晕、乏力、畏寒、高热 3 天伴咳嗽、胸闷、气促由急诊收治入院。经抗感染、药物降温等对症治疗效果不佳,1 月 13 日出现胸闷、气促症状加重,血氧饱和度下降,病情危重转入 ICU,立即送检呼吸道标本,报告明确为 H7N9 型禽流感。胸片检查示左下肺炎症;胸部 CT 示肺部多发斑片状模糊病灶。

问题:

(1)对于该类患者医务人员应采取哪些防护措施?

(2)呼吸道传染病隔离要点有哪些?

(二)分析提示

呼吸道传染病经空气传播,包括飞沫、尘埃、气溶胶等传播方式。一些呼吸道传染病也可经间接接触传播,如日常生活用品(公共食具、公共玩具、床、被子等)被传染源的分泌物或排泄物污染后,手-鼻-口等途径可以将病原体传播给易感者。因此,确诊后应做好呼吸道隔离,接触患者前后注意手卫生,使用防护服、防护面罩、全面性呼吸防护器;对患者使用的设备应专人专用,患者病房环境和物品定期消毒等。

第四节 消化道传播疾病的职业危害与防护

 案例 4-4

患儿,3岁,高热伴腹部不适2天入院,2天前因进食冰西瓜后突然出现发热,寒战,自测体温39.5 ℃,左下腹腹痛伴腹泻,大便每日10余次,初为稀水样或糊状,后转为黏液脓血便伴明显里急后重。体检:T 40.5 ℃,P 130次/分,R 24次/分,左下腹轻压痛,肠鸣音亢进。大便常规:脓细胞,白细胞及红细胞,黏液脓血便。入院诊断:细菌性痢疾。

问题:

1. 该疾病的传播途径是什么?

2. 医护人员应采取哪些措施预防职业暴露?

一、消化道传播疾病的发生因素

消化道传播疾病(消化道传染病)主要指肠道传染病,是由各种病原体经口、食管侵入肠道引起感染,并能通过粪便排出病原体的一类疾病。消化道传染病主要是通过患者的排泄物(如呕吐物、粪便等)传播的,是属于病从口入的疾病,病原体随排泄物排出患者或携带者体外,经过生活接触污染了手、水、食品和食具进入体内而感染。消化道传染病是全球性的重要公共问题之一,亚非拉地区尤为严重,我国法定报告传染病疫情发病数排在前位的消化道传染病有细菌性痢疾和阿米巴痢疾。

(一)消化道传染病的种类

肠道传染病包括:甲类传染病中的霍乱;乙类传染病中的伤寒和副伤寒、细菌性痢疾和溶组织阿米巴原虫引起的阿米巴病及甲、戊型病毒性肝炎;丙类传染病中的除霍乱、痢疾、伤寒和副伤寒以外的感染性腹泻病,如通过肠道传播的食物中毒。2009年肠道传染病构成比中,甲乙类肠道传染病/甲乙类法定传染病报告总数为10.73%,其中在甲乙类肠道传染病中痢疾占69.51%,伤寒/副伤寒占7.77%,甲肝占7.66%,戊肝占2.78%。

(二)消化道传染病主要传播特点

虽然引起肠道传染病的病原体不尽相同,发病机制与临床经过也有差别,但因病原体在机体内特异性定位的一致性,从而决定了它们共同的传播方式以及在流行病学特征方面诸多相同或相似之处,而这些相同或相似之处又决定了我们需要采取的防治策略和措施基本上大同小异。

1. 传染源 传染源主要是患者和病原体携带者。

2. 传播途径 主要的传播途径有经水传播,经食物传播,经手及日常生活用品传播,经苍蝇、蟑螂等非吸血性节肢动物传播。所有消化道传染病患者的粪便内都含有大量病原体,如果患者的粪便未经过消毒处理会污染周围环境,通过水、食物、手、苍蝇、蟑螂等媒介经口感染。经水传播常可引起霍乱、细菌性痢疾、甲型病毒性肝炎等暴发流行,而且感染人数多、范围广;使用或接触被污染的衣物、文具、门把手、钱币等也有造成病原体扩散的可能;苍蝇、蟑螂等都能起到机械搬运病原体的作用,有些病原体还能在昆虫的体内存活一段时间,甚至繁殖,因此到处活动的苍蝇、蟑螂等昆虫也是造成肠道传染病扩散的重要原因之一。

3. 易感人群 人群普遍易感,尤其是婴幼儿、儿童、老人和免疫力低下者。有些疾病在感染后免疫力持久,如甲肝;有些疾病在感染后免疫力不持久,如戊肝。

二、消化道传播疾病对护士的职业危害

(一)消化道传播疾病职业暴露的危险因素

护理消化道传染病患者最主要的危害是自身被感染。相关资料显示,医务人员感染消化道传播疾病在医务人员发生的院内感染中占第二位。主要由于医务人员的工作环境复杂,接触的患者来自多个地区,消化道传播疾病的病原体随患者或带菌者的粪便大量排出体外,污染了食物、水源及护理人员的手,食用被污染的食物和水可引起疾病,护理人员个人卫生习惯不良也易致感染发病。肠道传染病的发病与流行是多方面因素综合作用的结果,其中最主要的是个人卫生习惯。

(二)常见消化道传播疾病的临床表现

肠道传染病常有恶心、呕吐、腹痛、腹泻等症状,还会引起并发症(如脱水、毒血症等),严重者会造成死亡。肠道传染病一旦暴发流行,将严重威胁人民群众的生命和身体健康,对社会造成极大的危害。

1. 伤寒和副伤寒 伤寒和副伤寒潜伏期为3～60天,平均1～2周。表现为疲倦、头痛、稽留高热、脉搏迟缓伴有神志淡漠、听力减退、皮疹,严重者可出现肠出血、肠穿孔等并发症。

2. 霍乱 由霍乱弧菌引起的急性肠道传染病,发病急、传播快、波及广、危害重。典型症状为剧烈"米泔水"样腹泻、呕吐、严重脱水,从而引发循环衰竭和电解质紊乱。

3. 细菌性痢疾 细菌性痢疾常常表现为发热,伴头痛、乏力、恶心、呕吐等中毒症状,腹痛、腹泻,脓血便,还可出现严重脱水。

4. 甲型、戊型病毒性肝炎 甲型肝炎主要表现为急性肝炎,戊型肝炎多表现为急性黄疸型肝炎,起病急,重型肝炎发生率较高。

三、常见消化道传播疾病的职业防护

(一)患者的隔离

隔离患者和疑似患者直到无传染性为止,这是控制传染源的有效措施。

(1)患者应住隔离病房,同一病原菌感染患者可同住一室,病室应有完善的防蝇设施。

(2)病区要通风良好,独立设区,专门病区应分清洁区、半污染区、污染区,各区之间无交叉;医务人员办公室应通风良好,与病房分隔无交叉。

(3)患者的食具、便器要专用,食具污染后可煮沸或用含氯消毒剂浸泡消毒,也可用一次性用品,使用后要按污染物品焚烧处理。

(4)患者的呕吐物、排泄物必须消毒后再行倾倒,便器每次用后必须消毒。

(5)患者之间不得接触或交换用物、书报等,被污染过的报纸、书籍等可放在烈日下暴晒消毒。

(6)患者的病历、化验单及收回的药瓶等,必须经过消毒后再行保存和应用。

(7)严格遵守探视制度,限制患者流动,防止疾病扩散,限制患者及其家属进出医务人员

工作场所。

（二）医务人员的防护

（1）培养勤洗手的卫生习惯，如检查、治疗、书写病历等工作结束后，外出归来，特别是饭前便后，均应用流水及肥皂洗手，通过规范的洗手可以将手上的微生物清除约 90％。

（2）进入隔离区应做好防护措施，戴口罩、帽子、穿隔离衣，按要求悬挂隔离衣，每天更换消毒，或者使用一次性隔离衣，用后按照医疗废物管理要求处理。

（3）医护人员在接触患者的体液、血液、分泌物、排泄物等时应戴手套，诊疗护理工作结束摘手套后要洗手和进行手消毒，接触患者的手可用 1％新洁尔灭或 1％氯己定（洗必泰）浸洗消毒。

（4）患有肠道感染的医务人员要及时治疗并休息，情况严重者可调离原工作岗位。

（三）提高医护人员机体免疫力

1. 伤寒和副伤寒　可在流行地区的重点职业人群中进行伤寒、副伤寒甲乙三联菌苗预防接种。新型的伤寒多糖菌苗具有安全、价廉、反应小、效果好、仅需注射 1 针的优点，克服了旧菌苗难以推广的缺点，注射后虽然仍有少数人会发病，但其病情轻、病程缩短。

2. 霍乱　霍乱死菌苗保护率为 50％～70％，保护时间 3～6 个月，仅对同血清型菌株有效，不能防止隐性感染及带菌者，易使人们产生一种虚幻的安全感，未广泛应用，目前正在研制抗原性强、效力高的菌苗，如佐剂菌苗、口服低毒活菌苗、类毒素菌苗及基因工程菌苗等。

3. 细菌性痢疾　口服菌痢疫苗，是同时预防福氏 2α 和宋内氏痢疾菌的 FS 双价活疫苗，该疫苗对慢性腹泻病也有很好的治疗作用，经临床观察，口服 3 剂 FS 疫苗后，慢性腹泻的治愈率为 42％，总有效率达 97.2％，这是迄今为止国际上第一株批准使用的基因工程痢疾双价活疫苗。还可以使用中草药，如大蒜、金银花、野菊花等以防止细菌性痢疾的流行。

4. 甲型、戊型病毒性肝炎　人血丙种球蛋白和人胎盘血丙种球蛋白对甲型肝炎接触者具有一定程度的保护作用，剂量为 0.02～0.05 mL/kg，注射时间越早越好，不得迟于接触后 7～14 天。甲肝活疫苗的研究已取得重大进展，在甲型肝炎流行期间，易感人群（婴幼儿、儿童和血清抗-HAVIgG 阴性者）均可接种甲型肝炎减毒活疫苗。目前还没有预防戊肝的疫苗，抗-HEVIgG 在血循环中维持时间仅一年，而且人胎盘免疫球蛋白预防戊型肝炎无效，且病后免疫不持久，预防戊肝的方法主要是做好饮水和饮食卫生管理。

（四）严抓职工食堂卫生

严格执行《中华人民共和国食品安全法》，对食品进行经常性的卫生检查和卫生管理，保证食品卫生的合格率。对食堂工作人员要定期体检，发现患有肠道感染者立即治疗，必要时调离岗位。

（五）严格执行分诊制度，及时报告疫情

（1）医院设立肠道感染门诊，门诊应设有诊疗室、观察室、专用厕所等，并且指派专职医生、护士、检查人员，配备专门的医疗设备、抢救药物、消毒器械，制定严格的工作制度与消毒隔离制度。

（2）监测是预防和控制消化道传播疾病的一项重要工作。一旦发现患者或疑似患者时，应及时进行疫情报告。预防保健科要每日报告腹泻患者数、医务人员感染数、腹泻患者病原体检测数及病原体种类，并对患者及时处理，按照《中华人民共和国传染病防治法》逐级上报。

（3）对患者粪便进行细菌培养是发现霍乱患者的关键项目，应尽量做霍乱弧菌培养，并严格执行操作规程,防止标本污染。

（4）对于中重型腹泻患者应在门诊积极抢救治疗或留床观察,如需转院,应有专车及医护人员陪送。

（5）对感染性腹泻门诊,每月应进行定期检查。

（六）发生疫情后处理

（1）划定疫点。同一科室或门户出入的医务人员,或与患者、病原携带者生活密切相关的若干科室或门户为疫点范围。

（2）对于疫点的处理要做到"早、小、严、实",即时间要早、范围要小、措施要严、落在实处。疫点内有可能被污染的物品未经消毒不得带出。

（3）患者、疑似患者和带菌者要就地隔离治疗。若转送患者,要随带盛放吐泻物的容器,对途中污染的物品、地面和运送患者的工具要随时消毒处理。

（4）调查与传染源发病前五天内及病后有过饮食、生活上密切接触的人,了解其健康状况,特别是每日大便的次数和性状,限制其活动,对其排泄物要进行消毒,特别要注意防止污染水源。

（5）认真做好疫点随时消毒和终末消毒,特别要注意患者、疑似患者和带菌者吐泻物的消毒和处理。受污染的水源、食具、衣物、患者吃剩的食物、地面、墙壁等都根据情况分别进行消毒处理。仔细追查患者,对疑似患者和带菌者近期内可能污染过的地方和物品进行消毒。

（6）疫点所有人员自开始处理之日起每日验便一次,连续两次,第一次采便应在服药前进行。给患者家属和密切接触者服用预防药物。

（7）疫点内上述措施均已落实,所有人员验便连续两次阴性,无继发患者或带菌者出现时可解除疫点。若有新患者和带菌者出现,则继续做好疫点内各项工作,达到上述要求时再行解除。如无粪检条件,自疫点处理后,消化道传播疾病最长潜伏期内再无新病例出现时,亦可解除疫点。在特殊情况下,如新疫区、新菌型的出现,流行早期,港口、旅游地、对外开放点及人口稠密地区等,可实施疫点封锁并从严管理。

四、消化道传播疾病的案例分析

（一）消化道传播疾病职业危害的案例

患儿,3 岁,高热伴腹部不适 2 天入院,2 天前因进食冰西瓜后突然出现发热,寒战,自测体温 39.5 ℃,左下腹腹痛伴腹泻,大便每日 10 余次,初为稀水样或糊状,后转为黏液脓血便伴明显里急后重。体检:T 40.5 ℃,P 130 次/分,R 24 次/分,左下腹轻压痛,肠鸣音亢进。大便常规:脓细胞,白细胞及红细胞,黏液脓血便。入院诊断:细菌性痢疾。

问题:

（1）该疾病的传播途径是什么?

（2）医护人员应采取哪些措施预防职业暴露?

（二）分析提示

消化道传播疾病主要的传播途径有经水传播,经食物传播,经手及日常生活用品传播,经苍蝇、蟑螂等非吸血性节肢动物传播。医务人员的工作环境复杂,接触的患者来自多个地区,消化道传播疾病的病原体随患者或带菌者的粪便大量排出体外,容易污染食物、水源及护理人员的手,食用被污染的食物和水可引起疾病,护理人员个人卫生习惯不良也易致感染发病。

因此医护人员要养成勤洗手的卫生习惯,进入隔离区应做好防护措施,戴口罩、帽子、穿隔离衣,在接触患者的体液、血液、分泌物、排泄物等时应戴手套,诊疗护理工作结束要洗手和进行手消毒。

第五节 皮肤接触传播疾病的职业危害与防护

案例 4-5

张某,男性,25 岁。因全身痒到门诊就诊。近日有接触传染史;皮损发生于手指缝、腕屈面、肘窝、腋前线、腰腹部及股部等处;基本损害为针尖至粟粒大小的丘疹、丘疱疹和小水疱。实验室检查:刮取患处丘疹、水疱等处的皮屑,在显微镜下发现疥虫与虫卵。

问题:

1. 该患者可能的疾病诊断是什么?
2. 怎样避免此类疾病的职业暴露?

一、皮肤接触传播疾病的发生因素

直接接触传播是指在没有外界因子参与下直接与传染源接触的一种传播途径,由直接接触而传染的疾病则称为接触性传染病,常见于皮肤性疾病。这类疾病除了直接触摸、亲吻,也可以通过共用牙刷、毛巾、刮胡刀、餐具、衣物等日常贴身用品而传播,或者因与患者接触后在环境留下病原体达到传播的目的。

(一) 皮肤接触传播疾病的主要病原体

直接接触传播的主要病原体有流行性角膜炎病毒、单纯疱疹病毒、巨细胞病毒、风疹病毒、金黄色葡萄球菌、A 组链球菌等,病原体中大部分是微生物,小部分为寄生虫。

1. 病毒 直接接触传播的主要病毒有单纯疱疹病毒、流行性角膜炎病毒、巨细胞病毒、风疹病毒等。

(1) 水痘、带状疱疹:水痘、带状疱疹是由同一病毒,即水痘-带状疱疹病毒所引起的两种不同表现的疾病。原发感染为水痘,潜伏在感觉神经节的水痘-带状疱疹病毒再激活引起带状疱疹。水痘传染性很强,主要通过直接接触水痘疱疹液(水痘痂皮无传染性)和空气、飞沫传播,亦可通过污染的用具传播。由于水痘主要传播途径为空气、飞沫和直接接触,且多见于从未感染过水痘-带状疱疹病毒者,因此,未感染过水痘-带状疱疹病毒的年轻护士感染水痘的危险性明显增加。

(2) 风疹:风疹是由风疹病毒通过呼吸道和直接接触传播引起的急性病毒性传染病,是在我国已列入法定报告的传染病。风疹最大的危害是母亲在妊娠早期特别是头 3 个月感染风疹,可造成流产、死产和新生儿先天性风疹综合征。因此,职业性感染风疹对妊娠期医务人员具有严重的危害。由于在风疹患者口、鼻、咽部分泌物及血液、尿液等样本中均可分离出病毒,因此,医务人员在接触患者排泄物或分泌物时,应做好自身防护。

2. 细菌 直接接触传播的主要细菌有肺炎双球菌、金黄色葡萄球菌、A 组链球菌等。传染性结膜炎俗称红眼病,是一种急性传染性眼炎。根据不同的致病原因,传染性结膜炎可分为细菌性结膜炎和病毒性结膜炎两种。患者的泪水有很强的传染性,通过污染的手指、布类、毛巾、太阳镜等,导致人与人之间传播。在日常工作中,医务人员可通过直接接触患者用过的毛巾、洗脸用具、水龙头、门把手、公用物品等引起接触传播发生感染。

(二)皮肤接触传播疾病职业暴露的危险环节

1. 医护人员的手　院内医护人员的手的污染率很高,医护人员在医疗活动中接触携带病原体的患者可使自身受感染的机会增加。同时已有资料证实,手的污染是院内感染发生的主要原因,如常发生的导尿管感染、手术切口感染、新生儿皮肤感染等,手是最重要的传播媒介,手消毒是切断接触传染的最有效的措施,且简便易行。

2. 皮肤黏膜　医务人员在为患者进行医疗护理活动时,经常近距离接触带有各种病原微生物的血液、体液、分泌物、排泄物等,当皮肤黏膜不完整、破损时,极易受到经直接接触传播的感染性疾病侵袭。

3. 环境　病室内各种常用物品的污染率很高,包括床上物品、医疗用品、洗手槽水龙头、室内地板、拖把及抹布等。另外,医院中的某些环境或液体也是重要的传染源,如空调、气体过滤瓶、注射器械等,常适宜病原体的生长繁殖,称为环境储源,是接触传播的易感环节。

4. 防护意识　医务人员自身防护意识在皮肤接触传播疾病的预防控制中具有重要作用。医务人员在诊疗及护理患者前后,尤其是在给患者换尿片,处理患者粪便,直接接触患者分泌物、血液、口腔黏膜、疱疹、疱液等或进行高危操作后未认真洗手或消毒,均可导致直接接触感染。

5. 基础设施　医院基础设施能否满足医疗护理工作的需要,对预防接触感染、降低其危险性具有很大作用。如洗手消毒设施是否符合卫生学要求,能否保证数量和设置的合理性等。

二、常见皮肤接触传播疾病的职业防护

(一)患者的隔离

(1)合理安排诊疗流程,患者就医路径简明、标志醒目,给患者挂号分诊、登记询问、体检采样、化验分析、确定诊断等应实行单向连续的流程,最大限度地减少接触性传播疾病患者播散病原体而引起医务人员感染的机会。

(2)不同病种患者分室收住,不得接触他人,限制患者的活动范围,减少转运,如需要转运时,应采取有效措施,减少对其他患者、医务人员和环境表面的污染。

(二)医务人员的防护

(1)工作环境要求通风对流、光线明亮、宽敞舒适,清洁区、半污染区、污染区应设有显著的内部标示。

(2)严格执行各项无菌操作制度,如洗手、戴手套、穿隔离衣,应穿紧袖工作服、长筒胶鞋,佩戴过滤式防尘口罩以预防吸入感染。

(3)在接触隔离患者的血液、体液、分泌物、排泄物等物质时应戴手套。离开隔离病室前、接触污染物品后,应摘除手套、洗手和手消毒。皮肤有破损者,应避免伤口换药及护理,必要时应戴双层手套。进入隔离病室近距离操作(如吸痰、插管等)时应戴护目镜。从事可能污染工作服的操作时,应穿隔离衣,离开病室前,脱下隔离衣,按要求悬挂,每天更换清洗与消毒,如使用一次性隔离衣,用后按医疗废物管理要求进行处置。接触甲类传染病患者应按要求穿脱防护服,离开病室前,脱去防护服,防护服按医疗废物管理要求进行处置。工作完毕,

淋浴更衣。工作服、隔离衣不准带至清洁区。

（4）注意皮肤的清洁卫生。皮肤是保护人体的第一道防线,外来的各种化学性、物理性、机械性、生物性刺激以及皮肤表面的汗液、皮脂、灰尘等均可导致皮肤病的发生,因此应注意清洁并保护皮肤,对于不同肤质的皮肤分别采用不同的清洁及保护措施,保持皮肤健康,避免破损受伤。

（5）预防接种。风疹的主要预防措施为免疫接种,因此,对风疹抗体（IgG）阴性者可进行主动免疫接种。

（三）加强消毒隔离工作

对于皮肤接触传播疾病来说,如果医护人员注意做好消毒隔离措施,该类疾病多数是可以预防的。因此,医护人员在治疗和护理带菌者时应避免与病原体接触,对工作环境应经常清洁消毒。注意患者衣物和用具的清洁消毒,对患者分泌物、皮屑污染的物品必须严格消毒,患者用过的被单、衣物等应单机清洗消毒,医务人员污染的工作服可用 500 mg/L 含氯消毒剂浸泡。在环境的管理上应注意仪器、物品使用后的消毒,诊疗、护理过程中所使用过的非一次性的仪器、物品等,每次使用后用 500 mg/L 的含氯消毒剂擦拭并用清水冲净擦干,患者用过的伤口敷料应焚烧处理。

（四）皮肤接触传播疾病暴露后的应对

（1）皮肤黏膜处理:接触暴露后,护士应保持镇静,立即迅速、敏捷地按常规脱去被污染的手套、帽子、口罩、工作衣等。污染的衣物立即放入专用袋中,送指定地点清洗消毒（2000 mg/L含氯消毒剂浸泡半小时）。皮肤污染部位用肥皂液和流动水清洗,并用 0.5% 聚维酮碘（碘伏）消毒液揉搓或浸泡双手 1~3 min 或用 0.2% 过氧乙酸等。被暴露的黏膜,必须迅速反复用生理盐水冲洗,若液体溅入眼睛,连续冲洗至少 10 min,冲洗后应避免揉擦。

（2）报告制度:报告科室护士长及医院感染科,了解患者的病史,是否存在传染性疾病的高危因素,并进行相关的医疗处理。

（3）记录:发生的时间、地点、过程及采取的措施和患者目前的状况等。

（4）根据疾病提供相应治疗。

三、皮肤接触传播疾病的案例分析

（一）皮肤接触传播疾病的案例

张某,男性,25 岁。因全身痒到门诊就诊。近日有接触传染史;皮损发生于手指缝、腕屈面、肘窝、腋前线、腰腹部及股部等处;基本损害为针尖至粟粒大小的丘疹、丘疱疹和小水疱。实验室检查:刮取患处丘疹、水疱等处的皮屑,在显微镜下发现疥虫与虫卵。

问题:

（1）该患者可能的疾病诊断是什么?

（2）怎样预防此类疾病的职业暴露?

（二）分析提示

该患者可能的疾病诊断为疥疮,属于皮肤接触传播疾病。对于皮肤接触传播疾病来说,如果医护人员注意做好消毒隔离措施,该类疾病多数是可以预防的。因此,医护人员在治疗和护理带菌者时应避免与病原体接触,严格执行各项无菌操作制度,如洗手、戴手套、穿隔离衣,应穿紧袖工作服。要特别注意患者衣物和床褥用具的清洁消毒,被分泌物、皮屑污染的物品必须严格消毒,患者用过的被单、衣物等应单机清洗消毒,医务人员污染的工作服可用 500 mg/L 含氯消毒剂浸泡。

本章重点提示

1. 生物性职业危害常见的因素。
2. 生物性职业危害的传播途径。
3. 护士生物性职业危害防护的基本措施。
4. 常见生物性传播疾病职业危害的预防措施。
5. 常见生物性传播疾病意外暴露后的处理要点。

能力检测

A1 型题

1. 为乙型肝炎患者抽血时,患者的血液溅入护士眼中,这种职业危害的因素为(   )。
   A. 化学性因素   B. 机械性因素   C. 生物性因素
   D. 心理社会性因素   E. 物理性因素

2. 护士在为艾滋病患者吸痰时,下列做法错误的是(   )。
   A. 吸痰前洗手、戴口罩、戴护目镜
   B. 吸痰前穿好隔离衣
   C. 不与其他患者共用中心吸引系统
   D. 用过的吸痰管及纱布装入高危品袋中焚烧
   E. 使用过的吸痰管误落地上,立即进行地面的清洁处理

3. 下列生物性职业暴露不属于血源性传播疾病的是(   )。
   A. 乙型肝炎   B. 丙型肝炎   C. 甲型肝炎
   D. 艾滋病   E. 梅毒

4. 禽流感病毒的主要传播途径是(   )。
   A. 消化道传播   B. 呼吸道传播
   C. 血液、血制品传播   D. 直接接触
   E. 垂直传播

5. 对甲肝患者使用过的餐具应采取(   )。
   A. 高压蒸汽灭菌   B. 浸泡法消毒   C. 喷雾法消毒
   D. 擦拭法消毒   E. 熏蒸法消毒

6. 以下疾病中不是皮肤接触传播疾病的是(   )。
   A. 疥疮   B. 麻风病
   C. 真菌感染引起的脚气   D. 葡萄球菌感染
   E. 斑疹伤寒

7. 护理人员在护理生物性传播疾病的患者时,可以不洗手的情况是(   )。
   A. 处理污物前   B. 戴无菌手套前   C. 护理操作后
   D. 脱手套后   E. 接触患者后

A2 型题

1. 王护士在为 HIV 阳性患者注射时不慎被针扎伤,按规定处理后,需要继续随访检测,下列不是随访和检测时间的是(　　)。

　　A. 2 周　　　　　　B. 4 周　　　　　　C. 8 周　　　　　　D. 3 个月　　　　　E. 6 个月

2. 患者,男性,60 岁,确诊人类免疫缺陷病毒感染 1 年,该患者目前有艾滋病的临床症状。现阑尾炎术后 1 天,创面少量渗血。护士在为其进行肌内注射时因患者突然躁动被针扎伤。评估该护士艾滋病职业暴露程度级别和暴露源级别分别为(　　)。

　　A. 1 级暴露,轻度暴露源　　　　　　　　B. 2 级暴露,轻度暴露源

　　C. 2 级暴露,重度暴露源　　　　　　　　D. 3 级暴露,重度暴露源

　　E. 3 级暴露,暴露源不明

3. 护士小张在为乙肝患者抽血后,处理使用过的注射器时不慎将手划伤,该护士立即进行局部紧急处理,下列不妥的处理方法是(　　)。

　　A. 从伤口远心端向近心端挤压　　　　　B. 用肥皂水彻底清洗伤口

　　C. 用 0.5% 的碘伏消毒伤口并包扎　　　D. 用 75% 的乙醇消毒伤口并包扎

　　E. 及时填写锐器伤登记表

4. 护士在为艾滋病患者进行操作时不慎出现职业暴露,需要进行预防性用药。艾滋病职业暴露后预防用药的最佳时间是(　　)。

　　A. 越早用药越好,最好在暴露后 24 h 内服药　　B. 在暴露后 48 h 内用药

　　C. 在暴露后 72 h 内用药　　　　　　　　　　D. 在暴露后 1 周内用药

　　E. 在暴露后 10 天内用药

5. 患者,男性,24 岁,以畏寒、高热伴咳嗽、气促、呼吸窘迫由急诊收入院,送检呼吸道标本,报告明确为 SARS。针对 SARS 一级防护的医护人员,口罩要求的更换时间为(　　)。

　　A. 2 h 一次　　　　　　B. 4 h 一次　　　　　　C. 6 h 一次

　　D. 8 h 一次　　　　　　E. 一天一次

6. 患者,女性,14 岁,因患水痘入院,护士在护理时不妥的处理方式有(　　)。

　　A. 对该患者实施接触隔离　　　　　　　B. 为该患者涂药时戴手套

　　C. 接触该患者时应穿隔离衣　　　　　　D. 接触患者前后注意洗手

　　E. 让患者自己戴口罩

7. 患者,男性,43 岁,患有脓疱疮,其换下的伤口辅料应进行(　　)。

　　A. 高压蒸汽灭菌　　　　B. 浸泡法消毒　　　　　C. 紫外线消毒

　　D. 焚烧　　　　　　　　E. 熏蒸法消毒

8. 患者,男性,22 岁,患有疥疮,护士为其提供护理时预防职业暴露最简单有效的方法是(　　)。

　　A. 洗手　　　　　　　　B. 戴口罩　　　　　　　C. 戴护目镜

　　D. 穿防护衣　　　　　　E. 戴帽子

第四章能力检测答案

扫码看课件

第五章 心理社会性职业危害与防护

学习目标

素质目标：

1. 正确认识与应对工作疲惫感，不过分自责，不过多抱怨。

2. 端正心态，正确认知护理工作中的心理社会性危害，从深层次理解和认同护士的职业责任。

知识目标：

1. 了解护理人员心理社会性危害发生的因素。

2. 了解护理人员心理社会性危害的临床表现。

3. 了解工作疲惫感的概念及形成过程。

4. 熟悉行为与语言伤害的发生原因。

5. 熟悉工作疲惫感的发生原因。

6. 掌握行为与语言伤害的预防及处理措施。

能力目标：

1. 能使用护理工作疲惫感评估量表进行危害评估。

2. 能掌握护理工作疲惫感的控制与干预。

思政微课堂二

由于护理工作压力与负荷较大，使护理人员经常处于心理学和工效学的高度应激状态，加上近来医患关系的紧张，也使得护理人员经常暴露于各种心理社会性的职业危害因素中。随着人们对心理社会性因素在疾病和健康中作用的进一步认识，护士的心理社会性职业危害及其防护也日益受到关注。护士应了解导致心理社会性危害的因素，熟悉其临床表现，掌握行为与语言伤害、工作疲惫感等常见心理社会性危害的发生原因、预防措施和防护措施等，主动、科学、有效地采取防范措施以规避风险，增进护士的心理健康，提高工作质量。

第一节 概 述

案例 5-1

护士小林，在某三级甲等医院脑外科工作 2 年。小林性格活泼，参加工作后工作热情高，对自己未来的职业发展也有美好的憧憬。但3个月前小林在护理一位开颅手术后躁动的患者时,被患者踢了一脚摔倒在地导致膝盖擦伤。事后护士长和同事都安慰小林,但是患者家属却不以为然,没有表现出任何歉意。小林回到家把发生的事情跟男朋友说了以后,男朋友劝说她改行,表示不希望她天天干伺候人的工作,不仅每天上班时间不固定,还要上夜班,不能照顾家庭。小林没想到男朋友对自己的工作有这么多意见,对自己的工作也产生了质疑,心情变得很烦闷,上班也提不起精神,下了班也觉得肩背疼痛、脖子僵硬、没有胃口。

问题:

1. 护士心理社会性危害发生的原因有哪些?

2. 护士心理社会性危害的临床表现有哪些?

一、心理社会性危害的发生因素

护士职业的心理社会性危险因素,是指在护理工作中,可导致或增加护士心理紧张、心理应激或人际关系问题,甚至引起身心疾病的各种因素。这些因素对护士造成的不良影响统称为心理社会性危害(psychosocial hazard)。心理社会性危险因素在护理工作中广泛存在,直接或间接地影响护士的职业健康。

明确护士职业中有害的心理社会性危险因素及可能造成的危害,是护士职业防护中不可忽视的问题。心理社会性危险因素的作用方式、刺激量大小、作用时间长短及同时存在的其他因素,决定了心理社会性危害的性质和程度。

(一)工作性质因素

1. 工作内容 护士的直接工作对象是患者。研究表明,对象是人的工作比对象是物的工作产生的应激程度要高。而护士承担着救死扶伤的神圣使命,职业的特殊性决定了他们的工作具有较高的应激危险性,持续高水平的应激对护士的身心健康和工作质量有显著的影响。而随着现代护理的发展,护理工作的内涵不断扩大,护士不再单是医嘱的执行者,同时承担着护理者、管理者、教育者、协作者、科研者等多重角色。工作内容的不断扩展,也给护士带来的新的挑战,产生新的压力和应激。

2. 工作负荷 工作超负荷是护士重要的压力源,随着患者的逐渐增多,护士的工作量也越来越大,每天要完成大量的治疗工作。特别是急诊科、重症监护室、手术室、肿瘤科等科室的护士,患者病情复杂、变化快,医护人员抢救、治疗任务重,工作负荷大,机体长期处于高负荷运转状态,使得护士身心俱疲。由于护士编制不足,导致工作繁重、轮班频繁、精神紧张,同时护士还需面对医院的各项工作检查与等级评审、护理的各项操作测评、职称晋升的各项考试、科学研究,造成生理以及情绪上的变化,甚至影响睡眠,导致抑郁等。工作超负荷常常表现在工作太多、太复杂,有时间压力,需要做出重要决定,工作变化太快以及工作失误等。有研究显示,从事 ICU 工作的护士心理健康程度普遍下降,甚至出现抑郁。

3. 工作方式 研究发现在非正常时间段内(日常白班 8 h 以外)工作的个体罹患生理、心理疾病的可能性要高于那些在白天 8 h 内工作的人。轮班工作的员工更易形成睡眠障碍,出现疲劳感,消化系统、心血管系统与女性生殖系统等容易产生问题。护士频繁的轮班工作制度,导致护士的生理规律被打乱,正常生活规律被改变,体力、脑力消耗大,对护士的生理、心理产生伤害。护士大部分为女性,又承担着照顾家庭和孩子的重担,下班后也不能充分地休息,产生了一系列内分泌系统紊乱的症状。而作息时间的混乱也影响了与家庭成员、朋友之间的交流,不能及时纾解工作带来的压力和应激。

4. 工作要求

(1) 知识、技能要求高:医疗护理工作并不是简单的重复性工作。患者病情变化快,不确定性因素较多;临床仪器设备更新较快,操作要求高;对每一位患者、每一种疾病的诊治护理,医护人员都必须进行创造性劳动。医护人员必须及时观察病情并迅速做出病情判断及应急处理,工作难度大。研究表明:工作难度越大,越容易引发心理问题。特别是刚刚参加工作的护士,由于缺乏工作经验和应对工作应激的能力,常常遭受挫折,心理需要得不到满足,出现强烈的心理应激反应。

(2) 情感投入要求高:护士为患者提供的是生理、心理等的整体护理,为深陷身心双重困境的患者提供心理、精神的支持,耐心倾听患者内心的痛苦,给患者无条件的积极关注,甚至有时要承受价值观的较大反差,不带成见、偏见和评价地进入患者的内心世界;体察患者的感受,准确地向患者表达理解、真诚、关爱等;而基于恪守"保护患者隐私"等工作守则,护士不允许随意与他人谈及患者的任何信息。这些都可能造成护士较高的甚至过度的情感投入,如不能正确应对,久之则有可能导致护士自身出现不良心理反应,如情感疲溃、职业倦怠等。

(3) 工作质量要求高:随着人们文化生活水平的提高,患者对护理工作也有了更多更高的要求,护士的责任和职业风险也越来越大。而医疗护理工作的内容和职业特点决定了护士在工作中不容许犯错,一旦发生护理差错或事故,事件本身会对护士的身心造成压力,同时来自患者、家属、同事、上级领导等各方的压力都可能导致护士不良的身心反应。

(二) 组织环境因素

组织环境(organizational environment)是指所有潜在影响组织运行和组织绩效的因素或力量,对组织的生存和发展起着决定性作用。国外研究学者将存在于医院内的组织环境称为工作环境、组织氛围、工作特性,其影响着医院运营和发展以及医护人员的职业健康。这些因素包括职业安全政策和职业健康关怀、安全的工作环境、安全操作方法以及合适的人力资源配置等。有研究发现,医护人员对医院人力资源合理配置的满意度最低,其次是安全的工作环境、安全操作方法,对职业安全政策和职业健康关怀的满意度最高。

1. 人力资源配置 虽然我国护士的人数不断增加,但还远未满足医疗护理工作的需求,医护比也未达到世界卫生组织的标准要求。人力资源配置应与护士所承担的工作量相适应,以使工作负荷与护士的身心承受能力相适应。工作强度和工作时间均要适度,不能超过一定的范围,这样既可以形成一定的压力和动力,又可保持护士的身心健康。而不合理的人力资源配置,会加重护士的工作负荷,长期超负荷工作,护士的身体健康和心理状态都会受到影响。

2. 工作环境 有研究表明,工作环境的安全水平是评估职业损伤与安全操作的重要指标。目前国内医疗机构中的防护设备还远不能满足临床的需求,尤其是一些处于经济不发达地区的中小型医院,只能满足基本设施要求,医护人员对于新仪器的安全使用并不关注,对新购买或配置的仪器的安全使用缺乏有效管理,医护人员没有积极参与职业安全管理的主观意识等都会增加护士职业危害的危险性。一旦发生生物性、物理性、化学性等职业暴露,可引发护士的心理应激,引起焦虑、抑郁,甚至出现创伤后应激障碍综合征。

3. 管理制度和组织关怀 虽然我国现有的一些法律法规对医护人员的职业健康具有一定的促进作用,但目前我国医疗机构对医护人员的职业健康问题重视程度不够,各医疗机构并未建立完善的职业安全管理制度,如未设立职业健康委员会或专职岗位人员对医护人员的职业安全工作情况、年休和正常休假实施情况、医护人员职业伤害问题等定期调研和监督,也未针对医护人员的职业防护问题进行制度保护,或进行强制性要求。此外,一些组织管理方面的因素,如决策参与度低、角色模糊、资源不足、管理措施不当、福利待遇不够、职业发展受限等均可对护士的身心健康产生负面影响。如某些岗位的护士待遇低、继续教育和培训机会少、职称晋升机会少等,这些都可能成为护士心理应激的重要原因。

(三)患者/家属因素

1. 患者的病情变化 患者的病容、呻吟、身体散发出的气味等一般都是负性感官刺激,给人不愉快的感受。尤其是护理疾病无法治愈的患者、临终患者等时,护士会因无法减轻患者的痛苦而产生无力感;面对患者被病魔夺去生命,护士会对自身价值产生否认而感到挫败。护士长期处于这种工作环境中,受到负性感官刺激,心理会受到影响,如果自己不能进行调整,会引起情绪低落、悲观、淡漠等。

2. 患者的情绪行为反应 患者在遭受病痛折磨时,往往会出现情绪的变化,易激惹。而护士作为与患者接触时间最长的照护者之一,容易成为患者不良情绪的发泄对象。患者对护士态度、语言甚至行为上的不敬甚至伤害,都会造成护士的心理负担和不良情绪。

3. 患者及家属的态度 随着社会的进步,患者及家属的权利意识提高,医院管理者也越来越重视来自患者及家属的声音,护士担心工作中出现差错事故,担心被投诉,心理压力增大,时刻保持高度集中精神的状态。而护士的社会地位较低,患者及家属有时会把不良的情绪向护士发泄,可能导致护士的心理失衡,产生职业疲惫感和离职倾向。

(四)社会环境因素

1. 社会评价 随着人们健康水平、健康意识,以及医疗技术水平的不断提高,医院、社会、患者对医疗服务的期望值也日益增高,尤其是部分患者过高的期望值,无形中也给护士带来一定的心理压力。此外,受传统思想和社会舆论等影响,社会大众对护士有较大的偏见,对护理工作不理解、不尊重,护士的社会地位认同度不高,护士的职业价值感和满足感较低。而加之工作负荷、报酬待遇、职业发展等原因,使护士的职业压力增大,影响其工作热情和身心健康。

2. 社会支持 社会的帮助和支持是个人得以有效应对职业压力的重要因素。面对来自职业的压力和挑战,如果能得到足够的支持、帮助并获得完成任务所需的信息和资源,则有利于应对。社会支持包括来自工作单位的上级、管理部门和同事的支持,以及单位之外包括家庭、亲朋好友和社区等方面的支持。社会支持有利于缓解护士的紧张状态,提高职业的满意度。目前我国对护士的社会支持系统并不完善,护士在面对压力和应激事件时,得不到有效的支持和帮助,不利于其身心状态的恢复。

(五)人际关系因素

1. 护患关系 护患关系是护理人际关系的中心,护患关系的好坏会影响护士的工作效果,不良护患关系有可能成为护士心理社会性危害的危险因素。目前我国部分伤医、伤护事件的发生增加了护士的压力。当护士需要面对不喜欢的沟通对象时,很容易产生逃避或排斥心理,但由于社会或医疗机构管理者要求,护士不得不面对沟通对象,逃避或排斥的心理被长时间压抑,影响护士的身心健康。护患纠纷的发生是重要的应激事件,是护士产生心理社会性危害的主要来源。如:由于操作差错导致纠纷的护士,再次面对较高的技术或者业务,会表现出过度谨慎,不敢尝试;由患者或客观因素造成的纠纷过后,护士的委屈、抑郁情绪较多,工作易消极被动。

2. 同事关系　临床护士在工作中需要与其他护士、护理管理者、医生、后勤部门工作人员等同事交往,急救护理和社区护理的护士接触面更广。复杂的人际关系是护士不可忽视的压力来源。同事个体间或上下级之间关系紧张、信任和支持不良,是造成职业紧张的重要因素。

3. 家庭关系　职业和家庭的冲突也是常见的职业压力源。护士工作量较大,轮班制工作导致上班时间不固定,下班之后没有过多的精力和体力去照顾家人的生活,特别是护士群体中绝大多数为女性,在家中作为女儿、妻子和母亲,有不可推卸的责任和家庭负担,如在子女教育问题、父母和孩子生病就医等问题,如果不能处理好家庭与工作的关系,可能会引起家庭矛盾,产生巨大的时间、经济以及情感等多方面的压力。

(六) 个人因素

1. 性格特征　性格是个人在现实行为中表现出来的稳定的个性心理特征。性格与人的健康有密切关系,从两个方面影响护士的工作心理应激:一方面它影响护士在多大程度上、以什么样的方式知觉到应激源;另一方面它决定个体对应激源做出怎样的反应。如护士中有的性格活泼、敏感,对他人的语言及行为比较留意,情绪易受环境影响而出现波动,容易产生紧张和焦虑反应;有的则沉默孤僻,遇事不爱声张,心事较多,长期积压之下,一旦遇到较大的刺激,就可能导致负性情绪的暴发,甚至失控。

2. 认知评价　个体认知评价是社会生活事件导致个体应激反应的关键媒介因素。个体对生活事件的认知评价,直接影响其身心反应强度和应对活动效用,对其适应、应对各种压力源具有重要影响。护士对工作、患者、环境等的看法、态度,与其心理社会性应激引发的应激反应强度、身心健康水平密切关联。如部分护士将质量检查视为对自身工作的促进措施,则会比较积极应对质量检查,不会对其产生负性心理反应,但也有部分护士主观认为质量检查就是"挑毛病",则会消极对待,易陷入负性情绪。

3. 调节生物钟能力　生物钟即生物节律,是日常生活中生物体的生理、生化和行为过程表现出的昼夜节律性变化,它是所有生物体对可预测环境变化的一种综合性的适应,这种设定并调控机体昼夜周期、月周期或年周期的系统称为生物钟,这些周期性的现象称为生物钟现象。当受到异常刺激的时候,人类机体的某些周期性表现会发生改变,继而影响情绪、功能和身体健康,严重时还会导致疾病。医护人员工作任务繁重、时间性强,要求其投入较大的体力,或需要加班加点才能完成。日夜不分的轮班制及无规律的随时加班抢救、守护患者,打乱了医护人员固有的生活规律,造成生物钟紊乱、身心素质下降、躯体紧张反应和机体消耗较大,加上医院工作环境相对嘈杂,对心理、生理健康产生影响,易引发躯体化、强迫等心理问题。

二、心理社会性危害的临床表现

(一) 生理反应

个体在压力状态下会出现一系列的生理反应,主要表现在自主神经系统、内分泌系统和免疫系统等方面,如心率加快、血压增高、呼吸急促、激素分泌增加、消化道蠕动和分泌减少、出汗等。短期的压力比较容易出现肩背疼痛、脖子僵硬、头痛、心慌、胃肠不适、体重失衡等,长期的压力会表现为头痛、失眠、消化不良、精力不足、疲劳、心血管病变等。

（二）心理反应

1. 认知反应 长期处于压力状态下,护士容易产生非理性的认知偏差,特别是性格有缺陷的护士,可表现为护士对其职业的消极认知,如无法认同护理工作的价值和意义,对服务对象存在认知偏差,对自我概念不清晰等。

2. 情感/情绪反应 职业压力可引发护士的情绪和情感反应,包括焦虑、抑郁、紧张、苦恼、敏感多疑、难以放松、忧虑烦恼等,有的时候会表现出回避社会活动,情绪自控能力下降,极端性情绪发生频率提高,经常暴躁不安、歇斯底里等。严重的则会出现情感耗竭、精力丧失、极度疲劳感等。

3. 行为反应 职业压力在行为上表现为滥用药物、过度兴奋、酗酒、过度抽烟、强迫行为及工作效率低下等。有时会表现为缺席工作岗位、人际关系不良、工作效率低、工作不满意,并出现离职倾向,有的还可能出现高事故率、低士气、工作中的敌对情绪和行为等问题。

（三）心身疾病

1. 亚健康状态 亚健康是人体处于健康和疾病的中间状态,经医疗机构系统检查未发现疾病,患者自己感觉到躯体和心理上的种种不适。亚健康包括躯体亚健康、心理亚健康、情感亚健康和行为亚健康。在这种状态下,人们感觉躯体不适、心里不快,有时有社交障碍。医护人员是医疗服务的直接提供者,亚健康状态会严重影响其工作效率和服务质量。医护人员需要具有高度集中的注意力、缜密的思维、良好的耐心和高度的责任感,因为医疗工作时间长、劳动强度密集,在体力和精力上医护人员往往比其他职业人群承受更大的压力。有研究显示,工作压力大、工作时间长、社会压力大、不良精神状况或心理因素刺激是亚健康的主要影响因素。医护人员的亚健康状态可以表现为慢性疲劳、头昏、失眠、易感冒、出虚汗、心悸、食欲不振;情绪低落、精神萎靡、记忆力减退、焦虑烦躁;冷漠、无助、无望、孤独、自卑、自闭、猜疑、轻率、人际关系不协调等。

2. 躯体疾病和心理疾病 心理社会性危险因素持久作用于个体,可能会导致护士的躯体性和心理性疾病。工作应激与某些心身疾病关系密切,如心血管系统疾病、骨骼肌肉系统疾病等。护士群体的后背痛、膝盖痛、肩膀痛等发生率较高,这与心理社会性因素具有极大的相关性。有研究显示,护士的复发性口腔溃疡的发病率较高,与护士群体工作压力、社会心理压力较重等原因有关。而长期情绪紧张或精神压力,会导致护士产生精神活动能力的减弱及躯体的各种不适症状,导致神经衰弱。精神压力过大是神经衰弱的组织环境危险因素,噪声刺激等是神经衰弱的职业环境危险因素,受到埋怨或辱骂等是神经衰弱的社会环境危险因素。

三、护士心理社会性危害案例分析

（一）护士心理社会性危害的案例

护士小林,在某三级甲等医院脑外科工作2年。小林性格活泼,参加工作后工作热情高,对自己未来的职业发展也有美好的憧憬。但3个月前小林在护理一位开颅手术后躁动的患者时,被患者踢了一脚摔倒在地导致膝盖擦伤。事后护士长和同事都安慰小林,但患者家属却不以为然,没有表现出任何歉意。小林回到家把发生的事情跟男朋友说了以后,男朋友劝说她改行,表示不希望她天天干伺候人的工作,不仅每天上班时间不固定,还要上夜班,不能照顾家庭。小林没想到男朋友对自己的工作有这么多意见,对自己的工作也产生了质疑,心情变得很烦闷,上班提不起精神,下了班也觉得肩背疼痛、脖子僵硬、没有胃口。

问题:

(1) 护士心理社会性危害发生的原因有哪些?

(2) 护士心理社会性危害的临床表现有哪些?

(二)分析提示

护士心理社会性危害发生的原因包括以下六个方面。

(1) 工作性质因素:包括工作内容、工作负荷、工作方式、工作要求。

(2) 组织环境因素:包括人力资源配置、工作环境、管理制度和组织关怀。

(3) 患者/家属因素:包括患者的病情变化、患者的情绪行为反应、患者及家属的态度。

(4) 社会环境因素:包括社会评价、社会支持。

(5) 人际关系因素:包括护患关系、同事关系、家庭关系。

(6) 个人因素:包括性格特征、认知评价、调节生物钟能力。

护士心理社会性危害的临床表现包括以下三个方面。

(1) 生理反应:主要表现在自主神经系统、内分泌系统和免疫系统等方面。

(2) 心理反应:包括:①认知反应,容易产生非理性的认知偏差,可表现为护士对其职业的消极认知,如无法认同护理工作的价值和意义、对服务对象存在认知偏差、对自我概念不清晰等。②情感/情绪反应,包括焦虑、抑郁、紧张、苦恼、敏感多疑、难以放松、忧虑烦恼等。③行为反应,表现为滥用药物、过度兴奋、酗酒、过度抽烟、强迫行为及工作效率低下等。

(3) 心身疾病:包括亚健康状态、躯体疾病和心理疾病。

第二节 行为与语言伤害的职业危害与防护

 案例 5-2

某医院儿科急诊室,因近期暴发流感,就诊患儿人数剧增,一对父母抱着一名 8 个月的患儿至当日值班分诊护士小张处称其儿子高烧不退,自测体温 39.5 ℃,哭闹,需要提前就诊。护士小张观察患儿情况,发现患儿精神尚可,病情稳定,遂告知患儿家属再次复测体温,耐心排队等候。患儿父母情绪激动,指责护士小张不负责任,耽误孩子治疗,要求提前进入诊室,言语中辱骂小张。小张告知家属急诊就诊患儿多,大家都着急,但需按照挂号顺序排队就诊。双方发生争吵,患儿父亲突然抬脚向小张踢去,小张被踢中腰部倒地,患儿父亲又冲上前扇其耳光。期间多名患者家属围观,但并未出手帮助小张。事后护士小张至门诊检查发现,全身多处软组织损伤,右膝半月板损伤,韧带受损。

问题:

1. 此案例中行为与语言伤害发生的原因有哪些?

2. 如何预防行为与语言伤害?

一、概述

行为及语言伤害,是指护理人员在执业过程中遭受的直接的或威胁性的语言攻击和行为伤害。伤害的来源包括护理对象、陪护人员、同事、上级主管部门等。其中,患者及家属是最主要的伤害来源,表现为辱骂、中伤、躯体伤害或工作骚扰等多种形式,且多是出于故意。行为及语言伤害的极端表现形式是暴力行为,可造成严重的后果甚至危及生命。

语言伤害是一种言语行为,其主要表现是运用口头或肢体语言对他人进行侮辱,甚至造谣中伤等。语言伤害作为一种软暴力,对护理人员的身心健康有着持久而重要的影响。

行为伤害则是指采用具体的行为动作对护理人员进行身体上的攻击,包括暴力攻击或性骚扰。与语言伤害相比,行为伤害的后果更为直接可见。

二、行为与语言伤害的发生原因

(一)患者及家属方面的因素

1. 患者及家属的一般情况 一项对澳大利亚护士遭受暴力情况的研究发现,毒品、醉酒或者过长等待时间是造成患方与医护人员发生冲突的主要原因。患者的性别、就业情况、入院形式(强制或自愿)、疾病诊断、是否受到约束和限制等对护士行为与语言伤害也有影响。有研究发现,15~40 岁、70~85 岁患者最具有攻击性,17 岁以下的青少年或者儿童实施身体暴力和语言暴力事件所占比重最小,暴力实施者大部分是男性。此外,患者及家属的文化程度、综合素质、性格特点等都是影响其对护士态度及行为的重要因素。如性格暴躁、沟通交流困难的患者,一旦患病,会加剧其暴躁的性格,成为实施语言和行为伤害的危险人群。

2. 患者及家属卫生知识的缺乏和维权意识的增强

(1)卫生知识缺乏,护患沟通不良。我国卫生知识普及程度较低,大部分患者及家属医疗知识欠缺,对疾病的诊疗、护理等各项操作不能很好地理解和配合,一旦对诊疗过程不满或发生医疗意外往往会把责任推到医生及护士身上,从而产生过激行为。此外,患者及家属缺乏医疗常识也给护患沟通带来了困难,容易产生沟通不畅,导致医疗纠纷的发生,进而导致行为及语言伤害。

(2)患者维权意识不断提高。随着人们文化及生活水平的提高,患者及家属的维权意识不断增强,在社会生活中非常强调自己的权益。就医过程中患者的社会角色发生转变,享受权利的同时,也需履行相应的义务。部分患者因为角色适应不良,对自己的权利和义务认识不清或不能完全遵守,在关注自身权利的同时,往往忽视了应尽的义务。护士是临床上督促患者遵守规章制度的主要力量,在催缴欠费、制止不合适的探视、完成实习带教任务时,很容易与患者及家属产生冲突。

3. 疾病导致的患者生理及心理变化

(1)生理变化。有研究认为,患者的身体状态是重要危险因素,使患者易出现攻击行为的身体状态包括从昏迷中恢复、患长期器质性脑综合征、痴呆、谵妄、精神错乱和乙醇或非法毒品中毒或戒断,以及精神病、精神发育迟滞或有精神病史的患者,此外,中毒和压力也是行为及语言伤害发生的危险因素。

(2)心理变化。患者患病期间遭受着身体、精神、家庭、经济等多方面压力,哪怕微小事件都有可能引发其负性情绪,内心苦闷、焦虑、担忧,情绪不稳定,甚至有些无助,需要帮助和安慰。如果这种心理需要得不到满足,而且没有途径得到宣泄和表达,患者的心理恐慌就会加剧。护士的某些语言或行为稍有不当,或者本属无意的行为,都可能引起患者自尊心受伤,导致对护士的不信任和敌意,甚至做出一些非常极端的事情,违背其原本的性格和处世方法。

4. 就医过程中的不良体验 由于卫生资源有限,且分布不合理,大量卫生资源集中在我国的大中城市,广大农村地区卫生资源短缺。而由于医疗水平的差距等原因,大量的患者涌入大医院,而社区医院等就诊量少。患者几经周折来到医院,如因为排队时间过长、床位紧张等原因不能得到及时诊治,容易积聚不满情绪,并将怨气发泄到护士身上,轻则言语不敬或谩骂,重则出现激烈的行为伤害。

此外,医疗费用高是我国居民的巨大负担,疾病的诊治造成患者及家属沉重的物质和精神负担。同时,患者及家属对医疗服务抱有较大期望,甚至是超出现实的过高期望,一旦期望落空或不能完全实现,患者及家属的生理、心理需要得不到满足,即将压力和不满发泄到医护人员身上。

(二)护士自身的因素

1. 自我防护意识差　护理人员普遍存在防护意识淡薄的问题。由于护理教育中职业防护的培养力度不够,医院对职业防护重视及支持不足等原因,护理人员的职业防护意识缺乏,对行为及语言伤害的先兆性认识不足。语言和行为伤害是可以预防和减少的,大部分暴力事件在发生之前其暴力隐患已经显露,如患者或者家属突然改变谈话语气,出现快速大声或者粗鲁的声音,握紧拳头,咬紧牙关,满脸通红等,都提示其有暴力倾向,但是多数护理人员都忽略了其存在,这主要是因为医护人员缺乏了解行为及语言伤害先兆现象的相关知识。调查显示,虽然医护人员对行为及语言伤害的知识有一定的了解,但其全面性较差。

2. 防护能力差　防护能力差主要表现在以下三个方面。①法律知识不健全,有效运用法律手段维护自身合法权益的能力差。护理操作涉及患者及家属的多项权利,可能产生相应的法律事实,引起护士与患者之间法律关系的产生、变更和消灭。同时,护理工作面临的社会关系比较复杂,潜在的冲突隐患多。但护士在校学习及工作期间,未接受系统的相关法律教育,法律知识极不健全,即使偶尔接触有限的法律常识,对处理复杂的护患纠纷也帮助甚少,因此,面临法律问题时,往往手足无措。②运用法律知识维护合法权益的能力差。受传统观念的影响,很多护士认为对簿公堂并不光彩,所以遇事宁可自己吃亏,也不愿拿起法律武器捍卫自己的权利。遭遇了行为及语言伤害,处理方式多是大事化小、小事化了,最后不了了之。法律知识缺乏,维权意识薄弱,加上工作繁忙,使得护士中少有人合理运用法律武器保护自己。③护理职业中女性为主的性别特征,也使护士防护能力较差,易遭受行为及语言伤害。社会生活中,女性作为体能上的弱势群体,是很多伤害行为的对象。

3. 护士自身态度和素质问题　护士的性别、年龄、婚姻状况、工作经验、当班班次、人际交往风格、社会心理状态、自身经验等与遭受行为及语言伤害的可能性直接相关。有研究显示,部分护理人员年轻,缺乏经验,交班不仔细、技术差、沟通能力差、服务意识不够等,都会导致行为及语言伤害的发生。研究显示:初级职称,年龄在 30 岁以下,或者工作时间少于 5 年,工作经验不足的护理人员遭受工作场所暴力事件的可能性更大。尤其是儿科、门急诊、输液室、神经外科等科室,家属对护理技术要求高,需要更强的专业技术能力和良好的沟通能力。此外,临床护士工作量大、责任重、风险高,所承担的工作压力大,这些特点很容易造成其身心处于紧张、疲惫、易激怒的状态,若不能很好地控制情绪,极易因沟通不畅而引发冲突。

(三)社会环境因素

社会环境因素包括社会舆论、法律制度与医疗体制等多方面。有研究表明,患者与护士均认为社会环境因素是行为及语言伤害发生的主要因素。

1. 社会舆论导向　近年来,医院暴力伤害事件一直是媒体报道与关注的重点,但由于个别媒体职业道德的缺失,故意进行片面甚至失实的报道,致使社会舆论未能给予医护人员公正的关注和评价,甚至对其产生偏见,导致社会舆论多把罪恶的源头归结到医院、医生、护士身上,严重影响了广大人民群众对医院、医生、护士的信任,也让广大医护工作者心寒。2007年广东省一项调查报告显示,多数医护人员把导致医患关系紧张的主要原因归咎于媒体。

2. 医疗体制和法律制度不完善 医疗卫生体制改革,将医院推向市场,带来了新的经营理念、服务方式,也产生了新的问题。很多医院的科室在市场竞争中追逐经济利益的最大化,千方百计压缩开支,于是缩减护理编制成为某些目光短浅者的选择。在职护理人员超负荷运转,过度的身心疲劳影响了工作表现,引起患者及家属的不满,也是行为及语言伤害的一个原因。我国的法律制度正在逐步完善中,但目前对于各类医疗工作中的行为及语言伤害,尚缺乏完善的法律规章制度。

（四）医院环境因素

医疗服务与社会需求之间的矛盾,日益增多的患者与医疗资源严重不足、分布不均的矛盾;医疗费用上涨与医疗保障不够造成的看病难、看病贵问题;医院缺少相应设备、仪器资源,人力资源配置不合理,缺少明确的暴力管理条例,以及无效的暴力管理(如保安服务、监控系统及警报等不完善)和不适当的医疗环境(如病房环境及制度是否完善)都会直接导致行为及语言伤害的发生。有研究显示,暴力事件多发生在医护人员繁忙、患者病重或患者长时间等待的情况下。

三、行为与语言伤害的预防措施

（一）护理人员层面的预防措施

1. 提高专业技术水平及沟通能力 随着现代医疗水平的迅速发展,在诊疗活动中,患者不仅要求疾病的治愈和躯体的康复,还要求在心理、精神、预后等各方面得到康复,这对医生、护士的专业技术水平和沟通技巧提出了更高要求。护士应当定期接受业务培训和考核,不断学习进步。全面拓宽护理人员的知识面,提高护士的文化底蕴,使护士的知识结构能够顺应医学模式的转变。鼓励和督促护士订阅各类护理书刊,参加学术讲座、交流会、提高班和进修班等学习。让护士不断学习新知识、新技术,不断提高自身的综合能力。

2. 提高自我防护意识和能力 护士是护理职业防护工作的主体,要充分认识到职业中的危害因素,增强自身的防护意识和能力。定期学习医疗卫生相关的法律、法规及发生的有关案例,懂得在护理中如何运用法律手段维护护患双方合法权益,满足对方合理要求。

（二）卫生行政主管部门和医院层面的预防措施

1. 正确认识护理工作的价值,提高护理人员的待遇和社会地位 护理人员在维护和促进人们的健康工作中发挥着越来越重要的作用。各级行政主管部门和医院管理层应充分认识护理工作的价值,合理提高护士的待遇和社会地位,使社会尊重护理工作,尊重护理人员,减少伤害事件的发生。

2. 加强制度和法律支持 政府的支持是保障护士职业安全的关键要素。政府主管部门和医院管理层应提供必要的承诺和支持,包括零容忍政策、评估分析现存的或潜在的危险因素、制定预防与控制措施、组织安全和健康培训等。创建文化意识,积极引导、鼓励并支持护士上报行为及语言伤害事件,建立合理的赔偿与惩处制度。此外,我国对护士职业防护的立法尚不完善,国家和政府应加强对护士的立法保障,提供必要的法律咨询。通过法律和制度减少行为及语言伤害,建立和谐的医院治疗及护理环境。

3. 加强风险管理 医院应加强风险管理,如完善医院监控手段、对行为及语言伤害事件个案进行风险评估、对于高风险工作人员提供个人防护装备、实施护理安全预案等。合理配置护士人力资源,保证有足够的人力资源供给,使护士保持良好的精神心理状态。开展护士心理认知疗法,增进护士的心理健康,针对不同的个体,采取不同的干预措施。制订定期放松活动计划,这样一方面可起到放松精神促进健康的作用,另一方面也增加了社会交往,锻炼了护士的应变能力。

4. 加强安全保卫水平 医院应重视安全保卫工作,加大安保力度,建立来访者的登记管理程序,定期调查评估物理工作环境并加以控制,如照明、监控摄像机、蜂窝电话、恐慌按钮、报警系统等。同时与当地治安部门做好联系,确保发生严重伤害事件时警察能及时赶到现场。

（三）加强护理职业防护教育与培训

1. 职业防护的在校教育 护理教育工作者应重视职业健康,在各个教育层次都应积极开设职业防护课程。在校教育阶段的职业防护教育比较系统,对护理人员的职业防护意识和能力的培养意义重大。护理教育工作者要从完善学科体系的角度出发,积极开设职业防护课程,及早培养护理人员的职业防护意识和能力。

2. 职业防护的继续教育与培训 护理职业的危害因素是不断发展变化的,不同的社会条件下,护士遭遇的伤害类型不同。护理教育者和管理者要定期组织预防和应对行为及语言伤害等职业防护的理论和技能培训课程,通过继续教育或培训的形式,教会护士评估和识别可能发生的行为及语言伤害的信号及自身保护方法,并不断纳入新的内容,以适应新的职业防护的政策和策略。此外,定期对护理人员进行相关政策、制度方面的培训,包括行为与语言伤害的预防、报告制度以及支持系统流程的培训。

（四）正确引导社会舆论导向

联合网络、报纸、杂志等多种传媒的力量,宣传普及卫生常识,减少人们保健和就医过程中不必要的曲折,增加对医护工作的理解和尊重,减少由于误解和冲动等原因导致的行为及语言伤害。媒体应客观报道医疗工作,加大对护理工作的正面宣传,使人们正确认识护理事业,塑造良好的社会舆论环境,增进人们对护理工作的理解和信任。

四、行为与语言伤害的应急处理

行为及语言伤害一旦发生,各方面应本着分清是非、惩恶扬善的原则及时处理。对于受害人员和全体护理人员,一个及时、公正的处理结果能起到心理安慰的作用,增强职业安全感。而严厉惩治不法行为对于弘扬社会正气、建设法治社会有着积极的促进作用。

（一）护理人员的应对

（1）确定或寻找一个可使自己随时逃离现场的线路或出口。不要单独与有暴力倾向的人待在一起,不要让患者或家属夹在自己和门的中间,以免挡住离开的通道。更不要背对着患者,使可能施暴者离开你的视线。

（2）不要紧逼患者或家属的空间,也不要碰到患者,与他们保持 0.46～1.2 m 的距离。而且不要让患者产生你会随时侵犯他的私人空间的想法或念头,否则会增加他们的愤怒。

（3）保持自己的情绪稳定和呼吸平缓，真诚地表现出愿意倾听患者及家属的意见或建议，愿意为其提供帮助的态度，建立信任感。

（4）对于患者或家属不正确的表达，不要急于争执、辩护、对质或批评。让他们有足够的时间表达抱怨与不满。不失时机地、有选择性地作出一些回答。

（5）试着澄清误解，承认患者令人信服的怨言。用简洁的语言与之交流，以表达关心并提供切实可行的解决问题的方法。

（6）当患者或家属大声谩骂时，不要试着与他们谈话或对话，任其发泄或抱怨，用倾听与沉默应答。当与他们对话时要保持镇静，讲话的语速不宜过快，语调不宜过高，声音不宜过大或过小。

（7）在与患者或家属的交谈或接触中，一旦发现其有暴力倾向时，应尽早防范，并尽快提醒每一位有可能接触患者或家属的护理人员言语与工作都要加倍小心。同时，应该高度重视患者及其家人对治疗护理的反应和满意度，及时征询意见或建议并予以答复。

（8）护理人员要敢于面对执业中的行为及语言伤害，勇于维护自身权利。遭受伤害行为后注意保存现场，固定证据，积极寻找合理合法的途径解决问题。

（二）医院的应对

医院针对可能发生的严重的行为与语言伤害要建立相应的处置流程或预案，及时、正确处理，减少损失，保证医护人员安全。

1. 现场应急处理 一旦发生较严重的行为与语言伤害，第一目击者拨打保卫科电话求助或拨打"110"报警电话报警，以最有效、最快的方式预警全院医护人员、患者，并向医院办公室或总值班人员及院长报告情况。事发现场或最近科室负责人在组织科室人员做好自我保护的同时，尽力疏导现场人员转移至安全区域，将事件损害降到最低，并尽可能地稳控现场局面等待保安和民警到来。

2. 启动应急处置预案 医院办公室或行政总值班接到报警通知后，做好组织协调工作，立即按照职责开展工作。安保人员在公安部门赶到之前，利用警械，尽力制止犯罪行为，与歹徒周旋，规劝其终止犯罪或采取有效措施阻止犯罪行为，全力保护好现场医护人员和其他患者。

第一时间内同时汇报区卫生局，根据现场具体情况迅速向公安、救护、消防等有关部门、单位求援。

如有人员伤亡，人员救护组要提供及时有效的救护，把伤员就近转移至安全地点实施救治，并通知受伤人员家属。

警方到来后，医院协助警方阻止暴力行为的最后实施。

3. 善后处理 医院应负责保护好现场，配合警方调查取证，并做好受伤医患的安抚工作，及时对受伤人员进行心理干预和疏导。

医院应认真对待护理人员遭受的伤害事件，尽力支持受害人员的维权行为。医院相关部门和组织应积极与媒体沟通，同时报上级主管部门及区宣传部门协调，正确引导舆论导向。

各职能科室各负其责，及时恢复正常的医疗工作秩序。

对事件经过、原因分析、损失及伤亡情况、处理结果、整改情况、责任追究情况等进行分析和经验总结。

五、行为与语言伤害的案例分析

（一）护士行为与语言伤害的案例

某医院儿科急诊室，因近期暴发流感，就诊患儿人数剧增，一对父母抱着一名 8 个月的患儿至当日值班分诊护士小张处称其儿子高烧不退，自测体温 39.5 ℃，哭闹，需要提前就诊。护士小张观察患儿情况，发现患儿精神尚可，病情稳定，遂告知患儿家属再次复测体温，耐心排队等候。患儿父母情绪激动，指责护士小张不负责任，耽误孩子治疗，要求提前进入诊室，言语中辱骂小张。小张告知家属急诊就诊患儿多，大家都着急，但需按照挂号顺序排队就诊。双方发生争吵，患儿父亲突然抬脚向小张踢去，小张被踢中腰部倒地，患儿父亲又冲上前扇其耳光。事后护士小张至门诊检查发现，全身多处软组织损伤，右膝半月板损伤，韧带受损。

问题：

（1）此案例中行为与语言伤害发生的原因有哪些？

（2）如何预防行为与语言伤害？

（二）分析提示

行为与语言伤害发生的原因包括以下四个方面。

（1）患者及家属方面的因素：包括患者及家属的一般情况，患者及家属卫生知识的缺乏和维权意识的增强，疾病导致的患者生理及心理变化，就医过程中的不良体验。

（2）护士自身的因素：包括自我防护意识差，防护能力差，护士自身态度和素质问题。

（3）社会环境因素：包括社会舆论导向，医疗体制和法律制度不完善。

（4）医院环境因素。

针对其发生的原因，行为与语言伤害的预防措施从以下四个方面开展。

（1）护理人员层面的预防措施：包括提高专业技术水平及沟通能力，提高自我防护意识和能力。

（2）卫生行政主管部门和医院层面的预防措施：包括正确认识护理工作的价值、提高护理人员的待遇和社会地位，加强制度和法律支持，加强风险管理，加强安全保卫水平。

（3）加强护理职业防护教育与培训：包括加强职业防护的在校教育和继续教育与培训。

（4）正确引导社会舆论导向。

第三节 工作疲惫感的职业危害与防护

 案例 5-3

护士小王，是某三级甲等医院重症监护室的新护士，小王实习时，工作积极上进，表现优异被护士长看中，遂留在重症监护室工作。刚毕业工作的半年，小王斗志满满，充满热情。但半年过去了，小王发现工作并不像自己所想的那样：重症监护室患者病情危重，变化快；护士上夜班多，工作压力大；自己作为新护士对业务不熟悉，经常不能准时下班；还要用休息时间接受各种新护士的培训、考核等。辛辛苦苦照顾患者，有时患者的病情还是不断恶化，甚至去世。小王觉得很挫败，上班总觉得提不起精神，也不喜欢与患者、同事交流。

问题：

1. 护士小王出现了什么情况？

2. 导致她出现此种情况的原因有哪些？

3. 对此种情况如何控制和干预？

一、概述

（一）概念

工作疲惫感（job burnout），又称工作疲溃感、工作倦怠、职业耗竭等，是一种强烈而持久的由工作压力造成的一种无助、无望的心理体验。最早是美国临床心理学家 Freudenberger 在 1974 年研究心理应激时提出的，是对工作中心理、情感和人际关系压力源的持续应激状态。美国学者 Maslach 于 1981 年对工作疲惫感下了一个被广泛引用的定义：工作疲惫感多发生于从事服务行业的人员，是个人在工作环境中产生的情绪反应，体现为情绪疲惫感（emotional exhaustion）、去人格化（depersonalization）和个人成就感下降（reduced personal accomplishment）。其中情绪疲惫感被认为是工作疲惫感的核心，表现出身心俱疲、丧失工作积极性的征象，是工作压力导致的工作行为和态度改变的结果，往往出现于工作疲惫感的第一步。缺乏社会支持、工作要求高等是情绪疲惫感的最重要影响因素。去人格化是失去工作热情后的消极状态，表现为对服务对象漠不关心、缺少同情心、反应冷淡等，是疲惫感的外在表象，其产生受个人因素、环境因素的共同影响。个人成就感下降则是指个体感觉工作不能体现自我价值，或者觉得自己碌碌无为、一无所成。

护理工作是一种脑力和体力并举、与人的健康及生命密切相关的工作。护理工作者经常面对各种危机、突发及多变的情况，涉及护士与患者、家属、医生及其他护士等复杂的人际关系。护理工作需要护士日夜轮流值班，影响日常生活规律。护理工作的这些特点决定了这是一个具有高强度、高压力的专业性工作，易产生工作疲惫感。国内有研究发现，中国护士中高度工作疲惫感发生率达 59.1%，工作疲惫感已经成为影响我国护理人员身心健康的重要因素。工作疲惫感不仅影响护理工作质量，而且会影响护士职业生涯规划。

（二）工作疲惫感的形成过程

工作疲惫感不是短期内快速产生的，它以潜在的方式缓慢形成，并具有一定的规律和发展阶段。工作疲惫感的形成大致经过以下几个阶段。

1. 蜜月阶段 刚刚进入职场的新人，怀着对职业的渴求和美好的向往，往往充满热情和激情，情绪饱满，精力充沛，对周围的一切都感到新奇、兴奋且没有疲惫感。这一阶段的个体对工作充满新鲜感，觉得通过工作其需求、愿望可以得到满足和实现，乐于全身心投入工作，为组织做贡献，并有充沛的精力和一定的工作满意度，希望通过自己的努力干出一番事业。此时，来自工作的压力与要求是一种动力，而不是刺激，并把这些压力看成是对自己的一种新的挑战。个体开始积极地学习并形成应对工作压力的技巧，同时保持着原始的冲动和激情。如果工作中取得成功，而且有能力胜任工作，人际关系处理得妥当，蜜月阶段就能持续较长时间。

2. 调试阶段 调试阶段是职业过程中开始出现透支的阶段。个体有一种模糊、朦胧的失落感，工作的热情在逐渐消失。工作中的压力，加上枯燥、单调、重复让个体认识到工作难以满足其期望中的需求,开始感到困惑、失落,怀疑自己的能力。最初工作热情开始慢慢减退,最初的理想逐渐被现实所替代。继而开始出现疲惫或抑郁,但这些症状每天持续的时间不会太长(如几分钟或几十分钟)。精力也不像以前(蜜月阶段)那样整天充沛,思维的敏捷性不如从前,对周围事情的兴趣有所降低,工作热情及效率也开始降低,但仍然能较好地完成任务。

3. 早期警告阶段 早期警告阶段指的是压力信号通过身体对个体发出警告。个体不仅对工作缺乏热情、缺少工作动力、内心的焦躁不安也不时地出现,而且出现失眠、头痛、消化不良、精神紧张、厌烦、焦虑、愤怒等生理或精神上的征兆。压力信号的出现,就是一种警示,意味着个体需要采取一定的措施缓解压力,积极应对来自工作中的压力。此时需要得到同事、朋友、亲人、领导等的帮助,否则就容易陷入工作倦怠的泥潭。

4. 慢性症状阶段 慢性症状阶段也是职业倦怠的早期症状阶段。此阶段,个体感到疲乏无力,精神不振,工作热情丧失,工作效率开始降低,工作业绩随之下滑,工作中失误不断,来自内心深处的恐惧感增强。此时,个体的疲劳感已经不能通过睡眠或其他休息方式得以消除,如睡醒以后疲乏不减。身体的症状变得更加明显,且持续时间更长,其中以间歇性的头晕、气短、心跳加快、血压变化最为常见。情绪上的疲惫逐渐明显,时常感到心力交瘁,自信心不足,开始出现情绪低落、兴趣下降、容易激惹等现象。此阶段必须及时处理,否则很快会进入工作倦怠的症状明显期。

5. 症状明显阶段 症状明显阶段是指工作倦怠的发生已经不可避免,与工作倦怠相关的心理和生理症状已经出现。此阶段的个体,已经很难把精力放在工作上,时常以一种愤世嫉俗、玩世不恭、麻木不仁的态度对待工作,感到工作毫无意义,甚至对未来感到一片茫然。根据工作倦怠的严重程度,可分为以下几个类型(或阶段)。①严重症状阶段:指的是个体深感苦恼,慢性的挫折感和不满情绪渗入整个生活之中,身心的症状变得严重且越来越多。去医院做许多检查,却查不出任何躯体的疾病。各种问题都让人感到困扰,并伴随着担忧和抑郁。②危机阶段:指的是个体已经失去了工作的动力和愿望,但是又不得不坚持工作。此时,个体内心充满悲观和愤世嫉俗,想要摆脱这些消极情绪但却无能为力。有的人只好无奈地应付自己的工作,有的人则选择离开自己所从事的行业。③精力耗尽阶段:指的是个体已耗尽精力,感到对生活无能为力,不能控制自己的生活,变得完全失调,彻底崩溃。在这一阶段,个体的心理与职业功能均出现严重障碍,往往出现焦虑症、抑郁症等心理障碍,有些人的职业生涯将永远终止,也有人选择用自杀来结束自己的生命。

二、工作疲惫感的发生原因

(一)工作和职业特征因素

1. 工作负荷 由于人们对医疗卫生服务的需求日益增长,而护士又普遍缺编,使得护士工作呈超负荷状态,加上频繁倒班,扰乱了护士的日常生活规律,对护士生理及心理功能、家庭生活及社交活动有不良影响。工作量大使护士加班成为经常的事情,长期超负荷的工作,加之轮班工作制度带来的应激,使护士压力过大,出现焦虑、排斥等情绪,产生工作疲惫感。

2. 工作性质 护士工作经常面临许多临床上的突发情况、急症抢救、生离死别及各种疾病的威胁,临床上患者病情变化多端,不确定因素多,护士必须及时观察患者的病情,并迅速做出反应,这些都增加了护士的工作压力。

3. 工作要求 医疗本身的不确定性,临床护理的繁重、琐碎,使护理工作呈现高风险性。

担心差错事故是护士的工作压力源之一,如果护士在工作中出现差错事故,如在注射或发药中出错,会威胁到患者的身心健康,护士必须为此承担相应的责任;护理工作中存在的职业安全问题,如生物性危害(被细菌、病毒等感染)、化学性危害(如甲醛、环氧乙烷、消毒液、抗肿瘤药、臭氧等造成的危害)、物理性危害(如 X 射线造成的危害)、环境性因素危害(如各种废气排放、噪声干扰等) 等,给护士带来很大的心理压力。

4. 工作人际关系　护理过程中涉及护士与患者、家属、医生及其他护士等复杂的人际关系,在协调这些人际关系中会使护士产生工作压力。由于护患关系的特殊性,护士对护理工作的结果负有法律责任,因此护士在处理护患关系中,也存在一定的压力。特别是近年来,医疗机构和医护人员面临信任危机,患者及家属往往以一种质疑的态度对待护理工作,使得护患关系更难以处理。个体间或上下级间关系较差,相互信任和支持不良,是造成职业紧张的重要因素。有些护士之间容易产生小矛盾、小摩擦,人际关系处理难度大。我国目前的护士长群体以经验型为主,缺乏先进的管理理念,往往走向过于威严或者过于温和的某个极端,上下级之间的信任和支持有待提高。

5. 工作环境　医院是一个充满焦虑、变化和沟通障碍的场所,这种环境带来的许多强烈刺激既影响患者又影响卫生工作者;许多致病因子(如细菌和病毒)、核放射的威胁、拥挤的工作空间及令人不愉快的气味,都是护士不得不应对的不良环境因素。护士多为女性,感情细腻,同情心强。患者的病情加重或突然死亡,会对护士造成心理冲击。长期处于负性情绪的包围中,护士情绪受到影响而低落、悲观。

(二)个人因素

1. 人口统计学变量　研究发现,年龄、性别、婚姻状况、教育程度等人口统计学变量会对工作疲惫感产生影响。小于 30 岁的年轻人比年龄大的人更容易产生工作疲惫感,男性在疏离感上的发生率高,而女性在耗竭维度上发生率高,已婚人士比未婚人士的工作疲惫感发生率低,教育程度高的人工作疲惫感更高,身体素质好的人出现工作疲惫感的可能性相对较小。

2. 个性特征　个性特征包括兴趣、气质、性格、智力等方面,是人的遗传素质与成长环境相互作用的结果,它使心理过程带有个人色彩。目前研究比较多的是气质、性格、行为类型与健康的关系。研究发现具有以下个性特征的个体更容易产生工作疲惫感。

(1)A 型性格:A 型性格的人,具有成就动机强,争胜好强,急躁、缺乏耐性,易激动,追求高等特点;常常给自己设立过高的目标,对工作寄予过高的期望;过强的竞争意识,使他们经常处于戒备状态,挑战压力极限;此外由于长期、持续的紧张状态使其身体状况也处于一种亚健康状态,因而容易产生工作疲惫感。

(2)外控型人格:外控型的人较容易顺从外在压力,更容易受外在事件的控制和影响,特别是当工作环境压力增加和人际关系紧张时,更容易导致工作紧张,进而出现工作疲惫感。

(3)消极思维模式:这类人具有以偏概全、绝对化、糟糕至极的思维模式等特点,职业过程中则常习惯采取非此即彼和以偏概全的思维模式分析问题,不能正确地估计困境,相信宿命论,认为是命运的安排,是不可避免的,因而容易走向极端,故也容易发生工作倦怠。

(4)神经质特质:具有焦虑、敌对、抑郁、责任意识和情绪不稳定等类似神经质特征的个体。这类人群,由于受个人特质的影响,不善于释放和自我排解,且情绪不稳定、不成熟,常常带有冲动行为,容易失控,不计后果,故而容易产生工作倦怠。

(5)性格内向:此类性格的人也较容易产生工作倦怠。因为性格内向的人一般不善于人际交往,不擅长表达自己的需求和烦恼,自信心不足,甚至自卑。因此,这些人群缺乏强有力的社会支持系统来应对职业中的各类问题,易产生挫折感和沮丧感,容易陷入倦怠之中。

自尊水平与工作疲惫感的发生有密切关系,自尊水平是工作疲惫感的显著预测因素,工作疲惫感也会降低或损害个体的自尊水平。自我效能感高低与工作疲惫感的发生呈负相关,即自我效能感越低的人越容易发生工作疲惫感,且症状也重。

3. 工作观念 工作态度和工作期望等因素也是影响工作疲惫感的重要个体因素。随着医疗技术的日新月异,护理学科的迅速发展,很多护理人员认识到知识技术更新的必要性,感觉到竞争的激烈,忙碌的工作和生活又使其无暇学习,形成心理上的压力。另外,受个人兴趣、护理工作性质、社会地位等因素的影响,部分护理人员不热爱本职工作,对科室任务敷衍了事,态度不积极,工作现实与理想状态之间的差距构成心理冲击。

工作满意度对疲惫感的发生也有一定影响。工作动机得到充分激励,在工作岗位上受到关心和尊重,同事之间和上下级之间能相互交流和支持等,有利于激发个体的工作热情,调动积极性,增加工作满意度,克服工作带来的疲劳感。受社会因素及个人因素的影响,目前我国护理人员的工作满意度不高。在工作压力增大时相对更容易产生疲劳感,长期持续的疲劳感可转变为工作疲惫感。

个体期望值与工作疲惫感的关系是"U"形曲线关系,过低的期望值和过高的期望值都容易导致工作疲惫感的发生。

4. 心理知识的缺乏 我国的心理卫生专业人员不足,人们对心理医生的重视不足,需要护理人员个人具备一定的心理学知识和应对技巧,以缓解工作生活中众多压力源造成的冲击。而传统的教育对心理学重视不足,护理人员缺乏必要的心理学知识和心理应对能力。在面对压力时,不能充分运用各种防卫机制保护自己。

（三）组织因素

1. 组织特征 研究表明,组织的领导风格、奖惩方式、工作自主性、决策参与机会以及组织中的价值观等变量会对工作疲惫感产生影响。此外,组织结构的正式化、升迁制度和薪酬赏罚体系等都对个体的工作倦怠水平产生影响。与护士越来越高的工作要求相比,护士的工资待遇一直在低水平徘徊。与医生相比,护士的奖金、福利等也较差。此外,受社会政策的影响,我国护理继续教育系统起步晚,护士接受继续教育的机会以及参加各类培训和学术会议较少,与医生频繁的学术交流、学历提升形成明显的对比。面对激烈的社会竞争,护士的学习积极性都很高,对业务、职称的提高和发展都很关心。缺乏培训和教育机会,晋升困难等对护士的职业价值等产生影响,成为职业紧张的重要原因。

2. 组织文化 组织文化可以划分为精神层面、制度层面和物质层面三个层次。良好的组织文化能为个体提供物质支持、精神支持和环境条件,能够团结工作人员,增强个体的集体荣誉感及参与意识,较少产生工作疲惫感。不良的组织文化,容易使工作人员钩心斗角、人心不齐,从而容易产生工作疲惫感,甚至导致工作疲惫感在组织中的传染、辐射。同时,当组织文化与员工的自身价值取向不协调时,个体价值得不到认可,员工也往往容易产生工作倦怠。

（四）社会因素

1. 社会环境因素 技术的进步、知识的更新、社会竞争的压力以及经济结构的变迁等,都可能给个体带来巨大压力。工作和生活的压力太大,会直接导致个体对生活和工作产生倦怠。社会整体价值观与工作疲惫感的发生密切相关。当社会整体价值观倾向于重视某一职业时,从事这一职业的个体较少出现工作倦怠。当个体价值观与社会价值观一致时,个体较少发生工作倦怠。当个体价值观与社会整体价值观不一致时,社会整体价值观会左右个体的价值观,如果个体不愿意放弃自己原有的价值体系,此时就可能产生心理冲突,而容易出现工作倦怠。

长期以来护士在人们心目中的形象就是打针、发药,护理工作者的社会地位较低,患者对医生和护士的态度反差明显,造成护士强大的心理落差,感觉自己不受尊重,工作不被理解,产生自卑和失落感。

2. 社会支持 应对资源指的是个体从工作中和工作以外得到的理解和支持,是职业紧张的缓冲因素。丰富的应对资源,有利于减轻紧张反应,减少工作疲惫感的发生。社会支持系统是其中的重要内容。社会支持系统是应对压力的有效资源。良好的社会支持系统,有利于维持良好的情绪,并在个体面对压力时提供保护,减少工作疲惫感的发生。缺乏社会支持容易使个体缺乏归属感,导致工作疲惫感。

三、工作疲惫感的危害评估

(一)工作疲惫感的危害

1. 对个体的危害 工作疲惫感对个体的危害主要表现在以下方面。

(1)生理方面。睡眠质量下降,严重者还会出现失眠或嗜睡、食欲下降甚至呕吐、胃肠功能紊乱、性功能减退、肌肉酸痛、头痛等慢性疲劳综合征的表现;可能导致血压升高、血糖升高、免疫功能下降,使个体身体素质减弱而容易患病;特别是容易发生冠心病、高血压病、糖尿病、消化性溃疡病、皮肤瘙痒症、肿瘤等心身疾病。

(2)心理方面。降低人们的心理健康水平和生活质量,使个体感到疲倦、压抑、心神不宁,注意力涣散,记忆力下降,思维迟缓,自尊感下降,甚至有自杀念头。工作疲惫感会增加神经症和抑郁症的发生率。

(3)社会功能。工作疲惫感会使个人成就感下降,工作热情严重丧失;人际关系冷漠,以一种消极的态度对待同事及服务对象;使人适应社会的能力下降,个人幸福感降低。

2. 对家庭的危害 首先,工作疲惫感影响与家人的关系,容易出现矛盾,导致家庭关系紧张,破坏家庭氛围,使家庭生活不和谐,严重影响家庭成员的生活质量。其次,有工作疲惫感的护士往往缺勤率或离职率高,从而影响家庭经济收入。再次,工作疲惫感严重者会伴有焦虑、抑郁等心理问题或心理障碍,甚至可能患精神障碍,从而给家庭带来精神负担和经济负担。此外,工作疲惫感严重者往往有过度吸烟或酗酒等不良生活习惯,生活也缺乏规律性,这些都将给家人增加额外的心理负担,从而影响家庭和谐以及家庭成员的生活质量。

3. 对组织的危害 工作疲惫感具有一定的传染性和辐射性。当个体情绪不佳时,很容易将满腹的牢骚和低迷的情绪传染给他周围的人,而工作中的人际摩擦也会影响、辐射其他人的工作心情。例如一个医护人员有工作疲惫感,不仅会影响其他医护人员的工作积极性,而且会影响组织的效率,久而久之,会影响组织文化。工作疲惫感可能导致护士缺勤、更换部门、离职,从而影响整个团体工作协调性、计划性。而对服务对象的漠不关心可能导致差错事故频繁出现,工作效率降低,使患者得不到高质量的护理,严重者会导致医疗事故而离职。

(二)工作疲惫感的评估量表

1. 工作倦怠量表(maslach burnout inventory, MBI) 由 Maslach 和 Jackson 等开发的 MBI 应用最为广泛,包括 MBI-Human Service Survey(MBI-HSS)、MBI-Educator Survey

(MBI-ES)和 MBI-General Survey(MBI-GS),其中适用于护士群体的是 MBI-HSS。该问卷由 Maslach 等人于 1986 年在对人际工作者进行访谈和调查的基础上设计而成。该量表共 22个条目,包括三个维度,分别为情感耗竭、去人格化和个人成就感下降。在随后的研究中,Maslach 等人对先前提出的理论模型进行了修改,将原来的三个维度改为情感耗竭、消极怠慢和无效能感。我国李永鑫等对该量表进行了汉化。

2. 倦怠量表(burnout measure,BM) BM 由 Pines 和 Aronsen(1988)研制,最初称为厌倦量表。BM 将工作疲惫感看作是一维的结构,工作疲惫感被定义为一种生理、精神、心理的衰竭状态。与 MBI 不同的是,BM 不仅仅是特指工作,而是包括生活的各个方面,该量表包括21 个条目,采用 Likert 7 点式计分法。

3. 护士工作倦怠量表(nursing burnout scale,NBS) 西班牙学者 Moreno-Jiménez 等认为护士工作疲惫感是工作环境、人格特征和对压力源不同的应对方式三方面交互作用的结果,并据此编制了 NBS。NBS 共有 174 个条目,其核心量表包括 5 个内容,即护士日常工作中常见的压力源、人格特征、应对方式、工作倦怠,以及描述倦怠的护士的生理与心理因素。使用者可根据不同的研究目的抽取其中相应的条目开展调查。量表采用 Likert 4 点式计分法,得分越高说明倦怠程度越高。

四、工作疲惫感的控制与干预

(一)组织干预

1. 增加护理人员编制,避免超负荷工作及超时工作 护士的缺编,增加了护士的工作量,严重地影响护理质量。医院应切实执行卫生部门关于护理编制的规定,增加临床护理人员数量,减少或取消一些非护理工作,如取药、送标本、领取物品等,以避免护理人力资源的浪费。在增加护理人员的同时,要注意护士整体素质的培养,以提高护理质量和护理工作效率。临床上经常有护士在下夜班或休息时间被通知到单位参加会议、业务学习、技术培训等,这在一定程度上增加了护士的负担。医院应采取灵活多样的会议精神传达、业务学习和操作培训方式,尽力避免护士因此而加班加点。

2. 完善用人制度,建立公平合理的薪酬体系 医疗工作和护理工作的分工不同,但医生和护士都是医疗服务的提供者。医院应规范护理人员的使用、培养、选拔等程序,使每一位护理人员都能够有一个公正合理的竞争平台。建立公平合理的薪酬体系和奖励制度,给予护士合理的期望,激发护士的工作热情,提高其对组织及管理者的满意度。

3. 合理安排劳动时间 轮班工作不可避免,但合理的安排可以降低夜班劳动带来的负面效应。职业医学认为,上一个或两个夜班以后即轮换其他班次,避免连续上夜班;每次夜班后保证 24 h 的休息时间;上夜班时有一定的休息时间,可以最大限度降低轮班劳动的疲劳感。管理者正确认识作业能力变化的规律,灵活、合理组织劳动时间,增加夜间值班人数,能避免轮班劳动引起的护理职业紧张。对于工作量、时间变化较大的科室,可以安排机动人员或灵活安排工作时间,提高 8 h 内的时间利用效率。

4. 提高护士的社会地位 社会的认可和尊重有利于激发护理工作者的自豪感、责任感,使护士全身心地投入到护理工作中。通过各种形式的社会舆论,大力宣传和树立护理队伍中的先进典型,推动全社会尊重护士的良好风尚。提高护理人员的社会地位,创造一个尊重护士的社会环境,有助于实现护士的工作价值感,增强应对工作疲劳的动力。

5. 提供职称晋升、教育和培训机会 适当放宽护士职称的晋升条件,为护士创造自我实现和职业发展的机会,可以影响护士的工作热情、主观能动性和成就感,减少职业倦怠。护士参加继续教育和学术会议,可以增加对学科发展前沿和国内外同行情况的了解,带来工作变革的方向和动力。医院应制定切实可行的政策鼓励护士接受继续教育和培训,提供更多的继续深造机会,加强业务学习,培养高层次的护理人员,尽可能地为她们创造机会,发挥潜能,增强自信心,稳定护理队伍。

6. 营造以人为本的管理氛围 有研究发现,护士有很大一部分压力来自他们的上级,最直接的就是护士长。护士长在管理过程中,要转变观念,逐步将管理方法从"单项灌输,机械检查型"转变为"双向沟通,耐心指导型"。要善于发现每个护士的优点和进步,并及时给予赞扬和鼓励。护士长的赞扬可使护士感到上级对自己的关注及自己工作的被认可,能增加自信,提高士气。国外研究者认为管理者越支持护理工作,组织赋予护士的权力越大,个体的自主决策性越强,倦怠的水平就越低。在护理管理工作中,管理者要不断完善自己的管理技巧,鼓励护士们积极参与组织管理,并给予更多的工作自主权,这样可以充分发挥护士的主观能动性,增强自信心,使每个人都有成就感。

7. 建立和发展支持系统 医疗服务团队明确分工而又配合默契的良好合作关系,可以帮助护士释放压力,工作中的矛盾和差错事故发生率就会大大减少,自然降低了情感耗竭,加深了团队的归属感。医院应制定出相应的制度和措施,建立护士自己的支持组织,如护士专业培训中心、护士娱乐活动中心、护士心理咨询室等。在此护士可以参加适当的文体活动和专业知识培训,加强身体素质锻炼,提高业务能力。

（二）个人调适

1. 培养积极乐观的精神 积极乐观的精神,是战胜疲劳的基础和关键。在工作和生活中,很多压力不可避免,但调整心态,以积极乐观的态度对待,可以缓解压力引起的身心反应,甚至激发变压力为动力的信念,使压力成为个人发展的机遇。

2. 建立合理的职业期望 护理工作是一项庄严而神圣的职业,护士应对护理职业的特点和要求有正确的认识,树立客观的职业观,建立合理的职业期望和目标,对自己的能力勿估计过高而脱离现实,正确对待失败与挫折。

3. 提高身体和心理健康水平 面对职业压力,护士应加强自身专业素质的培养,注重自身心理素质的培养,提高自己应对各种压力的能力,善于化解各种矛盾,以一种豁达、乐观的心态来应对工作生活中的问题,建立良好的人际关系,保持身心健康。

4. 学会更多的方式应对压力 面对工作压力带来的身心紧张,护士要学会更多的应对压力的方法和技巧,尽快改善自己不快乐的情绪和心身疲劳的症状,如休息,倾诉,消遣娱乐,锻炼身体等。如果通过自身调节仍不能改善情绪和心身疲劳状态,应及时寻求社会支持,如家庭、朋友、同事、组织或专业人士的帮助。

五、工作疲惫感危害的案例分析

（一）护士工作疲惫感的案例

护士小王,是某三级甲等医院重症监护室的新护士,小王实习时,工作积极上进,表现优异被护士长看中,遂留在重症监护室工作。刚毕业工作的半年,小王斗志满满,充满热情。但半年过去了,小王发现工作并不像自己所想的那样:重症监护室患者病情危重,变化快;护士上夜班多,工作压力大;自己作为新护士对业务不熟悉,经常不能准时下班;还要用休息时间接受各种新护士的培训、考核等。辛辛苦苦照顾患者,有时患者的病情还是不断恶化,甚至去世。小王觉得很挫败,上班总觉得提不起精神,也不喜欢与患者、同事交流。

问题:

(1) 护士小王出现了什么情况?

(2) 导致她出现此种情况的原因有哪些?

(3) 对此种情况如何控制和干预?

(二) 分析提示

护士小王出现了工作疲惫感,是在工作过程中以潜在的方式缓慢形成的,其形成大致经过蜜月阶段、调试阶段、早期警告阶段、慢性症状阶段、症状明显阶段。

导致工作疲惫感出现的原因可以从如下几方面分析。

(1) 工作和职业特征因素:工作负荷、工作性质、工作要求、工作人际关系、工作环境。

(2) 个人因素:人口统计学变量、个性特征、工作观念、心理知识的缺乏。

(3) 组织因素:组织特征、组织文化。

(4) 社会因素:社会环境因素、社会支持。

针对工作疲惫感产生的原因,其控制和干预可从以下几方面分析。

(1) 组织干预:增加护理人员编制,避免超负荷工作及超时工作;完善用人制度,建立公平合理的薪酬体系;合理安排劳动时间;提高护士的社会地位;提供职称晋升、教育和培训机会;营造以人为本的管理氛围;建立和发展支持系统。

(2) 个人调适:培养积极乐观的精神;建立合理的职业期望;提高身体和心理健康水平;学会更多的方式应对压力。

本章重点提示

1. 护理人员心理社会性危害的发生因素。

2. 护理人员心理社会性危害的临床表现。

3. 行为与语言伤害的发生原因。

4. 工作疲惫感的发生原因及危害评估。

5. 行为与语言伤害的预防及处理措施。

6. 工作疲惫感的控制与干预方法。

能力检测

A1 型题

1. 护士心理社会性危害的生理反应不包括下列哪项?(   )

A. 头痛   B. 血压降低   C. 失眠

D. 消化不良   E. 体重失衡

2. 护士心理社会性危害发生因素中的工作性质因素不包括下列哪项?(   )

A. 工作内容的压力   B. 工作负荷大   C. 社会评价低

D. 轮班制工作   E. 工作要求高

3. 行为与语言伤害发生的患者及家属方面的原因不包括下列哪项?(   )

A. 文化程度 　　　　　　　B. 舆论导向 　　　　　　　C. 性格

D. 身体状况 　　　　　　　E. 经济负担

4. 下列哪项不是行为与语言伤害卫生行政主管部门和医院层面的预防措施?（　　　）

A. 提高护士的专业技术水平 　　　　　B. 提高护士的社会地位

C. 加强制度和法律支持 　　　　　　　D. 建立来访者的登记管理程序

E. 实施护理安全预案

5. 工作疲惫感的核心是（　　　）。

A. 情绪疲惫感 　　　　　　B. 丧失工作积极性 　　　　　　C. 去人格化

D. 个人成就感下降 　　　　　E. 无意义感

6. 工作疲惫感的早期症状阶段是哪个阶段?（　　　）

A. 蜜月阶段 　　　　　　　B. 调试阶段 　　　　　　　C. 慢性症状阶段

D. 早期警告阶段 　　　　　E. 症状明显阶段

7. 下列哪种个性特征的人容易产生工作疲惫感?（　　　）

A. C 型性格 　　　　　　　B. 积极思维模式 　　　　　　C. A 型性格

D. 性格外向 　　　　　　　E. 内控型人格

A2 型题

1. 护士小王,是刚工作不久的新护士,感觉工作压力大,近段时间频繁上晚夜班,经常感到肩背疼痛、脖子僵硬等,引起其症状的主要因素是（　　　）。

A. 物理性因素 　　　　　　B. 工作性质因素 　　　　　　C. 心理社会性因素

D. 化学性因素 　　　　　　E. 生物性因素

2. 护士小李,在重症监护室照护患者时,一名患者突发心室颤动,当班医护人员立即对其进行抢救,但患者仍去世了,家属赶到后认为医护人员未尽力抢救,小李在解释时一名家属挥拳打来,遭到对方一顿拳脚。造成此事件的主要原因是（　　　）。

A. 护士自身技术的问题 　　　　　　　B. 护士沟通能力不足

C. 患者家属方面的因素 　　　　　　　D. 人力资源配置不足

E. 医疗体制因素

3. 急诊新护士小刘,刚工作时,对护士工作充满了憧憬,但工作一段时间后发现现实并不如自己想象的美好,感觉工作压力大,患者对护士的尊重不够,工作热情减退,而且出现失眠、头痛、消化不良、精神紧张等情况,护士小刘可能处于工作疲惫感的哪个阶段?（　　　）

A. 蜜月阶段 　　　　　　　B. 调试阶段 　　　　　　　C. 慢性症状阶段

D. 早期警告阶段 　　　　　E. 症状明显阶段

第五章能力检测答案

扫码看课件

第六章　职业防护的相关技术

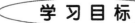

学习目标

素质目标：

1. 理解职业防护对护理职业生涯的重要意义。
2. 正确认识自我防护对患者及社会的重要意义和价值。

知识目标：

1. 了解不同个人防护用品的适应证。
2. 熟悉医疗废物处理操作流程。
3. 掌握手卫生规范。
4. 掌握标准预防的概念和实施原则。
5. 掌握分级防护的概念和防护要求。

能力目标：

1. 能掌握个人防护永平的规范应用技术。
2. 能正确应用和实施分级防护技术。

　　工作环境的特殊性导致医务人员在日常工作中会面临各种职业危害，如物理危险因素、化学危险因素、生物危险因素、心理损害等。因此，护士应具备对各类职业危害因素的认识、辨别和处理的基本能力，同时提高自身防范意识和掌握防护的相关技术。在日常工作中，充分利用现有条件，落实标准防护措施，在保障患者安全的同时，也要确保自身的职业安全。

第一节　标准预防与分级防护

案例 6-1

　　某医院 ICU 主班护士接到检验科报告：××床痰培养结果显示耐甲氧西林金黄色葡萄球菌（MRSA）（＋），该护士立即告知科室主任、护士长、床位医生以及床位护士。床位护士在接到通知后，在患者床头挂上接触隔离标识，同时准备专人使用的体温计、消毒剂、洗手液、隔离衣、吸痰用水放于床旁。

问题：

1. 该案例中所采用的标准防护和分级防护措施有哪些？

2. 案例中护士所采取的防护措施是否有不足之处，哪些方面还需要完善？

一、标准预防

（一）标准预防的概念

标准预防是指医务人员将所有患者的血液、体液、分泌物、排泄物以及被其污染的物品均视为具有传染性的病原物质，医务人员在接触这些物质时均需要进行隔离，采取有效防护措施。标准预防在全球范围内被认为是预防和控制院内感染，保护医护工作者、患者及公共安全的最基本也是最行之有效的方法，1996 年美国实施标准预防，我国则于 1999 年引入，并于 2000 年编入卫生部（现更名为国家卫生健康委员会）颁布的《医院感染管理规范（试行）》中。

标准预防的基本特点如下。

（1）既要防止血源性疾病的传播，也要防止非血源性疾病的传播。

（2）强调双向防护，既防止疾病从患者传至医务人员，又防止疾病从医务人员传至患者。

（3）根据疾病的主要传播途径，采取相应的隔离措施，包括接触隔离、空气隔离和微粒隔离。

标准预防措施包括：①手卫生：洗手和手消毒；②使用个人防护用品：在预期可能接触到血液、体液、分泌物、排泄物或其他潜在传染性物质时，正确地使用个人防护用品，包括手套、口罩、防护面罩、隔离衣、帽子等；③及时正确地处理污染的医疗器械、器具、织物和环境。

（二）标准预防的实施原则

（1）标准预防针对为所有患者实施操作的全过程，不论患者是否确诊或可能感染传染性疾病均应采取标准预防。

（2）护理人员在进行可能接触患者血液、体液或分泌物的操作时，必须戴手套，若手部皮肤破损，需戴双层手套；进行有可能发生血液、体液或分泌物飞溅到医务人员面部的操作时，必须戴具有防渗透性的口罩、防护眼镜；进行有可能发生血液、体液或分泌物大面积飞溅污染身体的操作时，必须穿戴具有防渗透性的隔离衣或者围裙。

（3）采取一切预防锐器伤的措施：进行侵袭性诊疗、护理操作过程中保证充足的光线，特别注意防止被针头、缝合针、刀片等锐器刺伤／划伤；尽可能选用具有安全性能的注射器、输液器、留置针等；禁止使用后的一次性针头重新套上针帽；禁止用手直接接触使用后的针头、刀片等锐器；使用后的锐器应直接放入耐刺、防渗漏的利器盒。

（4）戴手套操作过程中，应避免已经污染的手套触摸清洁区域或物品；保证废弃物的正确处理，运输废弃物的工作人员必须戴厚质乳胶清洁手套，处理体液废弃物必须戴防护眼镜。

（三）标准预防的措施

（1）洗手：接触血液、体液、排泄物、分泌物及可能的污染物时，脱手套后要洗手或使用快速手消毒剂洗手。

（2）手套：当接触血液、体液、排泄物、分泌物及破损的皮肤黏膜时应戴手套；手套可以防止医务人员把自身手上的菌群转移给患者；手套可以预防医务人员变成传染微生物的媒介，即防止医务人员将从患者或污染环境中带入的病原在人群中传播。在接触两名患者之间一定要更换手套;戴手套不能代替洗手。

（3）面罩、护目镜和口罩:戴口罩及护目镜也可以减少患者的体液、血液、分泌物等传染性物质飞溅到医护人员的面部。

（4）隔离衣:穿隔离衣为防止被传染性的血液、分泌物、渗出物、飞溅的水和大量的传染性材料污染。脱去隔离衣后应立即洗手,以避免给其他患者和环境造成污染。

（5）可重复使用的设备:①可重复使用的医疗用品和医疗设备,在用于下一个患者时根据需要进行消毒或灭菌处理。②处理被血液、体液、分泌物、排泄物污染的仪器设备时,要防止工作人员皮肤和黏膜暴露、工作服的污染,以防止将病原微生物传播给其他患者和污染环境。③需重复使用的利器,应放在防刺的容器内,以便运输、处理和防止刺伤。④一次性使用的利器,如针头等放置在防刺、防渗漏的容器内进行无害化处理。

（6）物体表面、环境、衣物与餐饮具的消毒:①对医院普通病房的环境及床栏、床边、床头桌、椅、门把手等经常接触的物体表面定期清洁,遇污染时随时消毒。②在处理和运输被血液、体液、分泌物、排泄物污染的被服、衣物时,要防止医务人员皮肤暴露、污染工作服和环境。③可重复使用的餐饮具应清洗、消毒后再使用,隔离患者尽可能使用一次性餐饮具。④重复用的衣服置于专用袋中,运输至指定地点进行清洗、消毒,并防止运输过程中的污染。

（7）在急救场所需要复苏时,用简易呼吸囊（复苏袋）或其他通气装置代替口对口人工呼吸方法。

（8）医疗废物应按照国家颁布的《医疗废物管理条例》及其相关法律法规进行无害化处理。

（9）接触传播指通过接触而传播疾病,接触传播是医院感染主要而常见的传播途径,一般包括直接传播和间接传播。对确诊或疑似感染了接触传播病原微生物（如肠道感染、多重耐药菌感染、皮肤感染等）的患者,在进行标准预防的基础上,还应采用接触传播隔离预防。

（10）空气传播是指病原微生物经由悬浮在空气中的微粒（粒径小于 $5~\mu m$）气溶胶来传播的方式,这种微粒能在空气中悬浮较长时间,并可随气流飘浮到较远处,所以可造成多人感染,甚至导致医院感染暴发流行。因此,患者所处的环境需要屏蔽,可使用单人房间、专门的空气处理系统和通风设备防止空气传播。医务人员和进入该环境的人员应使用呼吸道保护装置。如果患者确诊或疑似感染了经空气传播的疾病,如结核病、流行性脑膜炎、腮腺炎、水痘、麻疹、肺鼠疫、肺出血热等,在标准预防的基础上还要采用空气传播的隔离预防。

二、分级防护

分级防护是指医务人员应根据在工作时接触不同疑似传染病患者或临床确诊传染病患者,以及操作导致感染的危险性程度,采取适宜的防护措施。

（一）一般防护

（1）适用范围:适用于普通门（急）诊、普通病房的医务人员。

（2）防护要求:应严格遵守标准预防原则,工作时穿工作服、戴工作帽、戴外科口罩,认真执行手卫生。

知识拓展三

（二）一级防护

（1）适用范围:发热门（急）诊的医护人员;对禽流感疑似或确诊病例的密切接触者及病

死禽的密切接触者进行医学观察和流行病学调查的人员。

（2）防护要求：穿工作服、隔离衣，戴帽子，穿工作鞋、工作裤，戴医用防护口罩和医用乳胶手套；每次实施防治处理后，应立即进行手清洗和消毒。穿防护用品顺序为：穿工作服、工作鞋→手清洗或手消毒→戴一次性隔离帽→戴防护口罩→穿一次性隔离衣→戴医用乳胶手套。

（三）二级防护

（1）适用范围：进入医院污染区的人员；采集疑似病例、确诊病例咽拭子的人员；处理患者污染物、排泄物的人员；处理患者使用过的物品和死亡患者尸体的人员以及转运患者的医务人员和司机。

（2）防护要求：穿工作服、工作鞋、工作裤，戴工作帽，外罩一层防护服或隔离衣，戴防护眼镜和医用防护口罩（离开污染区后更换），戴医用乳胶手套、穿鞋套。每次实施防治处理后，应立即进行手清洗和消毒。穿防护用品顺序为：穿分体式工作服和拖鞋→手清洗或手消毒→戴一次性隔离帽→戴防护口罩→穿防护服→戴一次性乳胶手套→换隔离鞋→穿一次性鞋套，此时可在半污染区工作；进入污染区，需要再穿一次性隔离衣→戴一次性乳胶手套→穿鞋套；对患者实施近距离操作时，戴防护镜。

（四）三级防护

（1）适用范围：确定禽流感可由人传染人时，对患者实施近距离治疗操作（如气管插管、气管切开）的医务人员或尸体解剖的人员。

（2）防护要求：穿普通工作服、工作鞋、工作裤，戴工作帽，外罩一层防护服或隔离衣，戴乳胶手套，穿鞋套，戴正压面罩或全面型呼吸防护器。

（五）注意事项

（1）医用防护口罩可以持续使用 6 h，如遇污染或潮湿应及时更换。

（2）离开隔离区前应对佩戴的护目镜进行消毒。

（3）接触多个同类传染病患者时，隔离衣可连续使用。

（4）隔离衣被患者血液、体液、分泌物污染时，应及时更换。

（5）隔离区工作人员应每日监测体温两次，超过 37.5 ℃时，及时就诊。

三、案例分析

（一）护士标准防护的案例

某医院 ICU 主班护士接到检验科报告：××床痰培养结果显示耐甲氧西林金黄色葡萄球菌（MRSA）（＋），该护士立即告知科室主任、护士长、床位医生以及床位护士。床位护士在接到通知后，在患者床头挂上接触隔离标识，同时准备专人使用的体温计、消毒剂、洗手液、隔离衣、吸痰用水放于床旁。

问题：

（1）该案例中所采用的标准防护和分级防护措施有哪些？

（2）案例中护士所采取的防护措施是否有不足之处，哪些方面还需要完善？

（二）分析提示

自 1961 年首次发现 MRSA 以来，它已成为医院感染重要的革兰阳性菌，并且多重耐药现象日益严重。一旦发现患者感染,应按照危急值进行报告,科室接到报告应首先报告科主任、护士长,医生开出隔离医嘱,及时进行隔离治疗,并在 24 h 之内填卡上报医院感染管理科。在实行标准预防的基础上,采取接触性隔离,将患者单间隔离,严格按照手卫生要求进行手部清洗与消毒。

第二节　个人防护用品

案例 6-2

实习护士小王,下周将去发热门诊实习,她很担心被未知的病菌传染,于是提前去发热门诊一探究竟。刚走到预检台,她就见到了"全副武装"的带教老师,老师微笑着说:"穿上这样一层'保护屏障',是不是安心不少?"

问题:

1. 带教老师穿了一层怎样的"保护屏障"?

2. 如果你是小王,你安心了吗? 你还有问题问带教老师吗?

一、个人防护用品概述

个人防护用品是用于保护医务人员避免接触感染性因子的各种屏障用物,包括口罩、帽子、护目镜、防护面罩、隔离衣、防护服、防水围裙、手套、胶鞋等。适宜的个人防护用品在正常工作条件下,在有效期内使用能够有效阻止血液或其他潜在传染性物质渗透或者污染医务人员的工作服、便服、内衣、皮肤、眼睛、口腔或其他黏膜。

(一) 口罩

应根据不同的操作要求选用不同种类的口罩。

1. 纱布口罩(图 6-1)　纱布口罩是能保护呼吸道免受有害粉尘、气溶胶、微生物及灰尘伤害的防护用品。在进行一般诊疗活动时,可佩戴此口罩。纱布口罩应保持清洁,每天更换、清洁、消毒,遇污染时及时更换。

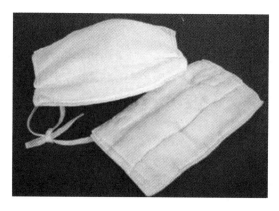

图 6-1　纱布口罩

2. 外科口罩(图6-2) 外科口罩是能保护医务人员避免受到血液、体液和飞溅物等传染性物质传播疾病的防护用品。一般用于医疗门诊、实验室、手术室等高要求环境或护理免疫功能低下患者、进行体腔穿刺等操作时。医用外科口罩只能一次性使用,遇潮湿或污染时应立即更换。

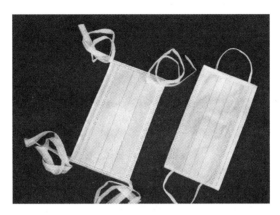

图6-2 外科口罩

3. 医用防护口罩(图6-3) 医用防护口罩是能阻止经空气传播的直径≤5 μm感染因子或近距离(<1 m)接触经飞沫传播的疾病而发生感染的防护用品。一般接触经空气传播或近距离经飞沫传播的呼吸道传染病患者时,应佩戴此口罩。在以下情形下应立即更换医用防护口罩。

(1)受到患者血液、体液以及其他感染性因子污染时。

(2)口罩被损坏时。

(3)明显的呼吸阻力增加时。

(4)污染较重的工作环境会导致比较高的过滤负荷,所以N-系列口罩的使用时限仅可延长到8 h,包括持续或间断使用。

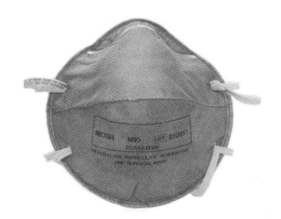

图6-3 医用防护口罩

(二)帽子

帽子分为布类帽子和一次性帽子。能防止工作人员的头发、头屑散落或头发被污染。布制帽子应保持清洁,每次或每天更换与清洗。一次性帽子应一次性使用。被患者血液、体液污染时,应立即更换。医务人员进入污染区或洁净环境前、进行无菌操作时均应戴帽子。

（三）护目镜

护目镜是防止患者的血液、体液、分泌物等具有感染性的物质进入人体眼部的防护用品（图6-4）。一般用于可能发生患者血液、体液、分泌物等喷溅的操作以及近距离接触经飞沫传播的传染病患者时。每次使用后应清洁与消毒。

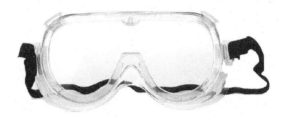

图6-4 护目镜

（四）防护面罩

防护面罩是防止患者的血液、体液、分泌物等具有感染性物质溅到人面部的防护用品（图6-5）。一般用于可能发生患者血液、体液、分泌物等喷溅的操作以及近距离接触经飞沫传播的传染病患者时。如为呼吸道传染病患者进行气管切开、气管插管等近距离操作时，应使用全面型防护面罩（图6-6）。每次使用后应清洁与消毒。

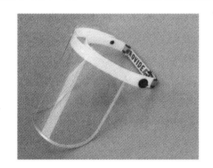

图6-5 防护面罩

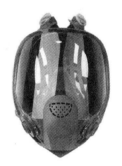

图6-6 全面型防护面罩

（五）隔离衣

能保护医务人员避免受到血液、体液及其他感染性因子污染，或用于保护患者避免感染的防护用品。隔离衣可分为布类隔离衣（图6-7）和一次性隔离衣（图6-8）。隔离衣一般用于：①接触经接触传播的感染性疾病患者（如传染病患者、多药耐药菌感染患者）；②对患者实行保护性隔离，如接触大面积烧伤患者时；③防止受到患者血液、体液、分泌物、排泄物等喷溅时。布类隔离衣应每日更换，如有潮湿或内面污染，应立即更换。一次性隔离衣应一次性使用。

（六）防护服

防护服是临床医务人员在接触甲类或按甲类传染病管理的传染病患者时所穿的一次性防护用品。医用防护服多采用无纺布材料，穿脱方便，全连体（图6-9），前开口，结合部严密，袖口、脚踝口为弹性收口。防护服具有防水、抗静电、隔菌效果好、无皮肤刺激性等特点。防护服一般用于：①接触甲类或按甲类传染病管理的传染病患者；②接触经空气传播或飞沫传播的传染病患者；③可能受到患者血液、体液、分泌物、排泄物喷溅时。

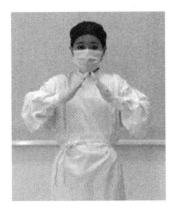

图 6-7　布类隔离衣

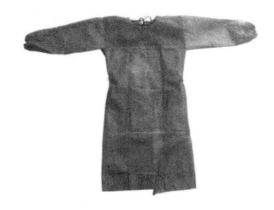

图 6-8　一次性隔离衣

（七）防水围裙

防水围裙能保护医务人员避免受到患者的血液、体液、分泌物及其他污染物喷溅，医务人员在进行复用医疗器械的清洗时也应穿防水围裙(图 6-10)。防水围裙可分为重复使用的围裙和一次性使用的围裙。重复使用的围裙每班使用后应及时清洗与消毒，如有破损或渗透时应及时更换。一次性使用围裙应一次性使用，受到明显污染时应及时更换。

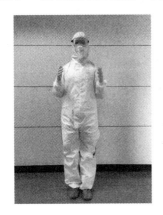

图 6-9　连体防护服

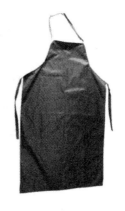

图 6-10　防水围裙

（八）手套

手套是保护医务人员的手避免受到血液、体液和其他感染性物质污染或防止病原体通过医务人员的手传播疾病和污染环境的用品(图 6-11)。应根据不同操作的需要选择合适种类和规格的手套。接触患者的血液、体液、分泌物、排泄物、呕吐物及污染物品时，应戴清洁手套。进行手术等无菌操作、接触患者破损皮肤黏膜时，应戴无菌手套。一次性手套应一次性使用，如有破损，应立即更换。

（九）胶鞋或鞋套

胶鞋或鞋套是防止患者的血液、体液、分泌物等具有感染性的物质污染工作人员的足部时所穿的防护用品。医务人员在进行复用医疗器械的清洗时应穿胶鞋(图 6-12)。从潜在污染区进入污染区时和从缓冲间进入负压病室时应穿鞋套。应在规定区域内穿鞋套，离开该区域时应及时脱掉，发现破损时应及时更换。鞋套应具有良好的防水性能并一次性使用。

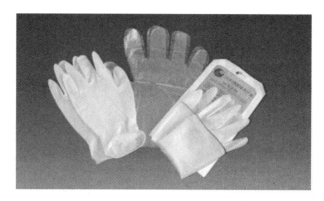

图 6-11　各类手套

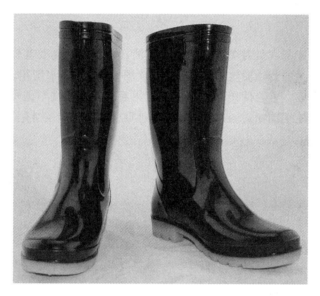

图 6-12　胶鞋

二、个人防护技术的案例分析

（一）护士防护技术的案例

实习护士小王,下周将去发热门诊实习,她很担心被未知的病菌传染,于是提前去发热门诊一探究竟。刚走到预检台,她就见到了"全副武装"的带教老师,老师微笑着说:"穿上这样一层'保护屏障',是不是安心不少?"

问题:

1. 带教老师穿了一层怎样的"保护屏障"?

2. 如果你是小王,你安心了吗?你还有问题问带教老师吗?

（二）分析提示

工作人员进入发热门诊,必须根据标准预防的原则穿隔离衣,戴口罩、工作帽及手套,换工作鞋,穿鞋套。操作时严格执行各项消毒隔离制度。防护用品有很多,应根据具体的环境、病例选择合适的防护用品,并进行正确的使用、维护和处置。

第三节 个人防护技术

案例 6-3

实习护士小王,进入发热门诊的第二天,就接诊到一例疑似人感染高致病性禽流感的病例,患者被护送到了隔离病房。小王很好奇,于是她询问带教老师以下问题:

1. 医务人员进入隔离病房前,要做哪些准备工作?
2. 如何正确穿脱防护用品?
3. 如何进行卫生手消毒?

一、手卫生技术

手卫生技术可彻底地去除手部皮肤污垢、减少病原微生物数量,有效控制感染的发生。手卫生包括洗手、卫生手消毒和外科手消毒。

手卫生规范
——洗手

(一)洗手

1. 概念 洗手是指医务人员用肥皂(皂液)或洗手液等及流动水,去除手部皮肤的污垢及致病菌的过程。当手部有肉眼可见的污染物应用该方法洗手。临床上,医务人员在接触患者前后、进行各项操作前后、接触患者周围环境及物品后均需洗手。

2. 操作步骤

(1)用物准备:流动水洗手设备(以非手触式水龙头为佳)、肥皂液或洗手液、毛巾或纸巾或干手器、污物桶。

(2)评估环境、用物及自身准备。

(3)洗手:

① 湿润双手:取下手表;打开水龙头,使流动水充分淋湿双手(图 6-13(a))。

② 取皂液(洗手液):取适量皂液或洗手液于掌心。

③ 揉搓双手:掌心相对,手指并拢,相互揉搓(图 6-13(b));手心对手背沿指缝相互揉搓,交换进行(图 6-13(c));掌心相对,双手交叉指缝相互揉搓(图 6-13(d));弯曲手指使关节在另一手掌心旋转揉搓,交换进行(图 6-13(e));右手握住左手大拇指旋转揉搓,交换进行(图 6-13(f));将五个手指尖并拢放在另一手掌心旋转揉搓,交换进行(图 6-13(g));螺旋式揉搓手腕,交换进行(图 6-13(h))。认真揉搓双手至少 15 s。

④ 流水冲净:在流动水下彻底冲净双手,使水从腕部流向指尖彻底冲净。

⑤ 擦干双手:用毛巾或一次性纸巾擦干双手或用干手器烘干双手。

3. 注意事项

(1)洗手时身体勿靠近水池,以免溅湿工作服。

(2)肥皂液应每日更换,擦手巾应保持清洁,一用一消毒。

(3)流水冲洗时,腕部要低于肘部,使污水流向指尖。

(4)手部不佩戴戒指等饰物,以免影响清洗效果。

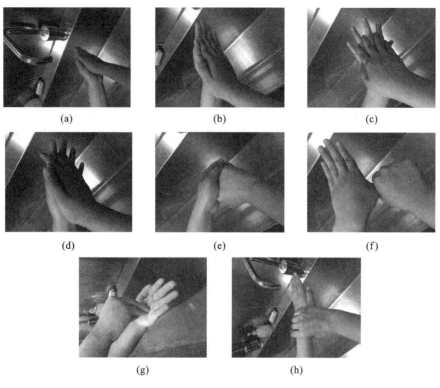

图 6-13　洗手

（二）卫生手消毒

1. 概念　卫生手消毒是指医务人员用速干手消毒剂揉搓双手以减少手部暂居菌的过程。当手部没有肉眼可见的污染物时,宜使用该方法代替洗手。

2. 操作步骤

（1）用物准备:速干手消毒剂。

（2）评估环境、用物及自身准备。

（3）消毒:

① 取消毒剂:取适量的速干手消毒剂于掌心(图 6-14)。

② 揉搓双手:方法同洗手法揉搓双手的步骤。

3. 注意事项

（1）手消毒剂应符合国家有关规定,宜使用一次性包装、无异味、无刺激性的手消毒剂。手消毒剂在有效期内方可使用。

（2）揉搓时保证手消毒剂完全覆盖手部皮肤,直至手部干燥。

（3）医务人员在接触患者的血液、体液、分泌物以及被传染性致病微生物污染的物品时或直接为传染病患者进行检查、治疗、护理或处理传染病患者污物后,应先洗手,再进行卫生手消毒。

（三）外科手消毒

1. 概念　外科手消毒是指外科手术前医务人员用肥皂(皂液)或洗手液和流动水清洁双手,再用手消毒剂消毒双手,从而达到清除或者杀灭手部暂居菌和减少常居菌的过程。

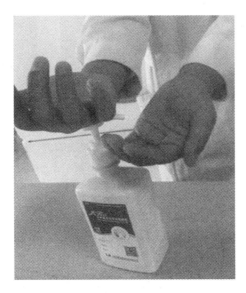

图 6-14 取消毒剂

2. 操作步骤

（1）用物准备：流动水洗手设备、非手触式水龙头、肥皂液或洗手液、无菌巾、清洁指甲用品、揉搓用品、免冲洗手消毒剂、计时装置、污物桶等。

（2）评估环境、用物及自身准备。

（3）洗手：

① 湿润双手：摘除手部饰物、修剪指甲（图 6-15）；打开水龙头，流动水充分淋湿双手、前臂及上臂下 1/3。

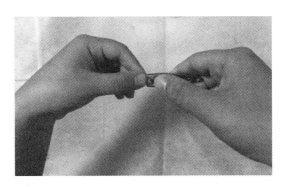

图 6-15 修剪指甲

② 取皂液（洗手液）清洗、揉搓：取适量皂液或洗手液清洗双手、前臂和上臂下 1/3 处，并按六步洗手法彻底揉搓双手、前臂和上臂下 1/3 处（图 6-16）。清洁双手时，应注意清洁指甲下的污垢和手部皮肤的皱褶处。必要时，可用无菌软毛刷或海绵等清洁指甲、指甲缝和皮肤褶皱处。

③ 流水冲净：用流动水彻底冲净双手、前臂和上臂下 1/3 处的皂液。

④ 擦干双手：用无菌巾擦干双手、前臂和上臂下 1/3 处（图 6-17）。

（4）消毒双手：取适量的免冲洗手消毒剂涂抹至双手的每一个部位、前臂和上臂下 1/3 处，并彻底揉搓直至消毒剂干燥。顺序为：取消毒剂于一掌心，手指尖于该掌心内搓洗（图

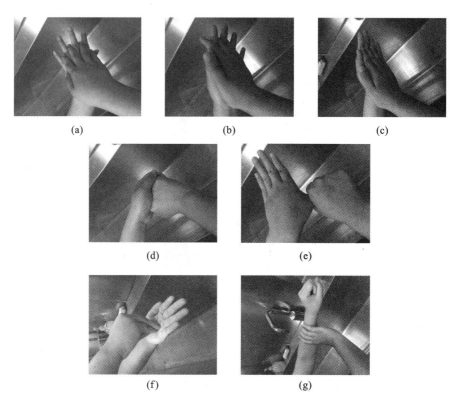

图 6-16　洗手流程图

6-18)→用剩余的手消毒剂均匀涂抹于另一手上直至上臂下 1/3(图 6-19)→取消毒剂,换手交换以上流程→取消毒剂,掌心相对揉搓→手心对手背沿指缝相互揉搓,交换进行→掌心相对,双手交叉指缝相互揉搓→弯曲手指使关节在另一手掌心旋转揉搓,交换进行→右手握住左手大拇指旋转揉搓,交换进行→将五个手指尖并拢放在另一手掌心旋转揉搓,交换进行→揉搓双手腕部,直至消毒剂干燥。

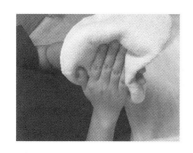 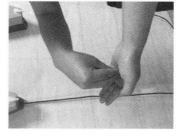 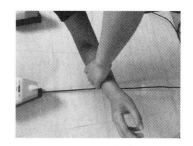

图 6-17　擦干双手　　　　图 6-18　手指尖于掌心内搓洗　　　　图 6-19　涂抹消毒剂

3. 注意事项

(1) 不应戴假指甲,指甲长度不超过指尖,保持指甲和指甲周围组织的清洁。

(2) 在整个手消毒过程中应保持双手位于胸前并高于肘部,冲洗时使水由指尖流向肘部。

(3) 手消毒剂的取液量、揉搓时间及使用方法遵循产品的使用说明。

(4) 不同患者手术之间、手套破损或手被污染时,应重新进行外科手消毒。

二、戴手套

(一) 操作步骤

(1) 用物准备：一次性无菌手套包、洗手用物、污物桶。

(2) 评估环境、用物及自身准备。

(3) 戴手套：

① 核对检查：核对手套袋外的手套号码、灭菌日期,检查有无潮湿及破损。

② 取戴手套：打开外包装,取出手套内包放操作台上。一只手掀起手套内包开口处,另一只手捏住两只手套翻折部分,取出手套。

③ 戴手套：一手伸入手套内,对准五指戴上(图 6-20(a)、图 6-20(b)),用戴手套的手伸入另一只手套翻折部的内面(手套外面),同法将手套戴好(图 6-20(c)、图 6-20(d))。

④ 调整手套：将手套翻折部翻上套在工作衣袖口上(图 6-20(e)),双手交叉对合调整手套位置,使指端充实(图 6-20(f))。

(4) 脱手套：

① 外脱手套：用戴手套的手捏住另一只手套腕部外面(污染面的边缘)翻转脱下。

② 内脱手套：戴着手套的手握住脱下的手套,已脱下手套的手插入另一只手套内面(清洁面),将手套向外翻转脱下(图 6-20(g))。

③ 丢弃处理：用手捏住手套的清洁面丢入医疗废物容器内。

④ 洗手。

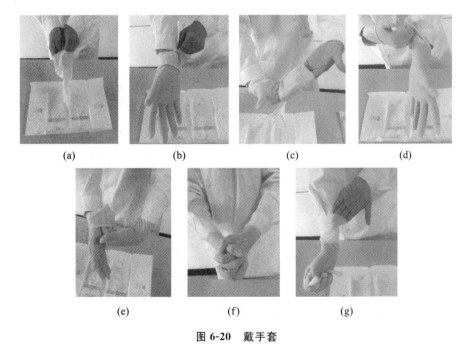

图 6-20 戴手套

(二) 注意事项

(1) 戴无菌手套时,应避免手套外面(无菌面)触及任何非无菌物品。未戴手套的手不可触及手套的外面,已戴手套的手不可触及未戴手套的手或另一只手套的内面(非无菌面)。

(2) 操作时发现手套破损时,应及时更换。

（3）诊疗护理不同的患者应更换手套。

（4）操作完成后脱去手套，应按规定程序与方法洗手。戴手套不能代替洗手，必要时进行手消毒。

三、口罩、护目镜及面罩的应用

（一）口罩的应用

1. 操作步骤

（1）用物准备：外科口罩、医用防护口罩、洗手用物、污物桶。

（2）评估环境、用物及自身准备。

（3）外科口罩的佩戴方法：

① 取戴口罩：洗手后取出外科口罩，有金属条鼻夹的一端在上，将口罩罩住鼻、口及下巴，口罩下方带系于颈后，上方带超过耳系于头顶中部。

② 调整位置：将双手指尖放在鼻尖上，从中间位置开始，用手指向内按压并逐渐向两侧移动，根据鼻梁形状塑造鼻夹，调整系带的松紧度。

（4）医用防护口罩的佩戴方法：

① 取戴口罩：洗手后取出医用防护口罩，一手托住防护口罩，有鼻夹的一面背向外（图6-21（a））。将防护口罩罩住鼻、口及下巴，鼻夹部位向上紧贴面部（图6-21（b））。用另一只手将下方系带拉过头颈，放在颈后双耳下（图 6-21（c））。再将上方系带拉至头顶中部（图6-21（d））。

② 调整位置：将双手指尖放在金属鼻夹上，从中间位置开始，用手指向内按鼻夹，并分别向两侧移动和按压，根据鼻梁的形状塑造鼻夹（图6-21（e））。

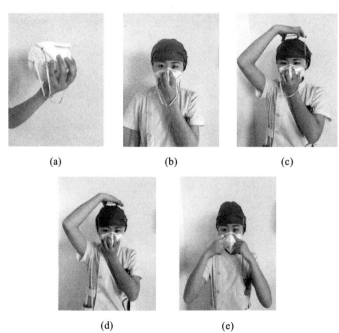

(a) (b) (c)

(d) (e)

图 6-21 佩戴医用防护口罩

③ 密合性检查：将双手完全盖住防护口罩，快速呼气，观察防护口罩有无隆起，是否漏

气。若鼻夹附近有漏气,应调整鼻夹位置;若四周漏气,调整到不漏气为止。

(5)脱口罩的方法:

① 摘下口罩:洗手后解开口罩系带,先解开下面的系带,再解开上面的系带。

② 丢弃处理:用手紧捏住口罩的系带丢至医疗废物容器内。

③ 洗手。

2. 注意事项

(1)口罩用完后,立即取下,不可悬挂在胸前,取下时手不可接触污染面。

(2)不应一只手捏鼻夹。

(3)医用外科口罩只能一次性使用。口罩潮湿后或受到患者血液、体液污染后,应及时更换。

(4)每次佩戴医用防护口罩进入工作区域之前,应进行密合性检查。

(二)护目镜及防护面罩的应用

1. 操作步骤

(1)用物准备:护目镜、防护面罩、洗手用物、污物桶。

(2)评估环境、用物及自身准备。

(3)戴护目镜及防护面罩的方法:检查护目镜的清晰度,检查护目镜或防护面罩有无破损、佩戴装置有无松懈,戴上护目镜或防护面罩,调节舒适度。

(4)摘护目镜及防护面罩的方法:

① 摘下护目镜或防护面罩:捏住靠近头部或耳朵的一边摘掉。

② 使用后处理:放入指定回收处或医疗废物容器内。

2. 注意事项

(1)进行可能产生喷溅的诊疗操作时,应戴护目镜或防护面罩。使用前应检查护目镜及防护面罩的清晰度,有无破损、佩戴装置有无松懈。

(2)容易产生雾气的护目镜,可在使用前喷上防雾喷剂。

四、穿脱隔离衣技术

(一)操作步骤

(1)用物准备:隔离衣、挂衣架、消毒手的设备、污衣袋、擦手纸或避污纸。

(2)评估环境、用物及自身准备,洗手、戴口罩。

(3)穿隔离衣法:

① 取表、挽袖:取下手表,卷袖过肘。

② 取衣、检查:手持衣领取下隔离衣,使清洁面朝向自己。检查隔离衣的大小尺寸、有无破损(图6-22(a))。

③ 穿衣袖:将衣领两端向外折齐,露出袖内口,一手提衣领,另一只手伸入袖内,举手抖袖至前臂中上部露出手(图6-22(b)),换手持衣领,同法穿好另一袖,露出右手,勿接触面部(图6-22(c))。

④ 系领口:两手持衣领,由领子中央顺着边缘向后系好领扣(图6-22(d)、图6-22(e))。

⑤ 系袖扣:袖子边缘对齐扣好扣子或系带(图6-22(f))。

⑥ 系腰带:将隔离衣一边(约在腰下5cm)处渐向前拉,见到边缘后用同侧手捏住衣外面

边缘,同法捏住另一侧边缘,双手在背后将边缘对齐(图6-22(g)),向一侧折叠(图6-22(h)),并以一手按住折叠处(图6-22(i)),另一只手解开腰带活结将腰带拉至背后折叠处,在背后交叉再回到前面,将带子系好(图6-22(j))。

⑦ 扣下扣:如有下扣,半蹲身子,用一手扣好下扣(图6-22(k))。

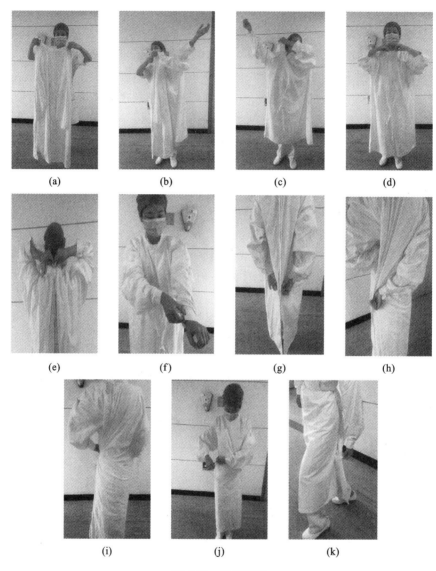

图6-22 穿隔离衣

(4)脱隔离衣法:

① 解下扣:如有下扣,半蹲身子,一手解下扣。

② 解腰带:解开腰带,在前面打一活结(图6-23(a))。

③ 解袖扣:解开袖扣或带,将衣袖上拉塞入上臂工作衣袖内(图6-23(b))。

④ 消毒手:用手刷蘸消毒液刷洗双手两次,按前臂、腕部、手背、手掌、手指、指缝、指甲顺序刷洗(范围应超过被污染的部位),每只手刷30 s,用流水冲净,再重复刷洗一次,共2 min,用消毒小毛巾或擦手纸擦干。(如执行操作时戴了手套保护双手,此时可脱下手套,先洗手,然后按卫生手消毒法消毒双手。)

⑤ 解领扣：由衣领中央顺边缘向后解开领扣（图 6-23(c)）。

⑥ 脱衣袖：一手伸入另一衣袖内，拉下衣袖裹住手（图 6-23(d)），再用裹住的手握住另一衣袖的外面将袖拉下（图 6-23(e)），双手转换逐渐从袖管中退出（图 6-23(f)）。

⑦ 整理挂衣：一手握住领子，另一只手将隔离衣两边对齐，挂在衣钩上，如悬挂在污染区，污染面向外；如悬挂在非污染区，则清洁面向外（图 6-23(g)）。

⑧ 丢弃处理：如不再使用或需要更换时，将脱下的隔离衣，清洁面向外，卷成包裹状，丢至医疗废物容器内或放入回收袋中（图 6-23(h)）。

（5）用物处理：按隔离规定处理污物，洗手、脱口罩。

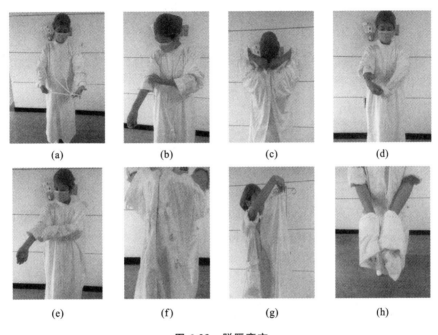

图 6-23 脱隔离衣

（二）注意事项

（1）隔离衣的长短要合适，须全部遮盖住工作服，穿前应检查有无破损。

（2）隔离衣的衣领及内面为清洁面，穿脱时勿使衣袖触及面部及衣领。

（3）隔离衣只限在规定区域内穿脱，穿好隔离衣后只能在规定区域内活动，不可进入清洁区。

（4）隔离衣应每日更换、清洗与消毒，如有潮湿、破损或内面污染，应立即更换。

五、穿脱防护服技术

（一）操作步骤

（1）用物准备：帽子、医用防护口罩、防护服、护目镜/防护面罩、手套、鞋套、洗手或手消毒用物、污物桶等。

（2）评估环境、用物及自身准备。

（3）穿防护用品程序：

① 清洁区进入潜在污染区：洗手→戴帽子→戴医用防护口罩→穿工作衣裤→换工作鞋

后→进入潜在污染区(图6-24(a))。

② 潜在污染区进入污染区:穿防护服→戴护目镜/防护面罩→戴两层手套→穿鞋套→进入污染区(图6-24(b)、图6-24(c)、图6-24(d))。

③ 穿防护服步骤:检查防护服大小是否合适,有无破损。连体或分体防护服,应先穿下装,再穿上衣,戴好帽子,最后拉上拉链。

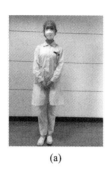
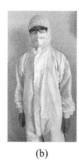
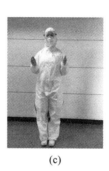
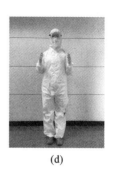

(a)　　　　　(b)　　　　　(c)　　　　　(d)

图 6-24　穿防护用品

(4)脱防护用品程序:

① 从污染区进入潜在污染区前:摘第一层手套→摘护目镜/防护面罩→脱防护服的同时脱下第二层手套→脱到裤管时连带脱出鞋套→洗手和/或手消毒→进入潜在污染区,洗手或手消毒。

② 从潜在污染区进入清洁区前:洗手和/或手消毒→脱工作服→摘医用防护口罩→摘帽子→洗手和/或手消毒后→进入清洁区。

③ 离开清洁区:沐浴、更衣→离开清洁区。

④ 脱分体防护服步骤:先将拉链拉开→向上提拉帽子使帽子脱离头部→脱袖子、上衣,将防护服污染面向里放入医疗废物袋→脱下装,由上向下边脱边卷,污染面向里脱下→置于医疗废物袋。

⑤ 脱连体防护服:先将拉链拉到底→向上提拉帽子,使帽子脱离头部→脱袖子→由上向下边脱边卷,污染面向里直至全部脱下→放入医疗废物袋内(图6-25(a)、图6-25(b)、图6-25(c))。

(5)用物处理:按隔离规定处理污物。

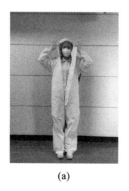
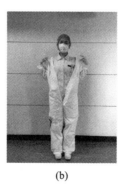
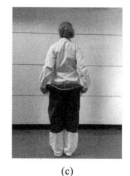

(a)　　　　　　　(b)　　　　　　　(c)

图 6-25　脱防护用品

（二）注意事项

（1）医务人员应严格执行区域划分的流程，按程序做好个人防护，方可进入病区；下班前沐浴、更衣后，方可离开隔离区。

（2）医务人员接触多个同类传染病患者时，防护服可连续应用。接触疑似患者，防护服应在接触下一个患者之间进行更换。

（3）防护服被患者血液、体液、污染物污染时，应及时更换。

（4）戴医用防护面罩或全面型呼吸防护器，应进行面部密合性试验。

六、个人防护技术的案例分析

（一）护士个人防护技术的案例

实习护士小王，进入发热门诊的第二天，就接诊到一例疑似人感染高致病性禽流感的病例，患者被护送到了隔离病房。小王很好奇，于是她询问带教老师以下问题：

（1）医务人员进入隔离病房前，要做哪些准备工作？

（2）如何正确穿脱防护用品？

（3）如何进行卫生手消毒？

（二）分析提示

疑似人感染高致病性禽流感患者需安置于有效通风的隔离病房或隔离区域内。医务人员应经过专门的培训，掌握正确的防护技术，才可进入隔离病区工作。进行操作前，应先备齐操作用物，避免穿好防护服后到清洁区取物。应遵循医务人员防护用品穿脱程序进行防护用品的穿脱，并按规定处理污物。用速干手消毒剂进行卫生手消毒。

本章重点提示

1. 标准预防的原则。
2. 分级预防的种类及原则。
3. 各类防护用品的适应证。
4. 常用职业防护技术操作。
5. 卫生手消毒的方法。
6. 正确穿脱隔离衣的方法。
7. 正确穿脱防护用品的步骤。

能力检测

A1 型题

1. 预防人类免疫缺陷病毒感染的防护措施应当遵照什么原则？（　　）

 A. 直接接触　　　　　　　　B. 一级预防　　　　　　　　C. 二级预防

 D. 三级预防　　　　　　　　E. 标准预防

2. 护士在发热门诊接诊疑似禽流感患者时，应采取的防护措施为（　　）。

 A. 一般防护　　　　　　　　B. 一级防护　　　　　　　　C. 二级防护

D. 三级预防   E. 标准预防

3. 护士在为 SARS 患者进行生活护理时,应采取的防护措施为(　　)。

A. 一般防护   B. 一级防护   C. 二级防护

D. 三级预防   E. 标准预防

4. 护士在配合医生为 SARS 患者进行气管切开操作时,应采取的防护措施为(　　)。

A. 一般防护   B. 一级防护   C. 二级防护

D. 三级预防   E. 标准预防

5. 下列情况中需要更换医用防护口罩的是(　　)。

A. 使用 2 h   B. 潮湿或污染时   C. 使用 24 h

D. 使用 8 h   E. 使用 4 h

6. 近距离接触经空气传播或飞沫传播的呼吸道传染病患者时应戴哪种口罩?(　　)

A. 纱布口罩   B. 外科口罩   C. 医用防护口罩

D. 3M 防雾霾口罩   E. 以上都可以

7. 医务人员直接为传染病患者进行检查、治疗、护理后应(　　)。

A. 先洗手,然后进行卫生手消毒   B. 用肥皂(皂液)和流动水洗手   C. 进行卫生手消毒

D. 先消毒,再用流动水洗手   E. 以上都不对

8. 卫生手消毒应遵循(　　)。

A. 取适量消毒剂,涂抹双手、前臂和上臂下 1/3,直至干燥

B. 取适量消毒剂揉搓双手,使消毒剂覆盖手部皮肤,直到手部干燥

C. 用流动水冲洗双手、前臂和上臂下 1/3,随后用消毒剂揉搓双手

D. 用清洁剂冲洗双手、前臂和上臂下 1/3,随后用消毒剂揉搓双手

E. 用清洁剂和流动水冲洗双手、前臂和上臂下 1/3,随后用消毒剂揉搓双手

A2 型题

1. 某护士,在进行诊疗护理操作时,可能会发生血液、分泌物喷溅到面部的情况,执行标准预防措施包括以下哪些防护用品的使用?(　　)

A. 口罩、帽子   B. 口罩、帽子、手套

C. 防护面罩、帽子、手套   D. 口罩、帽子、手套、防护面罩

E. 口罩、帽子、手套、隔离衣

2. 患者,男性,32 岁。因高热、咳嗽、咳痰两天来院就诊,拟 H7N9 收入隔离病房,护士在为其进行血压测量时,以下防护措施正确的是(　　)。

A. 燕帽、工作服、护士鞋、外科口罩

B. 圆帽、外科口罩、隔离衣、橡胶手套、护士鞋、鞋套

C. 圆帽、外科口罩、防护服、护目镜、双层手套、护士鞋、鞋套

D. 圆帽、N95 口罩、工作服、防护服、护目镜、双层手套、护士鞋、鞋套

E. 圆帽、全面型呼吸防护器、工作服、防护服、护目镜、双层手套、护士鞋、鞋套

3. 患者,男性,32 岁。因高热、咳嗽、咳痰两天来院就诊,拟 H7N9 收入隔离病房,患者病情恶化,呼吸衰竭,医生为其进行气管切开,以下防护措施正确的是(　　)。

A. 圆帽、工作服、鞋套、外科口罩

B. 圆帽、外科口罩、隔离衣、橡胶手套、鞋套

C. 圆帽、外科口罩、防护服、护目镜、双层手套、鞋套

D. 圆帽、N95 口罩、工作服、防护服、护目镜、双层手套、鞋套

E. 圆帽、全面型呼吸防护器、工作服、防护服、护目镜、双层手套、鞋套

4. 护士为患者周某测量血压前需要洗手,她的手部没有肉眼可见污染时,可以采用( )。

A. 速干手消毒剂消毒双手　　　B. 流动水洗手　　　　　　C. 外科手消毒

D. 无须洗手　　　　　　　　　E. 以上都正确

5. 护士小张正在巡视病房,她在下列哪项操作后需洗手后再消毒?( )

A. 离开普通病房前　　　　　　　　　　B. 为乙肝患者导尿前

C. 处理破伤风患者伤口后　　　　　　　D. 脱下无菌手套后

E. 以上都不需要

6. 护士小王要穿隔离衣进入隔离病房为患者测量血压,以下操作步骤正确的是( )。

A. 先扣袖扣,再扣领扣

B. 将腰带交叉在背后打结

C. 穿隔离衣前先检查隔离衣的大小是否合适、隔离衣有无破损

D. 穿好隔离衣后,准备血压计

E. 以上都错误

第六章能力检测答案

附录 A 护士安全与职业防护相关法律、法规制度

护士安全与职业防护相关法律、法规制度列表

序　号	法律法规名称	文　号
1	《中华人民共和国职业病防治法》	中华人民共和国主席令第四十八号
2	《医院感染管理办法》	卫生部令第 48 号
3	《医疗废物管理条例》	中华人民共和国国务院令第 380 号
4	《医务人员艾滋病病毒职业暴露防护工作指导原则(试行)》	卫医发(2004)108 号
5	《消毒管理办法》	卫生部令第 27 号
6	《中华人民共和国传染病防治法》	中华人民共和国主席令第十七号
7	《护士条例》	中华人民共和国国务院令第 517 号
8	《临床核医学放射卫生防护标准》	GBZ 120-2006
9	《医用放射性废物的卫生防护管理》	GBZ 133-2009
10	《血源性病原体职业接触防护原则》	GBZ/T 213-2008
11	《职业性传染病的诊断》	GBZ 227-2017

因前四项与本书内容相关性更强,下面主要列举前四项。后面七项供大家参考。

中华人民共和国职业病防治法(2017)

(2001 年 10 月 27 日第九届全国人民代表大会常务委员会第二十四次会议通过　根据 2011 年 12 月 31 日第十一届全国人民代表大会常务委员会第二十四次会议《关于修改〈中华人民共和国职业病防治法〉的决定》第一次修正　根据 2016 年 7 月 2 日第十二届全国人民代表大会常务委员会第二十一次会议《关于修改〈中华人民共和国节约能源法〉等六部法律的决定》第二次修正　根据 2017 年 11 月 4 日第十二届全国人民代表大会常务委员会第三十次会议《关于修改〈中华人民共和国会计法〉等十一部法律的决定》第三次修正)

第一章　总　　则

第一条　为了预防、控制和消除职业病危害,防治职业病,保护劳动者健康及其相关权

益,促进经济社会发展,根据宪法,制定本法。

第二条　本法适用于中华人民共和国领域内的职业病防治活动。

本法所称职业病,是指企业、事业单位和个体经济组织等用人单位的劳动者在职业活动中,因接触粉尘、放射性物质和其他有毒、有害因素而引起的疾病。

职业病的分类和目录由国务院卫生行政部门会同国务院安全生产监督管理部门、劳动保障行政部门制定、调整并公布。

第三条　职业病防治工作坚持预防为主、防治结合的方针,建立用人单位负责、行政机关监管、行业自律、职工参与和社会监督的机制,实行分类管理、综合治理。

第四条　劳动者依法享有职业卫生保护的权利。

用人单位应当为劳动者创造符合国家职业卫生标准和卫生要求的工作环境和条件,并采取措施保障劳动者获得职业卫生保护。

工会组织依法对职业病防治工作进行监督,维护劳动者的合法权益。用人单位制定或者修改有关职业病防治的规章制度,应当听取工会组织的意见。

第五条　用人单位应当建立、健全职业病防治责任制,加强对职业病防治的管理,提高职业病防治水平,对本单位产生的职业病危害承担责任。

第六条　用人单位的主要负责人对本单位的职业病防治工作全面负责。

第七条　用人单位必须依法参加工伤保险。

国务院和县级以上地方人民政府劳动保障行政部门应当加强对工伤保险的监督管理,确保劳动者依法享受工伤保险待遇。

第八条　国家鼓励和支持研制、开发、推广、应用有利于职业病防治和保护劳动者健康的新技术、新工艺、新设备、新材料,加强对职业病的机理和发生规律的基础研究,提高职业病防治科学技术水平;积极采用有效的职业病防治技术、工艺、设备、材料;限制使用或者淘汰职业病危害严重的技术、工艺、设备、材料。

国家鼓励和支持职业病医疗康复机构的建设。

第九条　国家实行职业卫生监督制度。

国务院安全生产监督管理部门、卫生行政部门、劳动保障行政部门依照本法和国务院确定的职责,负责全国职业病防治的监督管理工作。国务院有关部门在各自的职责范围内负责职业病防治的有关监督管理工作。

县级以上地方人民政府安全生产监督管理部门、卫生行政部门、劳动保障行政部门依据各自职责,负责本行政区域内职业病防治的监督管理工作。县级以上地方人民政府有关部门在各自的职责范围内负责职业病防治的有关监督管理工作。

县级以上人民政府安全生产监督管理部门、卫生行政部门、劳动保障行政部门(以下统称职业卫生监督管理部门)应当加强沟通,密切配合,按照各自职责分工,依法行使职权,承担责任。

第十条　国务院和县级以上地方人民政府应当制定职业病防治规划,将其纳入国民经济和社会发展计划,并组织实施。

县级以上地方人民政府统一负责、领导、组织、协调本行政区域的职业病防治工作,建立健全职业病防治工作体制、机制,统一领导、指挥职业卫生突发事件应对工作;加强职业病防治能力建设和服务体系建设,完善、落实职业病防治工作责任制。

乡、民族乡、镇的人民政府应当认真执行本法,支持职业卫生监督管理部门依法履行职责。

第十一条 县级以上人民政府职业卫生监督管理部门应当加强对职业病防治的宣传教育,普及职业病防治的知识,增强用人单位的职业病防治观念,提高劳动者的职业健康意识、自我保护意识和行使职业卫生保护权利的能力。

第十二条 有关防治职业病的国家职业卫生标准,由国务院卫生行政部门组织制定并公布。

国务院卫生行政部门应当组织开展重点职业病监测和专项调查,对职业健康风险进行评估,为制定职业卫生标准和职业病防治政策提供科学依据。

县级以上地方人民政府卫生行政部门应当定期对本行政区域的职业病防治情况进行统计和调查分析。

第十三条 任何单位和个人有权对违反本法的行为进行检举和控告。有关部门收到相关的检举和控告后,应当及时处理。

对防治职业病成绩显著的单位和个人,给予奖励。

第二章 前 期 预 防

第十四条 用人单位应当依照法律、法规要求,严格遵守国家职业卫生标准,落实职业病预防措施,从源头上控制和消除职业病危害。

第十五条 产生职业病危害的用人单位的设立除应当符合法律、行政法规规定的设立条件外,其工作场所还应当符合下列职业卫生要求:

(一)职业病危害因素的强度或者浓度符合国家职业卫生标准;

(二)有与职业病危害防护相适应的设施;

(三)生产布局合理,符合有害与无害作业分开的原则;

(四)有配套的更衣间、洗浴间、孕妇休息间等卫生设施;

(五)设备、工具、用具等设施符合保护劳动者生理、心理健康的要求;

(六)法律、行政法规和国务院卫生行政部门、安全生产监督管理部门关于保护劳动者健康的其他要求。

第十六条 国家建立职业病危害项目申报制度。

用人单位工作场所存在职业病目录所列职业病的危害因素的,应当及时、如实向所在地安全生产监督管理部门申报危害项目,接受监督。

职业病危害因素分类目录由国务院卫生行政部门会同国务院安全生产监督管理部门制定、调整并公布。职业病危害项目申报的具体办法由国务院安全生产监督管理部门制定。

第十七条 新建、扩建、改建建设项目和技术改造、技术引进项目(以下统称建设项目)可能产生职业病危害的,建设单位在可行性论证阶段应当进行职业病危害预评价。

医疗机构建设项目可能产生放射性职业病危害的,建设单位应当向卫生行政部门提交放射性职业病危害预评价报告。卫生行政部门应当自收到预评价报告之日起三十日内,作出审核决定并书面通知建设单位。未提交预评价报告或者预评价报告未经卫生行政部门审核同意的,不得开工建设。

职业病危害预评价报告应当对建设项目可能产生的职业病危害因素及其对工作场所和劳动者健康的影响作出评价,确定危害类别和职业病防护措施。

建设项目职业病危害分类管理办法由国务院安全生产监督管理部门制定。

第十八条　建设项目的职业病防护设施所需费用应当纳入建设项目工程预算,并与主体工程同时设计,同时施工,同时投入生产和使用。

建设项目的职业病防护设施设计应当符合国家职业卫生标准和卫生要求;其中,医疗机构放射性职业病危害严重的建设项目的防护设施设计,应当经卫生行政部门审查同意后,方可施工。

建设项目在竣工验收前,建设单位应当进行职业病危害控制效果评价。

医疗机构可能产生放射性职业病危害的建设项目竣工验收时,其放射性职业病防护设施经卫生行政部门验收合格后,方可投入使用;其他建设项目的职业病防护设施应当由建设单位负责依法组织验收,验收合格后,方可投入生产和使用。安全生产监督管理部门应当加强对建设单位组织的验收活动和验收结果的监督核查。

第十九条　国家对从事放射性、高毒、高危粉尘等作业实行特殊管理。具体管理办法由国务院制定。

第三章　劳动过程中的防护与管理

第二十条　用人单位应当采取下列职业病防治管理措施:

(一)设置或者指定职业卫生管理机构或者组织,配备专职或者兼职的职业卫生管理人员,负责本单位的职业病防治工作;

(二)制定职业病防治计划和实施方案;

(三)建立、健全职业卫生管理制度和操作规程;

(四)建立、健全职业卫生档案和劳动者健康监护档案;

(五)建立、健全工作场所职业病危害因素监测及评价制度;

(六)建立、健全职业病危害事故应急救援预案。

第二十一条　用人单位应当保障职业病防治所需的资金投入,不得挤占、挪用,并对因资金投入不足导致的后果承担责任。

第二十二条　用人单位必须采用有效的职业病防护设施,并为劳动者提供个人使用的职业病防护用品。

用人单位为劳动者个人提供的职业病防护用品必须符合防治职业病的要求;不符合要求的,不得使用。

第二十三条　用人单位应当优先采用有利于防治职业病和保护劳动者健康的新技术、新工艺、新设备、新材料,逐步替代职业病危害严重的技术、工艺、设备、材料。

第二十四条　产生职业病危害的用人单位,应当在醒目位置设置公告栏,公布有关职业病防治的规章制度、操作规程、职业病危害事故应急救援措施和工作场所职业病危害因素检测结果。

对产生严重职业病危害的作业岗位,应当在其醒目位置,设置警示标识和中文警示说明。警示说明应当载明产生职业病危害的种类、后果、预防以及应急救治措施等内容。

第二十五条　对可能发生急性职业损伤的有毒、有害工作场所,用人单位应当设置报警装置,配置现场急救用品、冲洗设备、应急撤离通道和必要的泄险区。

对放射工作场所和放射性同位素的运输、贮存,用人单位必须配置防护设备和报警装置,保证接触放射线的工作人员佩戴个人剂量计。

对职业病防护设备、应急救援设施和个人使用的职业病防护用品,用人单位应当进行经常性的维护、检修，定期检测其性能和效果，确保其处于正常状态，不得擅自拆除或者停止使用。

第二十六条　用人单位应当实施由专人负责的职业病危害因素日常监测，并确保监测系统处于正常运行状态。

用人单位应当按照国务院安全生产监督管理部门的规定，定期对工作场所进行职业病危害因素检测、评价。检测、评价结果存入用人单位职业卫生档案，定期向所在地安全生产监督管理部门报告并向劳动者公布。

职业病危害因素检测、评价由依法设立的取得国务院安全生产监督管理部门或者设区的市级以上地方人民政府安全生产监督管理部门按照职责分工给予资质认可的职业卫生技术服务机构进行。职业卫生技术服务机构所作检测、评价应当客观、真实。

发现工作场所职业病危害因素不符合国家职业卫生标准和卫生要求时，用人单位应当立即采取相应治理措施，仍然达不到国家职业卫生标准和卫生要求的，必须停止存在职业病危害因素的作业；职业病危害因素经治理后，符合国家职业卫生标准和卫生要求的，方可重新作业。

第二十七条　职业卫生技术服务机构依法从事职业病危害因素检测、评价工作，接受安全生产监督管理部门的监督检查。安全生产监督管理部门应当依法履行监督职责。

第二十八条　向用人单位提供可能产生职业病危害的设备的，应当提供中文说明书，并在设备的醒目位置设置警示标识和中文警示说明。警示说明应当载明设备性能、可能产生的职业病危害、安全操作和维护注意事项、职业病防护以及应急救治措施等内容。

第二十九条　向用人单位提供可能产生职业病危害的化学品、放射性同位素和含有放射性物质的材料的，应当提供中文说明书。说明书应当载明产品特性、主要成分、存在的有害因素、可能产生的危害后果、安全使用注意事项、职业病防护以及应急救治措施等内容。产品包装应当有醒目的警示标识和中文警示说明。贮存上述材料的场所应当在规定的部位设置危险物品标识或者放射性警示标识。

国内首次使用或者首次进口与职业病危害有关的化学材料，使用单位或者进口单位按照国家规定经国务院有关部门批准后，应当向国务院卫生行政部门、安全生产监督管理部门报送该化学材料的毒性鉴定以及经有关部门登记注册或者批准进口的文件等资料。

进口放射性同位素、射线装置和含有放射性物质的物品的，按照国家有关规定办理。

第三十条　任何单位和个人不得生产、经营、进口和使用国家明令禁止使用的可能产生职业病危害的设备或者材料。

第三十一条　任何单位和个人不得将产生职业病危害的作业转移给不具备职业病防护条件的单位和个人。不具备职业病防护条件的单位和个人不得接受产生职业病危害的作业。

第三十二条　用人单位对采用的技术、工艺、设备、材料，应当知悉其产生的职业病危害，对有职业病危害的技术、工艺、设备、材料隐瞒其危害而采用的，对所造成的职业病危害后果承担责任。

第三十三条　用人单位与劳动者订立劳动合同（含聘用合同，下同）时，应当将工作过程中可能产生的职业病危害及其后果、职业病防护措施和待遇等如实告知劳动者，并在劳动合同中写明，不得隐瞒或者欺骗。

劳动者在已订立劳动合同期间因工作岗位或者工作内容变更，从事与所订立劳动合同中未告知的存在职业病危害的作业时，用人单位应当依照前款规定，向劳动者履行如实告知的义务,并协商变更原劳动合同相关条款。

用人单位违反前两款规定的,劳动者有权拒绝从事存在职业病危害的作业,用人单位不得因此解除与劳动者所订立的劳动合同。

第三十四条　用人单位的主要负责人和职业卫生管理人员应当接受职业卫生培训,遵守职业病防治法律、法规,依法组织本单位的职业病防治工作。

用人单位应当对劳动者进行上岗前的职业卫生培训和在岗期间的定期职业卫生培训,普及职业卫生知识,督促劳动者遵守职业病防治法律、法规、规章和操作规程,指导劳动者正确使用职业病防护设备和个人使用的职业病防护用品。

劳动者应当学习和掌握相关的职业卫生知识,增强职业病防范意识,遵守职业病防治法律、法规、规章和操作规程,正确使用、维护职业病防护设备和个人使用的职业病防护用品,发现职业病危害事故隐患应当及时报告。

劳动者不履行前款规定义务的,用人单位应当对其进行教育。

第三十五条　对从事接触职业病危害的作业的劳动者,用人单位应当按照国务院安全生产监督管理部门、卫生行政部门的规定组织上岗前、在岗期间和离岗时的职业健康检查,并将检查结果书面告知劳动者。职业健康检查费用由用人单位承担。

用人单位不得安排未经上岗前职业健康检查的劳动者从事接触职业病危害的作业;不得安排有职业禁忌的劳动者从事其所禁忌的作业;对在职业健康检查中发现有与所从事的职业相关的健康损害的劳动者,应当调离原工作岗位,并妥善安置;对未进行离岗前职业健康检查的劳动者不得解除或者终止与其订立的劳动合同。

职业健康检查应当由取得《医疗机构执业许可证》的医疗卫生机构承担。卫生行政部门应当加强对职业健康检查工作的规范管理,具体管理办法由国务院卫生行政部门制定。

第三十六条　用人单位应当为劳动者建立职业健康监护档案,并按照规定的期限妥善保存。职业健康监护档案应当包括劳动者的职业史、职业病危害接触史、职业健康检查结果和职业病诊疗等有关个人健康资料。

劳动者离开用人单位时,有权索取本人职业健康监护档案复印件,用人单位应当如实、无偿提供,并在所提供的复印件上签章。

第三十七条　发生或者可能发生急性职业病危害事故时,用人单位应当立即采取应急救援和控制措施,并及时报告所在地安全生产监督管理部门和有关部门。安全生产监督管理部门接到报告后,应当及时会同有关部门组织调查处理;必要时,可以采取临时控制措施。卫生行政部门应当组织做好医疗救治工作。

对遭受或者可能遭受急性职业病危害的劳动者,用人单位应当及时组织救治、进行健康检查和医学观察,所需费用由用人单位承担。

第三十八条　用人单位不得安排未成年工从事接触职业病危害的作业;不得安排孕期、哺乳期的女职工从事对本人和胎儿、婴儿有危害的作业。

第三十九条　劳动者享有下列职业卫生保护权利:

(一)获得职业卫生教育、培训;

(二)获得职业健康检查、职业病诊疗、康复等职业病防治服务;

(三)了解工作场所产生或者可能产生的职业病危害因素、危害后果和应当采取的职业病防护措施;

(四)要求用人单位提供符合防治职业病要求的职业病防护设施和个人使用的职业病防

护用品,改善工作条件;

（五）对违反职业病防治法律、法规以及危及生命健康的行为提出批评、检举和控告;

（六）拒绝违章指挥和强令进行没有职业病防护措施的作业;

（七）参与用人单位职业卫生工作的民主管理,对职业病防治工作提出意见和建议。

用人单位应当保障劳动者行使前款所列权利。因劳动者依法行使正当权利而降低其工资、福利等待遇或者解除、终止与其订立的劳动合同的,其行为无效。

第四十条　工会组织应当督促并协助用人单位开展职业卫生宣传教育和培训,有权对用人单位的职业病防治工作提出意见和建议,依法代表劳动者与用人单位签订劳动安全卫生专项集体合同,与用人单位就劳动者反映的有关职业病防治的问题进行协调并督促解决。

工会组织对用人单位违反职业病防治法律、法规,侵犯劳动者合法权益的行为,有权要求纠正;产生严重职业病危害时,有权要求采取防护措施,或者向政府有关部门建议采取强制性措施;发生职业病危害事故时,有权参与事故调查处理;发现危及劳动者生命健康的情形时,有权向用人单位建议组织劳动者撤离危险现场,用人单位应当立即作出处理。

第四十一条　用人单位按照职业病防治要求,用于预防和治理职业病危害、工作场所卫生检测、健康监护和职业卫生培训等费用,按照国家有关规定,在生产成本中据实列支。

第四十二条　职业卫生监督管理部门应当按照职责分工,加强对用人单位落实职业病防护管理措施情况的监督检查,依法行使职权,承担责任。

第四章　职业病诊断与职业病病人保障

第四十三条　医疗卫生机构承担职业病诊断,应当经省、自治区、直辖市人民政府卫生行政部门批准。省、自治区、直辖市人民政府卫生行政部门应当向社会公布本行政区域内承担职业病诊断的医疗卫生机构的名单。

承担职业病诊断的医疗卫生机构应当具备下列条件:

（一）持有《医疗机构执业许可证》;

（二）具有与开展职业病诊断相适应的医疗卫生技术人员;

（三）具有与开展职业病诊断相适应的仪器、设备;

（四）具有健全的职业病诊断质量管理制度。

承担职业病诊断的医疗卫生机构不得拒绝劳动者进行职业病诊断的要求。

第四十四条　劳动者可以在用人单位所在地、本人户籍所在地或者经常居住地依法承担职业病诊断的医疗卫生机构进行职业病诊断。

第四十五条　职业病诊断标准和职业病诊断、鉴定办法由国务院卫生行政部门制定。职业病伤残等级的鉴定办法由国务院劳动保障行政部门会同国务院卫生行政部门制定。

第四十六条　职业病诊断,应当综合分析下列因素:

（一）病人的职业史;

（二）职业病危害接触史和工作场所职业病危害因素情况;

（三）临床表现以及辅助检查结果等。

没有证据否定职业病危害因素与病人临床表现之间的必然联系的,应当诊断为职业病。职业病诊断证明书应当由参与诊断的取得职业病诊断资格的执业医师签署,并经承担职业病诊断的医疗卫生机构审核盖章。

第四十七条　用人单位应当如实提供职业病诊断、鉴定所需的劳动者职业史和职业病危害接触史、工作场所职业病危害因素检测结果等资料;安全生产监督管理部门应当监督检查和督促用人单位提供上述资料;劳动者和有关机构也应当提供与职业病诊断、鉴定有关的资料。

职业病诊断、鉴定机构需要了解工作场所职业病危害因素情况时,可以对工作场所进行现场调查,也可以向安全生产监督管理部门提出,安全生产监督管理部门应当在十日内组织现场调查。用人单位不得拒绝、阻挠。

第四十八条 职业病诊断、鉴定过程中,用人单位不提供工作场所职业病危害因素检测结果等资料的,诊断、鉴定机构应当结合劳动者的临床表现、辅助检查结果和劳动者的职业史、职业病危害接触史,并参考劳动者的自述、安全生产监督管理部门提供的日常监督检查信息等,作出职业病诊断、鉴定结论。

劳动者对用人单位提供的工作场所职业病危害因素检测结果等资料有异议,或者因劳动者的用人单位解散、破产,无用人单位提供上述资料的,诊断、鉴定机构应当提请安全生产监督管理部门进行调查,安全生产监督管理部门应当自接到申请之日起三十日内对存在异议的资料或者工作场所职业病危害因素情况作出判定;有关部门应当配合。

第四十九条 职业病诊断、鉴定过程中,在确认劳动者职业史、职业病危害接触史时,当事人对劳动关系、工种、工作岗位或者在岗时间有争议的,可以向当地的劳动人事争议仲裁委员会申请仲裁;接到申请的劳动人事争议仲裁委员会应当受理,并在三十日内作出裁决。

当事人在仲裁过程中对自己提出的主张,有责任提供证据。劳动者无法提供由用人单位掌握管理的与仲裁主张有关的证据的,仲裁庭应当要求用人单位在指定期限内提供;用人单位在指定期限内不提供的,应当承担不利后果。

劳动者对仲裁裁决不服的,可以依法向人民法院提起诉讼。

用人单位对仲裁裁决不服的,可以在职业病诊断、鉴定程序结束之日起十五日内依法向人民法院提起诉讼;诉讼期间,劳动者的治疗费用按照职业病待遇规定的途径支付。

第五十条 用人单位和医疗卫生机构发现职业病病人或者疑似职业病病人时,应当及时向所在地卫生行政部门和安全生产监督管理部门报告。确诊为职业病的,用人单位还应当向所在地劳动保障行政部门报告。接到报告的部门应当依法作出处理。

第五十一条 县级以上地方人民政府卫生行政部门负责本行政区域内的职业病统计报告的管理工作,并按照规定上报。

第五十二条 当事人对职业病诊断有异议的,可以向作出诊断的医疗卫生机构所在地地方人民政府卫生行政部门申请鉴定。

职业病诊断争议由设区的市级以上地方人民政府卫生行政部门根据当事人的申请,组织职业病诊断鉴定委员会进行鉴定。

当事人对设区的市级职业病诊断鉴定委员会的鉴定结论不服的,可以向省、自治区、直辖市人民政府卫生行政部门申请再鉴定。

第五十三条 职业病诊断鉴定委员会由相关专业的专家组成。

省、自治区、直辖市人民政府卫生行政部门应当设立相关的专家库,需要对职业病争议作出诊断鉴定时,由当事人或者当事人委托有关卫生行政部门从专家库中以随机抽取的方式确定参加诊断鉴定委员会的专家。

职业病诊断鉴定委员会应当按照国务院卫生行政部门颁布的职业病诊断标准和职业病诊断、鉴定办法进行职业病诊断鉴定,向当事人出具职业病诊断鉴定书。职业病诊断、鉴定费用由用人单位承担。

第五十四条 职业病诊断鉴定委员会组成人员应当遵守职业道德,客观、公正地进行诊断鉴定,并承担相应的责任。职业病诊断鉴定委员会组成人员不得私下接触当事人,不得收受当事人的财物或者其他好处,与当事人有利害关系的,应当回避。

人民法院受理有关案件需要进行职业病鉴定时,应当从省、自治区、直辖市人民政府卫生行政部门依法设立的相关的专家库中选取参加鉴定的专家。

第五十五条 医疗卫生机构发现疑似职业病病人时,应当告知劳动者本人并及时通知用人单位。

用人单位应当及时安排对疑似职业病病人进行诊断;在疑似职业病病人诊断或者医学观察期间,不得解除或者终止与其订立的劳动合同。

疑似职业病病人在诊断、医学观察期间的费用,由用人单位承担。

第五十六条 用人单位应当保障职业病病人依法享受国家规定的职业病待遇。

用人单位应当按照国家有关规定,安排职业病病人进行治疗、康复和定期检查。

用人单位对不适宜继续从事原工作的职业病病人,应当调离原岗位,并妥善安置。

用人单位对从事接触职业病危害的作业的劳动者,应当给予适当岗位津贴。

第五十七条 职业病病人的诊疗、康复费用,伤残以及丧失劳动能力的职业病病人的社会保障,按照国家有关工伤保险的规定执行。

第五十八条 职业病病人除依法享有工伤保险外,依照有关民事法律,尚有获得赔偿的权利的,有权向用人单位提出赔偿要求。

第五十九条 劳动者被诊断患有职业病,但用人单位没有依法参加工伤保险的,其医疗和生活保障由该用人单位承担。

第六十条 职业病病人变动工作单位,其依法享有的待遇不变。

用人单位在发生分立、合并、解散、破产等情形时,应当对从事接触职业病危害的作业的劳动者进行健康检查,并按照国家有关规定妥善安置职业病病人。

第六十一条 用人单位已经不存在或者无法确认劳动关系的职业病病人,可以向地方人民政府民政部门申请医疗救助和生活等方面的救助。

地方各级人民政府应当根据本地区的实际情况,采取其他措施,使前款规定的职业病病人获得医疗救治。

第五章 监督检查

第六十二条 县级以上人民政府职业卫生监督管理部门依照职业病防治法律、法规、国家职业卫生标准和卫生要求,依据职责划分,对职业病防治工作进行监督检查。

第六十三条 安全生产监督管理部门履行监督检查职责时,有权采取下列措施:

(一)进入被检查单位和职业病危害现场,了解情况,调查取证;

(二)查阅或者复制与违反职业病防治法律、法规的行为有关的资料和采集样品;

(三)责令违反职业病防治法律、法规的单位和个人停止违法行为。

第六十四条 发生职业病危害事故或者有证据证明危害状态可能导致职业病危害事故发生时,安全生产监督管理部门可以采取下列临时控制措施:

(一)责令暂停导致职业病危害事故的作业;

(二)封存造成职业病危害事故或者可能导致职业病危害事故发生的材料和设备;

（三）组织控制职业病危害事故现场。

在职业病危害事故或者危害状态得到有效控制后,安全生产监督管理部门应当及时解除控制措施。

第六十五条　职业卫生监督执法人员依法执行职务时,应当出示监督执法证件。

职业卫生监督执法人员应当忠于职守,秉公执法,严格遵守执法规范;涉及用人单位的秘密的,应当为其保密。

第六十六条　职业卫生监督执法人员依法执行职务时,被检查单位应当接受检查并予以支持配合,不得拒绝和阻碍。

第六十七条　卫生行政部门、安全生产监督管理部门及其职业卫生监督执法人员履行职责时,不得有下列行为:

（一）对不符合法定条件的,发给建设项目有关证明文件、资质证明文件或者予以批准;

（二）对已经取得有关证明文件的,不履行监督检查职责;

（三）发现用人单位存在职业病危害的,可能造成职业病危害事故,不及时依法采取控制措施;

（四）其他违反本法的行为。

第六十八条　职业卫生监督执法人员应当依法经过资格认定。

职业卫生监督管理部门应当加强队伍建设,提高职业卫生监督执法人员的政治、业务素质,依照本法和其他有关法律、法规的规定,建立、健全内部监督制度,对其工作人员执行法律、法规和遵守纪律的情况,进行监督检查。

第六章　法　律　责　任

第六十九条　建设单位违反本法规定,有下列行为之一的,由安全生产监督管理部门和卫生行政部门依据职责分工给予警告,责令限期改正;逾期不改正的,处十万元以上五十万元以下的罚款;情节严重的,责令停止产生职业病危害的作业,或者提请有关人民政府按照国务院规定的权限责令停建、关闭:

（一）未按照规定进行职业病危害预评价的;

（二）医疗机构可能产生放射性职业病危害的建设项目未按照规定提交放射性职业病危害预评价报告,或者放射性职业病危害预评价报告未经卫生行政部门审核同意,开工建设的;

（三）建设项目的职业病防护设施未按照规定与主体工程同时设计、同时施工、同时投入生产和使用的;

（四）建设项目的职业病防护设施设计不符合国家职业卫生标准和卫生要求,或者医疗机构放射性职业病危害严重的建设项目的防护设施设计未经卫生行政部门审查同意擅自施工的;

（五）未按照规定对职业病防护设施进行职业病危害控制效果评价的;

（六）建设项目竣工投入生产和使用前,职业病防护设施未按照规定验收合格的。

第七十条　违反本法规定,有下列行为之一的,由安全生产监督管理部门给予警告,责令限期改正;逾期不改正的,处十万元以下的罚款:

（一）工作场所职业病危害因素检测、评价结果没有存档、上报、公布的;

（二）未采取本法第二十条规定的职业病防治管理措施的;

（三）未按照规定公布有关职业病防治的规章制度、操作规程、职业病危害事故应急救援措施的；

（四）未按照规定组织劳动者进行职业卫生培训，或者未对劳动者个人职业病防护采取指导、督促措施的；

（五）国内首次使用或者首次进口与职业病危害有关的化学材料，未按照规定报送毒性鉴定资料以及经有关部门登记注册或者批准进口的文件的。

第七十一条　用人单位违反本法规定，有下列行为之一的，由安全生产监督管理部门责令限期改正，给予警告，可以并处五万元以上十万元以下的罚款：

（一）未按照规定及时、如实向安全生产监督管理部门申报产生职业病危害的项目的；

（二）未实施由专人负责的职业病危害因素日常监测，或者监测系统不能正常监测的；

（三）订立或者变更劳动合同时，未告知劳动者职业病危害真实情况的；

（四）未按照规定组织职业健康检查、建立职业健康监护档案或者未将检查结果书面告知劳动者的；

（五）未依照本法规定在劳动者离开用人单位时提供职业健康监护档案复印件的。

第七十二条　用人单位违反本法规定，有下列行为之一的，由安全生产监督管理部门给予警告，责令限期改正，逾期不改正的，处五万元以上二十万元以下的罚款；情节严重的，责令停止产生职业病危害的作业，或者提请有关人民政府按照国务院规定的权限责令关闭：

（一）工作场所职业病危害因素的强度或者浓度超过国家职业卫生标准的；

（二）未提供职业病防护设施和个人使用的职业病防护用品，或者提供的职业病防护设施和个人使用的职业病防护用品不符合国家职业卫生标准和卫生要求的；

（三）对职业病防护设备、应急救援设施和个人使用的职业病防护用品未按照规定进行维护、检修、检测，或者不能保持正常运行、使用状态的；

（四）未按照规定对工作场所职业病危害因素进行检测、评价的；

（五）工作场所职业病危害因素经治理仍然达不到国家职业卫生标准和卫生要求时，未停止存在职业病危害因素的作业的；

（六）未按照规定安排职业病病人、疑似职业病病人进行诊治的；

（七）发生或者可能发生急性职业病危害事故时，未立即采取应急救援和控制措施或者未按照规定及时报告的；

（八）未按照规定在产生严重职业病危害的作业岗位醒目位置设置警示标识和中文警示说明的；

（九）拒绝职业卫生监督管理部门监督检查的；

（十）隐瞒、伪造、篡改、毁损职业健康监护档案、工作场所职业病危害因素检测评价结果等相关资料，或者拒不提供职业病诊断、鉴定所需资料的；

（十一）未按照规定承担职业病诊断、鉴定费用和职业病病人的医疗、生活保障费用的。

第七十三条　向用人单位提供可能产生职业病危害的设备、材料，未按照规定提供中文说明书或者设置警示标识和中文警示说明的，由安全生产监督管理部门责令限期改正，给予警告，并处五万元以上二十万元以下的罚款。

第七十四条　用人单位和医疗卫生机构未按照规定报告职业病、疑似职业病的，由有关主管部门依据职责分工责令限期改正，给予警告，可以并处一万元以下的罚款；弄虚作假的，并处二万元以上五万元以下的罚款；对直接负责的主管人员和其他直接责任人员，可以依法给予降级或者撤职的处分。

第七十五条　违反本法规定,有下列情形之一的,由安全生产监督管理部门责令限期治理,并处五万元以上三十万元以下的罚款;情节严重的,责令停止产生职业病危害的作业,或者提请有关人民政府按照国务院规定的权限责令关闭:

(一)隐瞒技术、工艺、设备、材料所产生的职业病危害而采用的;

(二)隐瞒本单位职业卫生真实情况的;

(三)可能发生急性职业损伤的有毒、有害工作场所、放射工作场所或者放射性同位素的运输、贮存不符合本法第二十五条规定的;

(四)使用国家明令禁止使用的可能产生职业病危害的设备或者材料的;

(五)将产生职业病危害的作业转移给没有职业病防护条件的单位和个人,或者没有职业病防护条件的单位和个人接受产生职业病危害的作业的;

(六)擅自拆除、停止使用职业病防护设备或者应急救援设施的;

(七)安排未经职业健康检查的劳动者、有职业禁忌的劳动者、未成年工或者孕期、哺乳期女职工从事接触职业病危害的作业或者禁忌作业的;

(八)违章指挥和强令劳动者进行没有职业病防护措施的作业的。

第七十六条　生产、经营或者进口国家明令禁止使用的可能产生职业病危害的设备或者材料的,依照有关法律、行政法规的规定给予处罚。

第七十七条　用人单位违反本法规定,已经对劳动者生命健康造成严重损害的,由安全生产监督管理部门责令停止产生职业病危害的作业,或者提请有关人民政府按照国务院规定的权限责令关闭,并处十万元以上五十万元以下的罚款。

第七十八条　用人单位违反本法规定,造成重大职业病危害事故或者其他严重后果,构成犯罪的,对直接负责的主管人员和其他直接责任人员,依法追究刑事责任。

第七十九条　未取得职业卫生技术服务资质认可擅自从事职业卫生技术服务的,或者医疗卫生机构未经批准擅自从事职业病诊断的,由安全生产监督管理部门和卫生行政部门依据职责分工责令立即停止违法行为,没收违法所得;违法所得五千元以上的,并处违法所得二倍以上十倍以下的罚款;没有违法所得或者违法所得不足五千元的,并处五千元以上五万元以下的罚款;情节严重的,对直接负责的主管人员和其他直接责任人员,依法给予降级、撤职或者开除的处分。

第八十条　从事职业卫生技术服务的机构和承担职业病诊断的医疗卫生机构违反本法规定,有下列行为之一的,由安全生产监督管理部门和卫生行政部门依据职责分工责令立即停止违法行为,给予警告,没收违法所得;违法所得五千元以上的,并处违法所得二倍以上五倍以下的罚款;没有违法所得或者违法所得不足五千元的,并处五千元以上二万元以下的罚款;情节严重的,由原认可或者批准机关取消其相应的资格;对直接负责的主管人员和其他直接责任人员,依法给予降级、撤职或者开除的处分;构成犯罪的,依法追究刑事责任:

(一)超出资质认可或者批准范围从事职业卫生技术服务或者职业病诊断的;

(二)不按照本法规定履行法定职责的;

(三)出具虚假证明文件的。

第八十一条　职业病诊断鉴定委员会组成人员收受职业病诊断争议当事人的财物或者其他好处的,给予警告,没收收受的财物,可以并处三千元以上五万元以下的罚款,取消其担任职业病诊断鉴定委员会组成人员的资格,并从省、自治区、直辖市人民政府卫生行政部门设立的专家库中予以除名。

第八十二条 卫生行政部门、安全生产监督管理部门不按照规定报告职业病和职业病危害事故的,由上一级行政部门责令改正,通报批评,给予警告;虚报、瞒报的,对单位负责人、直接负责的主管人员和其他直接责任人员依法给予降级、撤职或者开除的处分。

第八十三条 县级以上地方人民政府在职业病防治工作中未依照本法履行职责,本行政区域出现重大职业病危害事故、造成严重社会影响的,依法对直接负责的主管人员和其他直接责任人员给予记大过直至开除的处分。

县级以上人民政府职业卫生监督管理部门不履行本法规定的职责,滥用职权、玩忽职守、徇私舞弊,依法对直接负责的主管人员和其他直接责任人员给予记大过或者降级的处分;造成职业病危害事故或者其他严重后果的,依法给予撤职或者开除的处分。

第八十四条 违反本法规定,构成犯罪的,依法追究刑事责任。

第七章 附 则

第八十五条 本法下列用语的含义:

职业病危害,是指对从事职业活动的劳动者可能导致职业病的各种危害。职业病危害因素包括:职业活动中存在的各种有害的化学、物理、生物因素以及在作业过程中产生的其他职业有害因素。

职业禁忌,是指劳动者从事特定职业或者接触特定职业病危害因素时,比一般职业人群更易于遭受职业病危害和罹患职业病或者可能导致原有自身疾病病情加重,或者在从事作业过程中诱发可能导致对他人生命健康构成危险的疾病的个人特殊生理或者病理状态。

第八十六条 本法第二条规定的用人单位以外的单位,产生职业病危害的,其职业病防治活动可以参照本法执行。

劳务派遣用工单位应当履行本法规定的用人单位的义务。

中国人民解放军参照执行本法的办法,由国务院、中央军事委员会制定。

第八十七条 对医疗机构放射性职业病危害控制的监督管理,由卫生行政部门依照本法的规定实施。

第八十八条 本法自 2002 年 5 月 1 日起施行。

医院感染管理办法

第一章 总 则

第一条 为加强医院感染管理,有效预防和控制医院感染,提高医疗质量,保证医疗安全,根据《传染病防治法》《医疗机构管理条例》和《突发公共卫生事件应急条例》等法律、行政法规的规定,制定本办法。

第二条 医院感染管理是各级卫生行政部门、医疗机构及医务人员针对诊疗活动中存在的医院感染、医源性感染及相关的危险因素进行的预防、诊断和控制活动。

第三条 各级各类医疗机构应当严格按照本办法的规定实施医院感染管理工作。

医务人员的职业卫生防护,按照《职业病防治法》及其配套规章和标准的有关规定执行。

第四条 卫生部负责全国医院感染管理的监督管理工作。

县级以上地方人民政府卫生行政部门负责本行政区域内医院感染管理的监督管理工作。

第二章　组织管理

第五条　各级各类医疗机构应当建立医院感染管理责任制,制定并落实医院感染管理的规章制度和工作规范,严格执行有关技术操作规范和工作标准,有效预防和控制医院感染,防止传染病病原体、耐药菌、条件致病菌及其他病原微生物的传播。

第六条　住院床位总数在 100 张以上的医院应当设立医院感染管理委员会和独立的医院感染管理部门。

住院床位总数在 100 张以下的医院应当指定分管医院感染管理工作的部门。

其他医疗机构应当有医院感染管理专(兼)职人员。

第七条　医院感染管理委员会由医院感染管理部门、医务部门、护理部门、临床科室、消毒供应室、手术室、临床检验部门、药事管理部门、设备管理部门、后勤管理部门及其他有关部门的主要负责人组成,主任委员由医院院长或者主管医疗工作的副院长担任。

医院感染管理委员会的职责是:

(一)认真贯彻医院感染管理方面的法律法规及技术规范、标准,制定本医院预防和控制医院感染的规章制度、医院感染诊断标准并监督实施;

(二)根据预防医院感染和卫生学要求,对本医院的建筑设计、重点科室建设的基本标准、基本设施和工作流程进行审查并提出意见;

(三)研究并确定本医院的医院感染管理工作计划,并对计划的实施进行考核和评价;

(四)研究并确定本医院的医院感染重点部门、重点环节、重点流程、危险因素以及采取的干预措施,明确各有关部门、人员在预防和控制医院感染工作中的责任;

(五)研究并制定本医院发生医院感染暴发及出现不明原因传染性疾病或者特殊病原体感染病例等事件时的控制预案;

(六)建立会议制度,定期研究、协调和解决有关医院感染管理方面的问题;

(七)根据本医院病原体特点和耐药现状,配合药事管理委员会提出合理使用抗菌药物的指导意见;

(八)其他有关医院感染管理的重要事宜。

第八条　医院感染管理部门、分管部门及医院感染管理专(兼)职人员具体负责医院感染预防与控制方面的管理和业务工作。主要职责是:

(一)对有关预防和控制医院感染管理规章制度的落实情况进行检查和指导;

(二)对医院感染及其相关危险因素进行监测、分析和反馈,针对问题提出控制措施并指导实施;

(三)对医院感染发生状况进行调查、统计分析,并向医院感染管理委员会或者医疗机构负责人报告;

(四)对医院的清洁、消毒灭菌与隔离、无菌操作技术、医疗废物管理等工作提供指导;

(五)对传染病的医院感染控制工作提供指导;

(六)对医务人员有关预防医院感染的职业卫生安全防护工作提供指导;

(七)对医院感染暴发事件进行报告和调查分析,提出控制措施并协调、组织有关部门进行处理;

(八)对医务人员进行预防和控制医院感染的培训工作;

（九）参与抗菌药物临床应用的管理工作；

（十）对消毒药械和一次性使用医疗器械、器具的相关证明进行审核；

（十一）组织开展医院感染预防与控制方面的科研工作；

（十二）完成医院感染管理委员会或者医疗机构负责人交办的其他工作。

第九条　卫生部成立医院感染预防与控制专家组，成员由医院感染管理、疾病控制、传染病学、临床检验、流行病学、消毒学、临床药学、护理学等专业的专家组成。主要职责是：

（一）研究起草有关医院感染预防与控制、医院感染诊断的技术性标准和规范；

（二）对全国医院感染预防与控制工作进行业务指导；

（三）对全国医院感染发生状况及危险因素进行调查、分析；

（四）对全国重大医院感染事件进行调查和业务指导；

（五）完成卫生部交办的其他工作。

第十条　省级人民政府卫生行政部门成立医院感染预防与控制专家组，负责指导本地区医院感染预防与控制的技术性工作。

第三章　预防与控制

第十一条　医疗机构应当按照有关医院感染管理的规章制度和技术规范，加强医院感染的预防与控制工作。

第十二条　医疗机构应当按照《消毒管理办法》，严格执行医疗器械、器具的消毒工作技术规范，并达到以下要求：

（一）进入人体组织、无菌器官的医疗器械、器具和物品必须达到灭菌水平；

（二）接触皮肤、黏膜的医疗器械、器具和物品必须达到消毒水平；

（三）各种用于注射、穿刺、采血等有创操作的医疗器具必须一用一灭菌。

医疗机构使用的消毒药械、一次性医疗器械和器具应当符合国家有关规定。一次性使用的医疗器械、器具不得重复使用。

第十三条　医疗机构应当制定具体措施，保证医务人员的手卫生、诊疗环境条件、无菌操作技术和职业卫生防护工作符合规定要求，对医院感染的危险因素进行控制。

第十四条　医疗机构应当严格执行隔离技术规范，根据病原体传播途径，采取相应的隔离措施。

第十五条　医疗机构应当制定医务人员职业卫生防护工作的具体措施，提供必要的防护物品，保障医务人员的职业健康。

第十六条　医疗机构应当严格按照《抗菌药物临床应用指导原则》，加强抗菌药物临床使用和耐药菌监测管理。

第十七条　医疗机构应当按照医院感染诊断标准及时诊断医院感染病例，建立有效的医院感染监测制度，分析医院感染的危险因素，并针对导致医院感染的危险因素，实施预防与控制措施。

医疗机构应当及时发现医院感染病例和医院感染的暴发，分析感染源、感染途径，采取有效的处理和控制措施，积极救治患者。

第十八条　医疗机构经调查证实发生以下情形时，应当于 12 小时内向所在地的县级地方人民政府卫生行政部门报告，并同时向所在地疾病预防控制机构报告。所在地的县级地方人民政府卫生行政部门确认后，应当于 24 小时内逐级上报至省级人民政府卫生行政部门。

省级人民政府卫生行政部门审核后,应当在 24 小时内上报至卫生部:

（一）5 例以上医院感染暴发;

（二）由于医院感染暴发直接导致患者死亡;

（三）由于医院感染暴发导致 3 人以上人身损害后果。

第十九条 医疗机构发生以下情形时,应当按照《国家突发公共卫生事件相关信息报告管理工作规范(试行)》的要求进行报告:

（一）10 例以上的医院感染暴发事件;

（二）发生特殊病原体或者新发病原体的医院感染;

（三）可能造成重大公共影响或者严重后果的医院感染。

第二十条 医疗机构发生的医院感染属于法定传染病的,应当按照《中华人民共和国传染病防治法》和《国家突发公共卫生事件应急预案》的规定进行报告和处理。

第二十一条 医疗机构发生医院感染暴发时,所在地的疾病预防控制机构应当及时进行流行病学调查,查找感染源、感染途径、感染因素,采取控制措施,防止感染源的传播和感染范围的扩大。

第二十二条 卫生行政部门接到报告,应当根据情况指导医疗机构进行医院感染的调查和控制工作,并可以组织提供相应的技术支持。

第四章 人 员 培 训

第二十三条 各级卫生行政部门和医疗机构应当重视医院感染管理的学科建设,建立专业人才培养制度,充分发挥医院感染专业技术人员在预防和控制医院感染工作中的作用。

第二十四条 省级人民政府卫生行政部门应当建立医院感染专业人员岗位规范化培训和考核制度,加强继续教育,提高医院感染专业人员的业务技术水平。

第二十五条 医疗机构应当制定对本机构工作人员的培训计划,对全体工作人员进行医院感染相关法律法规、医院感染管理相关工作规范和标准、专业技术知识的培训。

第二十六条 医院感染专业人员应当具备医院感染预防与控制工作的专业知识,并能够承担医院感染管理和业务技术工作。

第二十七条 医务人员应当掌握与本职工作相关的医院感染预防与控制方面的知识,落实医院感染管理规章制度、工作规范和要求。工勤人员应当掌握有关预防和控制医院感染的基础卫生学和消毒隔离知识,并在工作中正确运用。

第五章 监 督 管 理

第二十八条 县级以上地方人民政府卫生行政部门应当按照有关法律法规和本办法的规定,对所辖区域的医疗机构进行监督检查。

第二十九条 对医疗机构监督检查的主要内容是:

（一）医院感染管理的规章制度及落实情况;

（二）针对医院感染危险因素的各项工作和控制措施;

（三）消毒灭菌与隔离、医疗废物管理及医务人员职业卫生防护工作状况;

（四）医院感染病例和医院感染暴发的监测工作情况;

（五）现场检查。

第三十条 卫生行政部门在检查中发现医疗机构存在医院感染隐患时,应当责令限期整改或者暂时关闭相关科室或者暂停相关诊疗科目。

第三十一条　医疗机构对卫生行政部门的检查、调查取证等工作,应当予以配合,不得拒绝和阻碍,不得提供虚假材料。

第六章　罚　　则

第三十二条　县级以上地方人民政府卫生行政部门未按照本办法的规定履行监督管理和对医院感染暴发事件的报告、调查处理职责,造成严重后果的,对卫生行政主管部门主要负责人、直接责任人和相关责任人予以降级或者撤职的行政处分。

第三十三条　医疗机构违反本办法,有下列行为之一的,由县级以上地方人民政府卫生行政部门责令改正,逾期不改的,给予警告并通报批评;情节严重的,对主要负责人和直接责任人给予降级或者撤职的行政处分:

（一）未建立或者未落实医院感染管理的规章制度、工作规范;

（二）未设立医院感染管理部门、分管部门以及指定专（兼）职人员负责医院感染预防与控制工作;

（三）违反对医疗器械、器具的消毒工作技术规范;

（四）违反无菌操作技术规范和隔离技术规范;

（五）未对消毒药械和一次性医疗器械、器具的相关证明进行审核;

（六）未对医务人员职业暴露提供职业卫生防护。

第三十四条　医疗机构违反本办法规定,未采取预防和控制措施或者发生医院感染未及时采取控制措施,造成医院感染暴发、传染病传播或者其他严重后果的,对负有责任的主管人员和直接责任人员给予降级、撤职、开除的行政处分;情节严重的,依照《传染病防治法》第六十九条规定,可以依法吊销有关责任人员的执业证书;构成犯罪的,依法追究刑事责任。

第三十五条　医疗机构发生医院感染暴发事件未按本办法规定报告的,由县级以上地方人民政府卫生行政部门通报批评;造成严重后果的,对负有责任的主管人员和其他直接责任人员给予降级、撤职、开除的处分。

第七章　附　　则

第三十六条　本办法中下列用语的含义:

（一）医院感染:指住院病人在医院内获得的感染,包括在住院期间发生的感染和在医院内获得出院后发生的感染,但不包括入院前已开始或者入院时已处于潜伏期的感染。医院工作人员在医院内获得的感染也属医院感染。

（二）医源性感染:指在医学服务中,因病原体传播引起的感染。

（三）医院感染暴发:是指在医疗机构或其科室的患者中,短时间内发生 3 例以上同种同源感染病例的现象。

（四）消毒:指用化学、物理、生物的方法杀灭或者消除环境中的病原微生物。

（五）灭菌:杀灭或者消除传播媒介上的一切微生物,包括致病微生物和非致病微生物,也包括细菌芽孢和真菌孢子。

第三十七条　中国人民解放军医疗机构的医院感染管理工作,由中国人民解放军卫生部门归口管理。

第三十八条　采供血机构与疾病预防控制机构的医源性感染预防与控制管理参照本

办法。

第三十九条　本办法自 2006 年 9 月 1 日起施行,原 2000 年 11 月 30 日颁布的《医院感染管理规范(试行)》同时废止。

医疗废物管理条例

第一章　总　　则

第一条　为了加强医疗废物的安全管理,防止疾病传播,保护环境,保障人体健康,根据《中华人民共和国传染病防治法》和《中华人民共和国固体废物污染环境防治法》,制定本条例。

第二条　本条例所称医疗废物,是指医疗卫生机构在医疗、预防、保健以及其他相关活动中产生的具有直接或者间接感染性、毒性以及其他危害性的废物。

医疗废物分类目录,由国务院卫生行政主管部门和环境保护行政主管部门共同制定、公布。

第三条　本条例适用于医疗废物的收集、运送、贮存、处置以及监督管理等活动。

医疗卫生机构收治的传染病病人或者疑似传染病病人产生的生活垃圾,按照医疗废物进行管理和处置。

医疗卫生机构废弃的麻醉、精神、放射性、毒性等药品及其相关的废物的管理,依照有关法律、行政法规和国家有关规定、标准执行。

第四条　国家推行医疗废物集中无害化处置,鼓励有关医疗废物安全处置技术的研究与开发。

县级以上地方人民政府负责组织建设医疗废物集中处置设施。

国家对边远贫困地区建设医疗废物集中处置设施给予适当的支持。

第五条　县级以上各级人民政府卫生行政主管部门,对医疗废物收集、运送、贮存、处置活动中的疾病防治工作实施统一监督管理;环境保护行政主管部门,对医疗废物收集、运送、贮存、处置活动中的环境污染防治工作实施统一监督管理。

县级以上各级人民政府其他有关部门在各自的职责范围内负责与医疗废物处置有关的监督管理工作。

第六条　任何单位和个人有权对医疗卫生机构、医疗废物集中处置单位和监督管理部门及其工作人员的违法行为进行举报、投诉、检举和控告。

第二章　医疗废物管理的一般规定

第七条　医疗卫生机构和医疗废物集中处置单位,应当建立、健全医疗废物管理责任制,其法定代表人为第一责任人,切实履行职责,防止因医疗废物导致传染病传播和环境污染事故。

第八条　医疗卫生机构和医疗废物集中处置单位,应当制定与医疗废物安全处置有关的规章制度和在发生意外事故时的应急方案;设置监控部门或者专(兼)职人员,负责检查、督促、落实本单位医疗废物的管理工作,防止违反本条例的行为发生。

第九条　医疗卫生机构和医疗废物集中处置单位,应当对本单位从事医疗废物收集、运送、贮存、处置等工作的人员和管理人员,进行相关法律和专业技术、安全防护以及紧急处理等知识的培训。

第十条　医疗卫生机构和医疗废物集中处置单位,应当采取有效的职业卫生防护措施,为从事医疗废物收集、运送、贮存、处置等工作的人员和管理人员,配备必要的防护用品,定期进行健康检查;必要时,对有关人员进行免疫接种,防止其受到健康损害。

第十一条　医疗卫生机构和医疗废物集中处置单位,应当依照《中华人民共和国固体废物污染环境防治法》的规定,执行危险废物转移联单管理制度。

第十二条　医疗卫生机构和医疗废物集中处置单位,应当对医疗废物进行登记,登记内容应当包括医疗废物的来源、种类、重量或者数量、交接时间、处置方法、最终去向以及经办人签名等项目。登记资料至少保存 3 年。

第十三条　医疗卫生机构和医疗废物集中处置单位,应当采取有效措施,防止医疗废物流失、泄漏、扩散。

发生医疗废物流失、泄漏、扩散时,医疗卫生机构和医疗废物集中处置单位应当采取减少危害的紧急处理措施,对致病人员提供医疗救护和现场救援;同时向所在地的县级人民政府卫生行政主管部门、环境保护行政主管部门报告,并向可能受到危害的单位和居民通报。

第十四条　禁止任何单位和个人转让、买卖医疗废物。

禁止在运送过程中丢弃医疗废物;禁止在非贮存地点倾倒、堆放医疗废物或者将医疗废物混入其他废物和生活垃圾。

第十五条　禁止邮寄医疗废物。

禁止通过铁路、航空运输医疗废物。

有陆路通道的,禁止通过水路运输医疗废物;没有陆路通道必须经水路运输医疗废物的,应当经设区的市级以上人民政府环境保护行政主管部门批准,并采取严格的环境保护措施后,方可通过水路运输。

禁止将医疗废物与旅客在同一运输工具上载运。

禁止在饮用水源保护区的水体上运输医疗废物。

第三章　医疗卫生机构对医疗废物的管理

第十六条　医疗卫生机构应当及时收集本单位产生的医疗废物,并按照类别分置于防渗漏、防锐器穿透的专用包装物或者密闭的容器内。

医疗废物专用包装物、容器,应当有明显的警示标识和警示说明。

医疗废物专用包装物、容器的标准和警示标识的规定,由国务院卫生行政主管部门和环境保护行政主管部门共同制定。

第十七条　医疗卫生机构应当建立医疗废物的暂时贮存设施、设备,不得露天存放医疗废物;医疗废物暂时贮存的时间不得超过 2 天。

医疗废物的暂时贮存设施、设备,应当远离医疗区、食品加工区和人员活动区以及生活垃圾存放场所,并设置明显的警示标识和防渗漏、防鼠、防蚊蝇、防蟑螂、防盗以及预防儿童接触等安全措施。

医疗废物的暂时贮存设施、设备应当定期消毒和清洁。

第十八条　医疗卫生机构应当使用防渗漏、防遗撒的专用运送工具,按照本单位确定的内部医疗废物运送时间、路线,将医疗废物收集、运送至暂时贮存地点。

运送工具使用后应当在医疗卫生机构内指定的地点及时消毒和清洁。

第十九条　医疗卫生机构应当根据就近集中处置的原则,及时将医疗废物交由医疗废物集中处置单位处置。

医疗废物中病原体的培养基、标本和菌种、毒种保存液等高危险废物,在交医疗废物集中处置单位处置前应当就地消毒。

第二十条　医疗卫生机构产生的污水、传染病病人或者疑似传染病病人的排泄物,应当按照国家规定严格消毒;达到国家规定的排放标准后,方可排入污水处理系统。

第二十一条　不具备集中处置医疗废物条件的农村,医疗卫生机构应当按照县级人民政府卫生行政主管部门、环境保护行政主管部门的要求,自行就地处置其产生的医疗废物。自行处置医疗废物的,应当符合下列基本要求:

(一)使用后的一次性医疗器具和容易致人损伤的医疗废物,应当消毒并作毁形处理;

(二)能够焚烧的,应当及时焚烧;

(三)不能焚烧的,消毒后集中填埋。

第四章　医疗废物的集中处置

第二十二条　从事医疗废物集中处置活动的单位,应当向县级以上人民政府环境保护行政主管部门申请领取经营许可证;未取得经营许可证的单位,不得从事有关医疗废物集中处置的活动。

第二十三条　医疗废物集中处置单位,应当符合下列条件:

(一)具有符合环境保护和卫生要求的医疗废物贮存、处置设施或者设备;

(二)具有经过培训的技术人员以及相应的技术工人;

(三)具有负责医疗废物处置效果检测、评价工作的机构和人员;

(四)具有保证医疗废物安全处置的规章制度。

第二十四条　医疗废物集中处置单位的贮存、处置设施,应当远离居(村)民居住区、水源保护区和交通干道,与工厂、企业等工作场所有适当的安全防护距离,并符合国务院环境保护行政主管部门的规定。

第二十五条　医疗废物集中处置单位应当至少每 2 天到医疗卫生机构收集、运送一次医疗废物,并负责医疗废物的贮存、处置。

第二十六条　医疗废物集中处置单位运送医疗废物,应当遵守国家有关危险货物运输管理的规定,使用有明显医疗废物标识的专用车辆。医疗废物专用车辆应当达到防渗漏、防遗撒以及其他环境保护和卫生要求。

运送医疗废物的专用车辆使用后,应当在医疗废物集中处置场所内及时进行消毒和清洁。

运送医疗废物的专用车辆不得运送其他物品。

第二十七条　医疗废物集中处置单位在运送医疗废物过程中应当确保安全,不得丢弃、遗撒医疗废物。

第二十八条　医疗废物集中处置单位应当安装污染物排放在线监控装置,并确保监控装置经常处于正常运行状态。

第二十九条　医疗废物集中处置单位处置医疗废物,应当符合国家规定的环境保护、卫生标准、规范。

第三十条　医疗废物集中处置单位应当按照环境保护行政主管部门和卫生行政主管部门的规定,定期对医疗废物处置设施的环境污染防治和卫生学效果进行检测、评价。检测、评价结果存入医疗废物集中处置单位档案,每半年向所在地环境保护行政主管部门和卫生行政主管部门报告一次。

第三十一条　医疗废物集中处置单位处置医疗废物,按照国家有关规定向医疗卫生机构收取医疗废物处置费用。

医疗卫生机构按照规定支付的医疗废物处置费用,可以纳入医疗成本。

第三十二条　各地区应当利用和改造现有固体废物处置设施和其他设施,对医疗废物集中处置,并达到基本的环境保护和卫生要求。

第三十三条　尚无集中处置设施或者处置能力不足的城市,自本条例施行之日起,设区的市级以上城市应当在1年内建成医疗废物集中处置设施;县级市应当在2年内建成医疗废物集中处置设施。县(旗)医疗废物集中处置设施的建设,由省、自治区、直辖市人民政府规定。

在尚未建成医疗废物集中处置设施期间,有关地方人民政府应当组织制定符合环境保护和卫生要求的医疗废物过渡性处置方案,确定医疗废物收集、运送、处置方式和处置单位。

第五章　监督管理

第三十四条　县级以上地方人民政府卫生行政主管部门、环境保护行政主管部门,应当依照本条例的规定,按照职责分工,对医疗卫生机构和医疗废物集中处置单位进行监督检查。

第三十五条　县级以上地方人民政府卫生行政主管部门,应当对医疗卫生机构和医疗废物集中处置单位从事医疗废物的收集、运送、贮存、处置中的疾病防治工作,以及工作人员的卫生防护等情况进行定期监督检查或者不定期的抽查。

第三十六条　县级以上地方人民政府环境保护行政主管部门,应当对医疗卫生机构和医疗废物集中处置单位从事医疗废物收集、运送、贮存、处置中的环境污染防治工作进行定期监督检查或者不定期的抽查。

第三十七条　卫生行政主管部门、环境保护行政主管部门应当定期交换监督检查和抽查结果。在监督检查或者抽查中发现医疗卫生机构和医疗废物集中处置单位存在隐患时,应当责令立即消除隐患。

第三十八条　卫生行政主管部门、环境保护行政主管部门接到对医疗卫生机构、医疗废物集中处置单位和监督管理部门及其工作人员违反本条例行为的举报、投诉、检举和控告后,应当及时核实,依法作出处理,并将处理结果予以公布。

第三十九条　卫生行政主管部门、环境保护行政主管部门履行监督检查职责时,有权采取下列措施:

(一)对有关单位进行实地检查,了解情况,现场监测,调查取证;

(二)查阅或者复制医疗废物管理的有关资料,采集样品;

(三)责令违反本条例规定的单位和个人停止违法行为;

(四)查封或者暂扣涉嫌违反本条例规定的场所、设备、运输工具和物品;

(五)对违反本条例规定的行为进行查处。

第四十条　发生因医疗废物管理不当导致传染病传播或者环境污染事故,或者有证据证明传染病传播或者环境污染的事故有可能发生时,卫生行政主管部门、环境保护行政主管部门应当采取临时控制措施,疏散人员,控制现场,并根据需要责令暂停导致或者可能导致传染病传播或者环境污染事故的作业。

第四十一条　医疗卫生机构和医疗废物集中处置单位,对有关部门的检查、监测、调查取证,应当予以配合,不得拒绝和阻碍,不得提供虚假材料。

第六章　法律责任

第四十二条　县级以上地方人民政府未依照本条例的规定,组织建设医疗废物集中处置设施或者组织制定医疗废物过渡性处置方案的,由上级人民政府通报批评,责令限期建成医疗废物集中处置设施或者组织制定医疗废物过渡性处置方案;并可以对政府主要领导人、负有责任的主管人员,依法给予行政处分。

第四十三条　县级以上各级人民政府卫生行政主管部门、环境保护行政主管部门或者其他有关部门,未按照本条例的规定履行监督检查职责,发现医疗卫生机构和医疗废物集中处置单位的违法行为不及时处理,发生或者可能发生传染病传播或者环境污染事故时未及时采取减少危害措施,以及有其他玩忽职守、失职、渎职行为的,由本级人民政府或者上级人民政府有关部门责令改正,通报批评;造成传染病传播或者环境污染事故的,对主要负责人、负有责任的主管人员和其他直接责任人员依法给予降级、撤职、开除的行政处分;构成犯罪的,依法追究刑事责任。

第四十四条　县级以上人民政府环境保护行政主管部门,违反本条例的规定发给医疗废物集中处置单位经营许可证的,由本级人民政府或者上级人民政府环境保护行政主管部门通报批评,责令收回违法发给的证书;并可以对主要负责人、负有责任的主管人员和其他直接责任人员依法给予行政处分。

第四十五条　医疗卫生机构、医疗废物集中处置单位违反本条例规定,有下列情形之一的,由县级以上地方人民政府卫生行政主管部门或者环境保护行政主管部门按照各自的职责责令限期改正,给予警告;逾期不改正的,处 2000 元以上 5000 元以下的罚款:

(一)未建立、健全医疗废物管理制度,或者未设置监控部门或者专(兼)职人员的;

(二)未对有关人员进行相关法律和专业技术、安全防护以及紧急处理等知识的培训的;

(三)未对从事医疗废物收集、运送、贮存、处置等工作的人员和管理人员采取职业卫生防护措施的;

(四)未对医疗废物进行登记或者未保存登记资料的;

(五)对使用后的医疗废物运送工具或者运送车辆未在指定地点及时进行消毒和清洁的;

(六)未及时收集、运送医疗废物的;

(七)未定期对医疗废物处置设施的环境污染防治和卫生学效果进行检测、评价,或者未将检测、评价效果存档、报告的。

第四十六条　医疗卫生机构、医疗废物集中处置单位违反本条例规定,有下列情形之一的,由县级以上地方人民政府卫生行政主管部门或者环境保护行政主管部门按照各自的职责责令限期改正,给予警告,可以并处 5000 元以下的罚款;逾期不改正的,处 5000 元以上 3 万元以下的罚款:

(一)贮存设施或者设备不符合环境保护、卫生要求的;

（二）未将医疗废物按照类别分置于专用包装物或者容器的；

（三）未使用符合标准的专用车辆运送医疗废物或者使用运送医疗废物的车辆运送其他物品的；

（四）未安装污染物排放在线监控装置或者监控装置未经常处于正常运行状态的。

第四十七条　医疗卫生机构、医疗废物集中处置单位有下列情形之一的，由县级以上地方人民政府卫生行政主管部门或者环境保护行政主管部门按照各自的职责责令限期改正，给予警告，并处 5000 元以上 1 万元以下的罚款；逾期不改正的，处 1 万元以上 3 万元以下的罚款；造成传染病传播或者环境污染事故的，由原发证部门暂扣或者吊销执业许可证件或者经营许可证件；构成犯罪的，依法追究刑事责任：

（一）在运送过程中丢弃医疗废物，在非贮存地点倾倒、堆放医疗废物或者将医疗废物混入其他废物和生活垃圾的；

（二）未执行危险废物转移联单管理制度的；

（三）将医疗废物交给未取得经营许可证的单位或者个人收集、运送、贮存、处置的；

（四）对医疗废物的处置不符合国家规定的环境保护、卫生标准、规范的；

（五）未按照本条例的规定对污水、传染病病人或者疑似传染病病人的排泄物，进行严格消毒，或者未达到国家规定的排放标准，排入污水处理系统的；

（六）对收治的传染病病人或者疑似传染病病人产生的生活垃圾，未按照医疗废物进行管理和处置的。

第四十八条　医疗卫生机构违反本条例规定，将未达到国家规定标准的污水、传染病病人或者疑似传染病病人的排泄物排入城市排水管网的，由县级以上地方人民政府建设行政主管部门责令限期改正，给予警告，并处 5000 元以上 1 万元以下的罚款；逾期不改正的，处 1 万元以上 3 万元以下的罚款；造成传染病传播或者环境污染事故的，由原发证部门暂扣或者吊销执业许可证件；构成犯罪的，依法追究刑事责任。

第四十九条　医疗卫生机构、医疗废物集中处置单位发生医疗废物流失、泄漏、扩散时，未采取紧急处理措施，或者未及时向卫生行政主管部门和环境保护行政主管部门报告的，由县级以上地方人民政府卫生行政主管部门或者环境保护行政主管部门按照各自的职责责令改正，给予警告，并处 1 万元以上 3 万元以下的罚款；造成传染病传播或者环境污染事故的，由原发证部门暂扣或者吊销执业许可证件或者经营许可证件；构成犯罪的，依法追究刑事责任。

第五十条　医疗卫生机构、医疗废物集中处置单位，无正当理由，阻碍卫生行政主管部门或者环境保护行政主管部门执法人员执行职务，拒绝执法人员进入现场，或者不配合执法部门的检查、监测、调查取证的，由县级以上地方人民政府卫生行政主管部门或者环境保护行政主管部门按照各自的职责责令改正，给予警告；拒不改正的，由原发证部门暂扣或者吊销执业许可证件或者经营许可证件；触犯《中华人民共和国治安管理处罚法》，构成违反治安管理行为的，由公安机关依法予以处罚；构成犯罪的，依法追究刑事责任。

第五十一条　不具备集中处置医疗废物条件的农村，医疗卫生机构未按照本条例的要求处置医疗废物的，由县级人民政府卫生行政主管部门或者环境保护行政主管部门按照各自的职责责令限期改正，给予警告；逾期不改正的，处 1000 元以上 5000 元以下的罚款；造成传染病传播或者环境污染事故的，由原发证部门暂扣或者吊销执业许可证件；构成犯罪的，依法追究刑事责任。

第五十二条 未取得经营许可证从事医疗废物的收集、运送、贮存、处置等活动的,由县级以上地方人民政府环境保护行政主管部门责令立即停止违法行为,没收违法所得,可以并处违法所得 1 倍以下的罚款。

第五十三条 转让、买卖医疗废物,邮寄或者通过铁路、航空运输医疗废物,或者违反本条例规定通过水路运输医疗废物的,由县级以上地方人民政府环境保护行政主管部门责令转让、买卖双方、邮寄人、托运人立即停止违法行为,给予警告,没收违法所得;违法所得 5000 元以上的,并处违法所得 2 倍以上 5 倍以下的罚款;没有违法所得或者违法所得不足 5000 元的,并处 5000 元以上 2 万元以下的罚款。

承运人明知托运人违反本条例的规定运输医疗废物,仍予以运输的,或者承运人将医疗废物与旅客在同一工具上载运的,按照前款的规定予以处罚。

第五十四条 医疗卫生机构、医疗废物集中处置单位违反本条例规定,导致传染病传播或者发生环境污染事故,给他人造成损害的,依法承担民事赔偿责任。

第七章 附 则

第五十五条 计划生育技术服务、医学科研、教学、尸体检查和其他相关活动中产生的具有直接或者间接感染性、毒性以及其他危害性废物的管理,依照本条例执行。

第五十六条 军队医疗卫生机构医疗废物的管理由中国人民解放军卫生主管部门参照本条例制定管理办法。

第五十七条 本条例自公布之日起施行。

医务人员艾滋病病毒职业暴露防护工作指导原则(试行)

第一章 总 则

第一条 为维护医务人员的职业安全,有效预防医务人员在工作中发生职业暴露感染艾滋病病毒,制定本指导原则。

第二条 本指导原则所称艾滋病病毒职业暴露是指医务人员从事诊疗、护理等工作过程中意外被艾滋病病毒感染者或者艾滋病病人的血液、体液污染了皮肤或者黏膜,或者被含有艾滋病病毒的血液、体液污染了的针头及其他锐器刺破皮肤,有可能被艾滋病病毒感染的情况。

第三条 各级各类医疗卫生机构应当按照本指导原则的规定,加强医务人员预防与控制艾滋病病毒感染的防护工作。

第二章 预 防

第四条 医务人员预防艾滋病病毒感染的防护措施应当遵照标准预防原则,对所有病人的血液、体液及被血液、体液污染的物品均视为具有传染性的病源物质,医务人员接触这些物质时,必须采取防护措施。

第五条 医务人员接触病源物质时,应当采取以下防护措施:

(一)医务人员进行有可能接触病人血液、体液的诊疗和护理操作时必须戴手套,操作完毕,脱去手套后立即洗手,必要时进行手消毒。

(二)在诊疗、护理操作过程中,有可能发生血液、体液飞溅到医务人员的面部时,医务人员应当戴手套、具有防渗透性能的口罩、防护眼镜;有可能发生血液、体液大面积飞溅或者有可能污染医务人员的身体时,还应当穿戴具有防渗透性能的隔离衣或者围裙。

(三)医务人员手部皮肤发生破损,在进行有可能接触病人血液、体液的诊疗和护理操作时必须戴双层手套。

第六条　医务人员在进行侵袭性诊疗、护理操作过程中,要保证充足的光线,并特别注意防止被针头、缝合针、刀片等锐器刺伤或者划伤。

第七条　使用后的锐器应当直接放入耐刺、防渗漏的利器盒,或者利用针头处理设备进行安全处置,也可以使用具有安全性能的注射器、输液器等医用锐器,以防刺伤。

禁止将使用后的一次性针头重新套上针头套。禁止用手直接接触使用后的针头、刀片等锐器。

第三章　发生职业暴露后的处理措施

第八条　医务人员发生艾滋病病毒职业暴露后,应当立即实施以下局部处理措施:

(一)用肥皂液和流动水清洗污染的皮肤,用生理盐水冲洗黏膜。

(二)如有伤口,应当在伤口旁端轻轻挤压,尽可能挤出损伤处的血液,再用肥皂液和流动水进行冲洗;禁止进行伤口的局部挤压。

(三)受伤部位的伤口冲洗后,应当用消毒液,如:75%酒精或者0.5%碘伏进行消毒,并包扎伤口;被暴露的黏膜,应当反复用生理盐水冲洗干净。

第九条　医务人员发生艾滋病病毒职业暴露后,医疗卫生机构应当对其暴露的级别和暴露源的病毒载量水平进行评估和确定。

第十条　艾滋病病毒职业暴露级别分为三级。

发生以下情形时,确定为一级暴露:

(一)暴露源为体液、血液或者含有体液、血液的医疗器械、物品;

(二)暴露类型为暴露源沾染了有损伤的皮肤或者黏膜,暴露量小且暴露时间较短。

发生以下情形时,确定为二级暴露:

(一)暴露源为体液、血液或者含有体液、血液的医疗器械、物品;

(二)暴露类型为暴露源沾染了有损伤的皮肤或者黏膜,暴露量大且暴露时间较长;或者暴露类型为暴露源刺伤或者割伤皮肤,但损伤程度较轻,为表皮擦伤或者针刺伤。

发生以下下情形时,确定为三级暴露:

(一)暴露源为体液、血液或者含有体液、血液的医疗器械、物品;

(二)暴露类型为暴露源刺伤或者割伤皮肤,但损伤程度较重,为深部伤口或者割伤物有明显可见的血液。

第十一条　暴露源的病毒载量水平分为轻度、重度和暴露源不明三种类型。

经检验,暴露源为艾滋病病毒阳性,但滴度低、艾滋病病毒感染者无临床症状、CD4 计数正常者,为轻度类型。

经检验,暴露源为艾滋病病毒阳性,但滴度高、艾滋病病毒感染者有临床症状、CD4 计数低者,为重度类型。

不能确定暴露源是否为艾滋病病毒阳性者,为暴露源不明型。

第十二条　医疗卫生机构应当根据暴露级别和暴露源病毒载量水平对发生艾滋病病毒职业暴露的医务人员实施预防性用药方案。

第十三条　预防性用药方案分为基本用药程序和强化用药程序。基本用药程序为两种逆转录酶制剂,使用常规治疗剂量,连续使用 28 天。强化用药程序是在基本用药程序的基础上,同时增加一种蛋白酶抑制剂,使用常规治疗剂量,连续使用 28 天。

预防性用药应当在发生艾滋病病毒职业暴露后尽早开始,最好在 4 小时内实施,最迟不得超过 24 小时;即使超过 24 小时,也应当实施预防性用药。

发生一级暴露且暴露源的病毒载量水平为轻度时,可以不使用预防性用药;发生一级暴露且暴露源的病毒载量水平为重度或者发生二级暴露且暴露源的病毒载量水平为轻度时,使用基本用药程序。

发生二级暴露且暴露源的病毒载量水平为重度或者发生三级暴露且暴露源的病毒载量水平为轻度或者重度时,使用强化用药程序。

暴露源的病毒载量水平不明时,可以使用基本用药程序。

第十四条　医务人员发生艾滋病病毒职业暴露后,医疗卫生机构应当给予随访和咨询。随访和咨询的内容包括:在暴露后的第 4 周、第 8 周、第 12 周及 6 个月时对艾滋病病毒抗体进行检测,对服用药物的毒性进行监控和处理,观察和记录艾滋病病毒感染的早期症状等。

第四章　登记和报告

第十五条　医疗卫生机构应当对艾滋病病毒职业暴露情况进行登记,登记的内容包括:艾滋病病毒职业暴露发生的时间、地点及经过;暴露方式;暴露的具体部位及损伤程度;暴露源种类和含有艾滋病病毒的情况;处理方法及处理经过,是否实施预防性用药、首次用药时间、药物毒副作用及用药的依从性情况;定期检测及随访情况。

第十六条　医疗卫生机构每半年应当将本单位发生艾滋病病毒职业暴露情况进行汇总,逐级上报至省级疾病预防控制中心,省级疾病预防控制中心汇总后上报中国疾病预防控制中心。

第五章　附　　则

第十七条　本指导原则所称医疗卫生机构指依照《医疗机构管理条例》的规定取得《医疗机构执业许可证》的机构及疾病预防控制机构、采供血机构。

公安、司法等有关部门在发生艾滋病病毒职业暴露后的处理方面,可以参照本指导原则。

第十八条　本指导原则所称体液包括羊水、心包液、胸腔液、腹腔液、脑脊液、滑液、阴道分泌物等人体物质。

第十九条　本指导原则自 2004 年 6 月 1 日起实施。

附录B 七步洗手法评分表与穿脱防护服评分表

七步洗手法(快速手消毒剂)评分表

考核项目	内　　容	标准分	得分
准备质量标准 (10分)	备齐用物(检查快速手消毒剂有效期)	5	
	自身准备(衣帽整洁,指甲清洁、平整)	5	
1.第一步(20分)	1.接适量手消毒剂于掌心(3分),手消毒剂不可滴落于地面/桌面(3分),使用手背按压获取(2分)	8	
	2.掌心相对(4分),手指并拢(4分),相互揉搓(4分)	12	
2.第二步(10分)	手心对手背沿指缝相互揉搓(5分),交换进行(5分)	10	
3.第三步(10分)	1.掌心相对	5	
	2.双手交叉指缝相互揉搓	5	
4.第四步(10分)	1.弯曲手指使关节在另一手掌心旋转揉搓	5	
	2.交换进行	5	
5.第五步(10分)	1.右手握住左手大拇指旋转揉搓	5	
	2.交换进行	5	
6.第六步(10分)	1.将五个手指尖并拢放在另一手掌心旋转揉搓	5	
	2.交换进行	5	
7.第七步(15分)	1.螺旋式擦洗手腕(5分),交换进行(5分)	10	
	2.以上洗手时间应大于15 s(5分)	5	
8.提问(5分)	1.洗手指征?	2	
	2.什么情况下可以使用快速手消毒剂代替流动水洗手?	3	
总分		100	

穿脱防护服评分表

考核项目	内　　容	标准分	得分
操作前准备 （20分）	操作者准备：仪表端庄、着装规范（戴好帽子）	6	
	操作前评估：环境整洁度、防护类型	4	
	用物准备：防护用品（帽子、口罩、防护服、眼罩、胶鞋、手套）、手消毒剂	10	
操作流程 （80分）	戴帽前后发髻、刘海规范	5	
	七步洗手法正确	4	
	左手托住口罩暴露面，右手轻拉口罩的橡皮筋，检查固定性、密闭性	2	
	穿防护服步骤正确，打开防护衣，将拉链拉至合适位置，先穿下肢，后穿上肢，扣防护帽至头部，密封拉链口	15	
	将护目镜置于眼部合适部位，调节舒适度	3	
	戴一次性手套，将手套紧套于防护服袖口，必要时戴第二层加强型防护手套	10	
	穿鞋套	2	
	操作结束后，脱第一层手套	2	
	摘护目镜	2	
	拉链拉到底，从上向下边脱边卷	4	
	向上提拉帽子，使头部脱离帽子，脱袖子时连带脱第二层手套	4	
	脱到裤管时连带脱出鞋套	4	
	脱防护服过程中严格避免污染	6	
	使用后防护服的正确处置（口述）	5	
	防护眼镜浸泡消毒后晾干备用（口述）	5	
	七步洗手法正确	2	
	脱口罩、帽子	5	
总分		100	

参考文献

CANKAOWENXIAN

[1] 古海荣,赵美玉. 医护职业暴露与防护[M]. 郑州:郑州大学出版社,2014.

[2] 徐筱萍. 临床护士职业防护[M]. 上海:上海科学技术出版社,2010.

[3] Deuffic-Burban S,Delarocque-Astagneau E,Abiteboul D,et al. Blood-borne viruses in health care workers:prevention and management[J]. Journal of Clinical Virology, 2011,52(1):4-10.

[4] Hittle B,Agbonifo N,Suarez R,et al. Complexity of occupational exposures for home health-care workers:nursesvs. home health aides [J]. Journal of Nursing Management,2016,24(8):1071-1079.

[5] Spector P E,Zhou Z E,Che X X. Nurse exposure to physical and nonphysical violence, bullying,and sexual harassment:A quantitative review[J]. International Journal of Nursing Studies,2014,51(1):72-84.

[6] Aminde L N,Takah N F,Dzudie A,et al. Occupational post-exposure prophylaxis (PEP)against human immunodeficiency virus(HIV)infection in a health district in Cameroon:assessment of the knowledge and practices of nurses[J]. PLoS One,2015, 10(4):e124416.

[7] 曹小宇,彭飞,潘攀,等. SHEL模式管理在护理人员职业暴露防护中的应用[J]. 解放军护理杂志,2017,34(4):69-71.

[8] 黄萍,陈艳,刘翠萍,等. 护士针刺伤职业暴露危险因素分析及防护措施[J]. 解放军预防医学杂志,2018,36(3):412-413.

[9] 丁红美,周晓平,黄继峥. 某三级传染病医院护理人员职业暴露调查分析及防护对策[J]. 中华劳动卫生职业病杂志,2018,36(2):134-136.

[10] 张静敏,高永莉,叶磊. 无针输液系统对护理职业暴露的影响探讨[J]. 中国医疗设备, 2018,33(1):136-138.

[11] 朱秋侠,陈婷,祁虹,等. 新毕业护士岗前职业防护培训的效果评价[J]. 中华护理教育,2012,9(2):75-77.

[12] 刘卫华,周海翠,彭胜利. 运用PDCA循环法降低传染病院护士职业暴露的发生率[J]. 中国卫生标准管理,2015,6(23):246-247.

[13] 周亚静. 传染病医院护士同情心疲乏和压力现状及相关因素的研究[D]. 南京:南京中医药大学,2017.

[14] 丁淑贞,姜平. 实用护理职业防护管理[M]. 北京:中国协和医科大学出版社,2017.

[15] 封秀琴,方萍萍,张波,等. 我国三级甲等医院急诊医务人员锐器伤发生现状与对策分

析[J]. 中华医院感染学杂志,2017,27(14):3335-3338.

[16] 王锦,邓乃梅,王虹,等. 医务人员锐器伤风险分析与对策[J]. 中国消毒学杂志,2017,34(2),161-163.

[17] 张文昌,贾光. 职业卫生与职业医学[M]. 北京:科学出版社,2017.

[18] 陈秀梅,张容,赖敏华,等. 三级医院介入放射防护能力及个人防护现状调查[J]. 介入放射学杂志,2017,26(2):176-179.

[19] 刘英,张春菊. 外科护士职业危害因素与防护[J]. 中国医学杂志,2008,6(12):21-23.

[20] 周春华,邹碧荣,喻谦. 浅议影响护士身心健康的职业危害因素[J]. 护理学杂志,2004,19(20):65.

[21] 高艳敏. 手术室护理人员职业危害因素调查及防护对策[J]. 中国实用护理杂志,2011,27(36):38-39.

[22] 杨凤娥. 消毒供应室护理人员自身防护的探讨[J]. 解放军护理杂志,2006,23(6):89.

[23] 黄涛. 运动损伤的治疗与康复[M]. 北京:北京体育大学出版社,2016.

[24] 李玉林. 病理学[M]. 8版. 北京:人民卫生出版社,2013.

[25] 陈孝平,汪建平. 外科学[M]. 8版. 北京:人民卫生出版社,2013.

[26] 中国抗癌协会肿瘤微创治疗专业委员会粒子治疗分会. 放射性^{125}I粒子病房辐射防护管理标准专家共识[J]. 中华医学杂志,2017,97(19):1455-1456.

[27] Fazel R,Gerber T C,Balter S,et al. Approaches to enhancing radiation safety in cardiovascular imaging:a scientific statement from the American Heart Association [J]. Circulation,2014,130(19):1730-1748.

[28] 魏丽丽. 护理职业防护管理[M]. 北京:军事医学科学出版社,2006.

[29] 徐玉花,席崇,徐艳春,等. 医护人员职业防护指南[M]. 上海:第二军医大学出版社,2006.

[30] 赵美玉. 护理职业防护[M]. 郑州:郑州大学出版社,2011.

[31] 许萍. 护士常见职业危害及防护技术[M]. 南京:江苏教育出版社,2011.

[32] 肖平. 医院职业暴露与防护[M]. 北京:人民卫生出版社,2004.

[33] 陈晓晶,陈瑜. 腹腔镜手术中CO_2气体职业防护对医护人员的影响[J]. 2016,22(36):5261-5263.

[34] 赵慧华,徐筱萍. 临床护士职业防护[M]. 2版. 上海:上海科学技术出版社,2018.

[35] 陈建伟,韩立海,孙吉花,等. 医务人员血源性职业暴露危险因素的预防[J]. 中华医院感染学杂志,2015,25(8):1909-1911.

[36] 李清华. 急诊呼吸道病原体职业暴露的应急预案[J]. 中华护理杂志,2017,52(s1):29-31.

[37] 胡平. 职业心理学[M]. 北京:中国人民大学出版社,2015.

[38] 王国强,李萍. 如何减轻工作压力——职业倦怠的防治与调试[M]. 北京:人民卫生出版社,2010.

[39] 宋国萍,汪默. 职业健康心理学[M]. 南京:东南大学出版社,2010.

[40] 俞文钊,吕建国,孟慧. 职业心理学[M]. 3版. 大连:东北财经大学出版社,2014.

[41] 张燕,肖明朝,赵庆华,等. 患者对护士遭遇工作场所暴力相关因素认知的调查研究 [J]. 解放军护理杂志,2017,34(11):26-29.

［42］ 罗金桃.护士遭受工作场所暴力研究进展［J］.求知导刊,2016,26:53-55.

［43］ 尚青霞.护士工作场所暴力危险现状分析及应对能力提升策略探讨［J］.实用临床护
理学杂志,2017,2(19):165-166.

［44］ 倪黎艳,焦慧君,郭萍,等.临床护士工作疲惫感原因分析及其应对［J］.解放军护理杂
志,2004,21(7):35-36.

［45］ 陈丽莲,孙建萍,牛建华,等.护士遭受工作场所暴力的研究进展［J］.中国护理管理,
2009,9(6):52-54.

［46］ 尤黎明,吴瑛.内科护理学［M］.6版.北京:人民卫生出版社,2017.